JN235795

わかる・使える
漢方方剤学

［時方篇］◎小金井信宏＝著

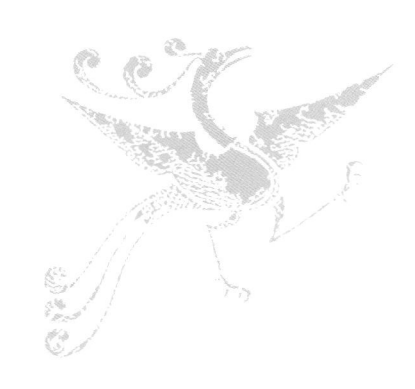

東洋学術出版社

まえがき

　この本は，**私が理想とする「方剤学の教科書」を形にしてみたもの**です。私は中国にいる間，学部の学生だった頃も，大学院の学生だった頃も，ずっと「系統的理解が得られる教科書」をさがし続けました。しかし，見つけることはできませんでした。それでも「きちんとした理解を得たい」という願望は消えず，自分で研究を始めたのです。

　方剤学の教科書とは「履歴書の束のようなもの」に過ぎないと，私は考えています。どんなに有能な管理職でも，履歴書をみただけでは，その人材を適材適所で使いこなすことなどできないと思います。それは方剤も同じです。「その方剤は，どんな理論に基づいて作りだされたのか」「その理論は，どのように生まれたのか」「その手法や理論は，その後どのように受け継がれたのか」「現在はどういう位置にあるのか」などなど，1つの方剤を理解するには，その周辺の事情をたくさん知る必要があります。

　しかし主要な文献だけでも数百冊はくだらない中医学の世界では，それは「1人の人間の人生では足りない」ほどの作業となります。それでも可能な限り，以上のような内容を盛り込み，読んだ後で「よく分かった」と実感できるような本を作りたいと努力しました。

　中医学を学ぶには，まず歴史・理論・古典そして薬・方剤，それから臨床各科……というのが正統な順となります。しかし本書はいきなり「方剤」という窓口から入れるようにしてあります。それは読者として「臨床の現場にいる医師や薬剤師」を念頭においているからです。西洋医学を学んできた人たちにとって，それが一番入りやすい切り口であろうと考えました。

　しかしその上で，あくまでも中医学の立場にたって，なるべく分かりやすく解説するという作業は想像以上に難しいものでした。本書の内容も，不勉強や経験不足から生じる限界や偏りは隠すべくもありません。とても「理想の教科書」と自讃できるものではありません。しかし少なくとも「履歴書の束からは脱皮したもの」として，本書を世に送り出したいと思います。

　本書は，今後『わかる・使える漢方方剤学』シリーズとして出版していく中の［時方篇］です。［時方篇］はこの1冊で完結しますが，さらに［経方篇］を数冊の本としてまとめる予定です（「時方」「経方」の意味は，凡例を参照してください）。

　本シリーズが，漢方製剤や中薬を積極的に使いたいと思っている医師や薬剤師の方の一助となれれば幸いです。

2003年3月　　　小金井　信宏

凡　例

1．構成と内容
　本書は，方剤ごとに「1 基本を押さえる」「2 応用のための基礎知識」「3 疾患・病証別使用例」という構成にそって解説してあります。それぞれは以下のような考えにそって書かれています。

1 基本を押さえる：中医学の理論をあまり知らない医師や薬剤師が読んでも，個々の方剤についての**基本的な知識が得られることを目的としています**。
　　専門用語の使用はなるべく控えていますが，基本的なものや，漢字をみれば察しがつくと思われるようなものは使ってあります。
　　語句の概念（定義）など細部にこだわりすぎず，全体を通読して「おおまかな理解」を形成するようにしてください。

2 応用のための基礎知識：すでに中医学についての基本的な知識をもっている方に，**知識の幅や奥行きを広めてもらうことを目的としています**。専門用語の使用は控えていません。
　　全体は「基礎理論」と「臨床応用」の2部に分かれ，それぞれの部分はテーマごとにまとめられたいくつかの内容で構成されています。テーマごとに小見出しで区切ってあるので，**必ずしも全体を通読する必要はありません**。興味のある内容だけを読めるようにしてあります。

3 疾患・病証別使用例：各方剤の治癒例の紹介です。**その方剤が，実際にどのような範囲で使用されているのか知っていただくことを目的としています**。
　　安易に真似をされて事故に結びつくことを避けるため，薬の使用量は記載してありません。また個々の症例には，簡単な解説を添えてあります。
　　ただし，ここに載せてある例は，症例としてみた場合，どれも不完全なものばかりです。中医学の医案（カルテ）は，主に「思考回路」や「発想」を学ぶものだからです。

2．いくつかの語句について
1.「方剤」
　　方剤とは，生薬を配合した煎じ薬，丸薬，散薬，膏薬などを含む語です。日本で販売されている「漢方製剤」も，方剤の1形態といえます。本書では，「処方」「製剤」を含む語として使っています。

2．「病理状態」

　西洋医学を学ばれた方にとって「病理状態」という表現は，相当に意味不明なものであると思います。本書では「生理状態（健康な状態）」に対する「病理状態（病んでいる状態）」という意味で使っています。

3．「病機」

　ほぼ西洋医学の「機序」に相当する語です。ただし「機序」と書いてしまうと西洋医学の概念になってしまうので「病機」という語を使っています。

4．「経方」「時方」

　本シリーズでは『傷寒論』または『金匱要略』に記載されている方剤を「経方」と呼び，それ以外の方剤を「時方」と呼んでいます。

　　＊第2版では，巻末に参考文献・方剤一覧表を増補したほか，本文中の生薬名・方剤名・中医学用語などを修正しました。

目　次

まえがき ……………………………………………………………………………………… i

凡例 ………………………………………………………………………………………… ii

六味地黄丸 ── 補陰（補腎陰）の基本方剤／「中医のホルモン剤」とも呼ばれる　　1

1　基本を押さえる ………………………………………………………………………… 2
　1．どのような患者に使うのか？
　　　陰虚証とは？／腎陰虚とは？／どんな疾患に使えるのか？
　2．六味地黄丸とはどんな薬か？
　　　基本構造／解説／補と瀉
　3．どのように使うのか？
　　　基本的加減法／長期服用について／使用上の注意

2　応用のための基礎知識 ………………………………………………………………… 6
　1．基礎理論
　　　腎陰と骨・歯・髄・脳・生殖機能の関係／腎陰虚の全身への影響／五遅・五軟と六味地黄丸
　2．臨床応用
　　　方剤の特徴を利用した応用法／滋陰利湿法の中の六味地黄丸
　3．いろいろな解釈1
　　　少し違った解釈／まったく違う解釈／マニアックな解釈

3　疾患・病証別使用例 …………………………………………………………………… 13

知柏地黄丸 ── 六味地黄丸に知母・黄柏をプラス／陰虚火旺証治療の基本方剤　　19

1　基本を押さえる ………………………………………………………………………… 20
　1．どのような患者に使うのか？
　　　陰虚証とは？／陰虚証と陰虚火旺証／陰虚火旺証
　2．知柏地黄丸とはどんな薬か？
　　　基本構造／解説
　3．どのように使うのか？
　　　基本的加減法／長期服用について／使用上の注意

2　応用のための基礎知識 ………………………………………………………………… 23
　1．基礎理論
　　　知母・黄柏について／相火と虚火と知母・黄柏
　2．臨床応用
　　　黄柏の堅陰作用／耳鼻咽喉科での応用

3　疾患・病証別使用例 …………………………………………………………………… 26

杞菊地黄丸 ── 六味地黄丸に枸杞子・菊花をプラス／肝腎陰虚治療の基本方剤　29

1 基本を押さえる　　30
1．どのような患者に使うのか？
   陰虚証とは？／腎陰虚とは？／肝腎陰虚証とは／肝血虚と肝陰虚
2．杞菊地黄丸とはどんな薬か？
   基本構造／解説／基本的加減法
3．どのように使うのか？
   長期服用について

2 応用のための基礎知識　　33
1．基礎理論
   腎陰と肝陰／肝と目／肝と風
2．臨床応用
   葉心清氏の加減法／長生不老の薬─枸杞子

3 疾患・病証別使用例　　37
附・その他の地黄丸 ── 千年の時を超え，今なお増殖し続ける「地黄丸」の分身たち　　40

独活寄生湯 ── 慢性の痺証（神経痛や関節炎）の治療に多用される　45

1 基本を押さえる　　46
1．どのような患者に使うのか？
   痺証とは？／風寒湿痺とは？／独活寄生湯の適応証／どんな疾患に使えるのか？
2．独活寄生湯とはどんな薬か？
   基本構造／解説
3．どのように使うのか？
   基本的加減法／使用上の注意

2 応用のための基礎知識　　51
1．基礎理論
   痛みとは？／関節の屈伸不利と肝腎
2．臨床応用
   独活寄生湯の地黄について／痺証の基本的治法・用薬法

3 疾患・病証別使用例　　56

二陳湯 ── 痰湿証治療の基本方剤　59

1 基本を押さえる　　60
1．どのような患者に使うのか？
   痰とは？／痰湿証とは？／どんな疾患に使えるのか
2．二陳湯とはどんな薬か？
   基本構造／解説
3．どのように使うのか？
   基本的加減法／使用上の注意

2 応用のための基礎知識　　63
1．基礎理論
   痰の治療法／痰と飲

2．臨床応用
　　　　王宮で多用された二陳湯／半夏と不眠
　3　疾患・病証別使用例 …………………………………………………………… 67
　附・その他の二陳湯──加減を通して適応範囲を広げる ………………………… 72

温胆湯──胆胃不和による痰熱証治療の名方剤　　　　　　　　　　　　77

　1　基本を押さえる ………………………………………………………………… 78
　　1．どのような患者に使うのか？
　　　　胆胃不和による痰熱証とは？／どんな疾患に使えるのか
　　2．温胆湯とはどんな薬か？
　　　　基本構造／解説
　　3．どのように使うのか？
　　　　基本的加減法／使用上の注意
　2　応用のための基礎知識 ………………………………………………………… 81
　　1．基礎理論
　　　　なぜ"温胆"か？→臓熱腑寒説／中焦と肝胆脾胃／痰と精神疾患
　　2．方剤論
　　　　温胆湯と和胃
　　3．臨床応用
　　　　痰と心疾患／竹茹温胆湯とインフルエンザ
　3　疾患・病証別使用例 …………………………………………………………… 86
　附・その他の温胆湯 ………………………………………………………………… 91

四物湯──血虚証治療の基本方剤／婦人科疾患に多用される　　　　　　　95

　1　基本を押さえる ………………………………………………………………… 96
　　1．どのような患者に使うのか？
　　　　営血虚滞証とは／衝任虚損とは／どんな疾患に使えるのか
　　2．四物湯とはどんな薬か？
　　3．どのように使うのか？
　　　　熟四物湯と生四物湯の使い分け／基本的加減法／使用上の注意
　2　応用のための基礎知識 ………………………………………………………… 100
　　1．基礎理論
　　　　月経とは？／婦人科疾患と奇経と四物湯／血虚と貧血
　　2．臨床応用
　　　　補血のいろいろ／劉完素の四物湯使用法／朱丹溪の四物湯使用法
　3　疾患・病証別使用例 …………………………………………………………… 107
　附・その他の四物湯 ………………………………………………………………… 112

四君子湯──気虚証治療の基本方剤　　　　　　　　　　　　　　　　　117

　1　基本を押さえる ………………………………………………………………… 119
　　1．どのような患者に使うのか？

　　　　脾胃気虚証とは／どんな疾患に使えるのか
　　2．四君子湯とはどんな薬か？
　　　　基本構造／解説
　　3．どのように使うのか？
　　　　副作用の防止／基本的加減法／使用上の注意
　2 応用のための基礎知識 ………………………………………………………122
　　1．基礎理論
　　　　呉鞠通の解釈／四子湯と補中益気湯／人参のいろいろ
　　2．臨床応用
　　　　補気のいろいろ／人参と茯苓／四君子湯－脾陰虚証への応用
　3 疾患・病証別使用例 ……………………………………………………………129
　附・その他の四君子湯 ………………………………………………………………133

香砂六君子湯 ── 脾虚・湿阻気滞を治療する「補気＋行気」の代表方剤　　137

　1 基本を押さえる ……………………………………………………………………138
　　1．どのような患者に使うのか？
　　　　脾胃気虚証とは／脾胃気虚・湿阻気滞証とは／どんな疾患に使えるのか
　　2．香砂六君子湯とはどんな薬か？
　　　　基本構造／解説
　　3．どのように使うのか？
　　　　基本的加減法／使用上の注意
　2 応用のための基礎知識 ………………………………………………………141
　　1．基礎理論
　　　　四君子湯から香砂六君子湯へ／香砂六君子湯と二十四味流気飲／香砂六君子湯の"香"
　　2．臨床応用
　　　　芳香燥湿薬の使い方／胃下垂への応用
　3 疾患・病証別使用例 ……………………………………………………………146

平胃散 ── 湿滞脾胃証を治療する燥湿運脾の代表方剤　　151

　1 基本を押さえる ……………………………………………………………………152
　　1．どのような患者に使うのか？
　　　　湿滞脾胃証とは／どんな患者に使えるのか
　　2．平胃散とはどんな薬か？
　　　　基本構造／解説
　　3．どのように使うのか？
　　　　基本的加減法／服用法／使用上の注意
　2 応用のための基礎知識 ………………………………………………………155
　　1．基礎理論
　　　　散剤について／"朮"のいろいろ
　　2．臨床応用
　　　　去湿のいろいろ／いろいろな加減法
　3 疾患・病証別使用例 ……………………………………………………………162

藿香正気散 ── 夏のカゼに多用される「外寒＋内湿」治療の名方剤　　167

1 基本を押さえる……………………………………………………………………………169
- 1．どのような患者に使うのか？
  外感風寒・湿滞脾胃証とは／どんな疾患に使えるのか
- 2．藿香正気散とはどんな薬か？
  基本構造／解説
- 3．どのように使うのか？
  基本的加減法／使用上の注意

2 応用のための基礎知識……………………………………………………………………172
- 1．基礎理論
  各種"正気散"と，表裏のバランス／各種『局方』方剤と，虚実のバランス／藿香正気散と霍乱
- 2．臨床応用
  呉鞠通の5種の"加減正気散"／姚蔭仙の藿麴湯

3 疾患・病証別使用例………………………………………………………………………178

補中益気湯 ── 甘温除熱の代表方剤／補気昇陽の代表方剤　　183

1 基本を押さえる……………………………………………………………………………185
- 1．どのような患者に使うのか？
  補中益気湯の適応証／どんな疾患に使えるのか
- 2．補中益気湯とはどんな薬か？
  構造／解説
- 3．どのように使うのか？
  基本的加減方／用量について／使用上の注意

2 応用のための基礎知識……………………………………………………………………190
- 1．基礎理論
  李東垣の医学理論／昇陽のいろいろ／陰火のいろいろ／甘温除熱法とは
- 2．臨床応用
  耳鼻咽喉科疾患への応用／慢性肝炎への応用／針処方による補中益気湯

3 疾患・病証別使用例………………………………………………………………………198

附　20世紀の「補中益気湯」加減方……………………………………………………202

帰脾湯 ── 心脾・気血両虚を治療する名方剤　　205

1 基本を押さえる……………………………………………………………………………206
- 1．どのような患者に使うのか？
  心脾・気血両虚証／脾不統血証／どんな疾患に使えるのか
- 2．帰脾湯とはどんな薬か？
  基本構造／解説
- 3．どのように使うのか？
  基本的加減法／使用上の注意

2 応用のための基礎知識……………………………………………………………………210
- 1．基礎理論
  "心脾同治法"と"交通心腎法"と帰脾湯／"補気生血法"と帰脾湯／出血とは

2．臨床応用
　　　　中医の出血治療法／不眠治療への応用／眼科疾患への応用
　3 疾患・病証別使用例 ……………………………………………………………………… 217

血府逐瘀湯 —— 行気活血化瘀の代表方剤　　221

　1 基本を押さえる ………………………………………………………………………… 223
　　1．どのような患者に使うのか？
　　　　胸中血瘀証／どんな疾患に使えるのか
　　2．血府逐瘀湯とはどんな薬か？
　　　　基本構造／解説
　　3．どのように使うのか？
　　　　基本的加減法／使用上の注意
　2 応用のための基礎知識 ………………………………………………………………… 226
　　1．基礎理論
　　　　王清任の"気血理論"／『医林改錯』のなかの血府逐瘀湯／"血府逐瘀湯"の多層的理解
　　2．臨床応用
　　　　『医林改錯』にみる血瘀証の特徴／血府逐瘀湯"24種の適応症"のまとめ／診断時に区別
　　　　すべきこと／活血5薬／領域を越えた加減法
　3 疾患・病証別使用例 ……………………………………………………………………… 235

補陽還五湯 —— 中風後遺症治療に多用される補気活血化瘀の代表方剤　　241

　1 基本を押さえる ………………………………………………………………………… 242
　　1．どのような患者に使うのか？
　　　　気虚血瘀・脈絡瘀阻証／どんな疾患に使えるのか
　　2．補陽還五湯とはどんな薬か？
　　　　基本構造／解説
　　3．どのように使うのか？
　　　　基本的加減法／服用法／使用上の注意と副作用／そのほかの注意事項
　2 応用のための基礎知識 ………………………………………………………………… 245
　　1．基礎理論
　　　　王清任の"補気活血法"／王清任の活血化瘀法
　　2．臨床応用
　　　　気虚血瘀証／補陽還五湯"9種の適応症"のまとめ／中風"左癱右瘓"論／虫類薬と半身不随
　3 疾患・病証別使用例 ……………………………………………………………………… 252

逍遙散 —— 「養肝」「疏肝」「健脾」による調和肝脾の名方剤　　257

　1 基本を押さえる ………………………………………………………………………… 258
　　1．どのような患者に使うのか？
　　　　肝鬱血虚・肝脾不調証／どんな疾患に使えるのか
　　2．逍遙散とはどんな薬か？
　　　　構造／解説
　　3．どのように使うのか？

　　　　　基本的加減方／使用上の注意
　　2 応用のための基礎知識 ……………………………………………………………… 261
　　　　1．基礎理論
　　　　　肝脾不調と逍遙散／養肝体，合肝用とは／逍遙散を発展させた方剤
　　　　2．臨床応用
　　　　　往来寒熱と鬱証発熱／薄荷同煎の意味
　　3 疾患・病証別使用例 ………………………………………………………………… 265

竜胆瀉肝湯 ── 肝経の湿熱・実火治療の代表方剤　　269

　　1 基本を押さえる …………………………………………………………………… 270
　　　　1．どのような患者に使うのか？
　　　　　肝経実火証／肝経湿熱証／どのような疾患に使えるのか
　　　　2．竜胆瀉肝湯とはどんな薬か？
　　　　　構造／解説
　　　　3．どのように使うのか？
　　　　　基本的加減法／使用上の注意
　　2 応用のための基礎知識 ……………………………………………………………… 274
　　　　1．基礎理論
　　　　　李東垣と苦寒薬／肝経湿熱証について
　　　　2．臨床応用
　　　　　苦寒性を抑える／帯状疱疹と竜胆瀉肝湯
　　3 疾患・病証別使用例 ………………………………………………………………… 280

黄連解毒湯 ── 苦寒薬による清熱解毒の代表方剤　　285

　　1 基本を押さえる …………………………………………………………………… 286
　　　　1．どのような患者に使うのか？
　　　　　三焦火毒熱盛証／どんな疾患に使えるのか
　　　　2．黄連解毒湯とはどんな薬か？
　　　　　構造／解説
　　　　3．どのように使うのか？
　　　　　基本的加減法／使用上の注意
　　2 応用のための基礎知識 ……………………………………………………………… 289
　　　　1．基礎理論
　　　　　温病・気分証のなかの黄連解毒湯／"截断扭転"法とは
　　　　2．臨床応用
　　　　　外科疾患への応用／劉完素の方法／加減による調節
　　3 疾患・病証別使用例 ………………………………………………………………… 294

防風通聖散 ── 表裏双解の名方剤／肥満治療にも応用される　　297

　　1 基本を押さえる …………………………………………………………………… 298
　　　　1．どのような患者に使うのか？
　　　　　風熱壅盛・表裏倶実証／どんな疾患に使えるのか

2．防風通聖散とはどんな薬か？
　　　　構造／解説
　　3．どのように使うのか？
　　　　基本的加減法／使用上の注意
　2 応用のための基礎知識 …………………………………………………… 301
　　1．基礎理論
　　　　劉完素の医学理論と防風通聖散
　　2．臨床応用
　　　　作用の方向性を調節する／子瀾への応用
　3 疾患・病証別使用例 …………………………………………………… 306

| 玉屏風散──「屏風を立てて風をよける」益気固表の代表方剤 | 311 |

　1 基本を押さえる …………………………………………………………… 313
　　1．どのような患者に使うのか？
　　　　玉屏風散の適応証／どんな疾患に使えるのか
　　2．玉屏風散とはどんな薬か？
　　　　基本構造／解説
　　3．どのように使うのか？
　　　　基本的加減方／比率設定のめやす／使用上の注意
　2 応用のための基礎知識 …………………………………………………… 317
　　1．基礎理論
　　　　玉屏風散をとりまく誤解／自汗証のなかの玉屏風散
　　2．臨床応用
　　　　予防薬としての用法／アレルギー疾患への応用
　3 疾患・病証別使用例 …………………………………………………… 326

　方剤出典 …………………………………………………………………… 331

　参考文献 …………………………………………………………………… 337

　方剤索引 …………………………………………………………………… 340

　疾病・症状索引 …………………………………………………………… 344

　病証索引 …………………………………………………………………… 346

　用語索引 …………………………………………………………………… 347

　　　　　　　　　　　　　　　　　　　　装幀・本文デザイン：山口　方舟

六味地黄丸

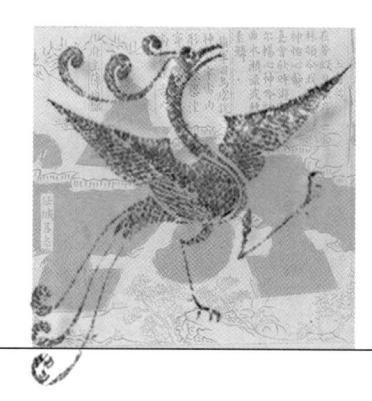

補陰（補腎陰）の基本方剤
—「中医のホルモン剤」
とも呼ばれる

●なりたち

　もとは宋代・銭乙の『小児薬証直訣』に地黄圓（圓は丸と同義）という名前で載せられていた方剤です。つまり最初は，子供用の薬として生まれました。

　銭乙は，中医小児科の開祖とされる人ですが，この人は「五臓弁証」という方法で子供の病気を診ました。さまざまな臨床所見をまとめて，最終的に五臓のなかのどの臓に属する病気かを決める方法です。そしてそれらをさらに「虚と実」に分けました。たとえば「心」に属する病気には「心虚」のタイプと，「心実」のタイプがあるわけです。

　そして地黄圓（つまり六味地黄丸）は，そのなかの腎虚を治療する方剤です。主に先天的な虚弱体質による発育不良を治療する方剤とされていました。たとえば大泉門の閉じるのが遅い，歯がなかなか生えない，またはクル病を含む骨格の発育不良などです。

　銭乙が創り出した方剤の多くは，古い方剤をベースにして子供用に改良を加えたものです。地黄圓も，『金匱要略』の腎気丸から桂枝・附子を除き，乾地黄を熟地黄に変えたものです。子供でも服用しやすいように，丸薬や散剤を多用したのも，銭氏の特徴です。

●その後

　明代に薛立斎が，本剤の補陰作用を高く評価し，名を「六味地黄丸」と改め（組成薬は不変），『正体類要』という本で紹介しました。同書は，六味地黄丸の適応証として，銭乙が提示した範囲を大きく越え，新たに「陰虚による痰証」「血虚による発熱」などを提示しています。これによって，六味地黄丸は補陰の基本方剤としての地位を固め，現在にいたっています。

　「六」は，『周易』では2つの意味があります。1つは「（老）陰」を意味し，もう1つは五行の「水（つまり腎）」を意味します。そこで薛立斎は，本剤の補腎陰作用を強調するため，名前に「六」を使いました。

　また六味地黄丸は，長期服用すると人体の内分泌系の働きを調節する作用があります。そこで本剤を「中医のホルモン剤」と呼ぶ人もいます。

1 基本を押さえる
製剤の使い方

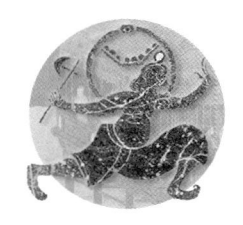

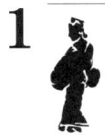

1 どのような患者に使うのか？
六味地黄丸の適応証＝腎陰虚証を理解する

●**陰虚証とは？**

中医学では，人体の陰と陽がバランスを保っている状態が健康である，と考えます。

この「陰と陽」には多層的な意味があるのですが，たとえば「陰は物質」「陽は機能」ととらえることができます。肝臓を例にすると，肝臓という臓器に溜まっている血は「陰」で，肝臓という臓器を働かせている力（エネルギー）は「陽」となります。

そして陰虚証とは，「陰が不足している状態」のことです。つまり体内の何らかの物質が不足している状態ということもできます。多くの場合，体質を指しますが，慢性病後期など，長期的な疾患が作り出した病理状態を指すこともあります。

●**腎陰虚とは？**

陰虚といっても，肺陰虚・肝陰虚・腎陰虚・胃陰虚など，いろいろな陰虚があります。六味地黄丸の適応証としての腎陰虚証の表現は，主に以下の3方面に分けることができます。
①**腎陰虚証**：腎の陰が不足している状態。
②**陰虚火旺証**：「陰」が不足した結果，相対的に「陽」が強まり，虚火と呼ばれる熱が生じた状態。
③**腎精虚**：腎精が不足している状態。
 ＊腎精は，骨・歯・脳・生殖の精などを作る原料となるため，腎精が不足すると，骨格・知能・生殖機能などの衰退が起こります。

上の②は，①や③の基礎のうえに現れてくるものです。①や③がみられず，②だけがみられても腎陰虚とは判断できません。腎陰虚証の典型的な舌脈は，舌紅・舌苔少・脈細数です。

腎陰虚証
・腰がだるい，腰が痛い，膝がだるい，膝が痛い（これらのだるさや痛みは，患部をもんだり，さすったりすると軽減する） ・目眩，耳鳴り　　・口やのどが乾燥する

・生理不順（量が少ない，または周期の延長，程度の重い場合は続発性無月経）

陰虚火旺証

- 不眠，または睡眠中に夢を多くみる　　・手や足のほてり
- 夜になると体がほてる，汗が出る，または寝汗が多い
- 尿の色が濃い，大便が乾燥する　・早漏・夢精
- 陰茎が勃起しやすい，または勃起状態がおさまらない

腎精虚証

- 乳幼児の発育不良…大泉門が閉じない，歯がなかなか生えない，体が著しく小さい，精神発達に遅れがみられるなど。
- 性欲の減退，不育症（男性），不妊症（女性）
- 髪が抜ける，歯がぐらぐらする
- 健忘症　　・足腰が萎えて力が入らない

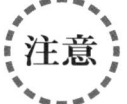

注意　六味地黄丸のそもそもの適応証は，腎陰虚というよりはむしろ腎精虚です。現在では六味地黄丸の適応証は腎陰虚とされていますが，**この場合の腎陰虚は，腎精虚を含むものとしてとらえます。**

●どんな疾患に使えるのか？

　前述した**腎陰虚証の表現がみられる患者**であれば，どんな疾患でも六味地黄丸を使うことができます。本剤の使用範囲は広く，内科・外科・皮膚科・婦人科・泌尿器科・小児科・耳鼻咽喉科・眼科など**ほとんどすべての科で使用**されています。

　そのなかでも多く使われる疾患としては，高血圧症・糖尿病・腎炎・ネフローゼ・甲状腺機能亢進・神経衰弱などがあげられます。

　ただし**中薬方剤は疾患に対してではなく，証に対して使う**ものです。たとえば「糖尿病には六味地黄丸」などという公式は，絶対に成り立ちません。また，たとえばある糖尿病患者に腎陰虚証がみられた場合，六味地黄丸を使用することができますが，この患者がいつまでも腎陰虚証のままでいるとは限りません。糖尿病は治癒していなくても，腎陰虚の表現がみられなくなった場合，六味地黄丸は使用できません。

2 六味地黄丸とはどんな薬か？
六味地黄丸の構造と作用を理解する

● **基本構造**（「補」「瀉」は下述を参照）

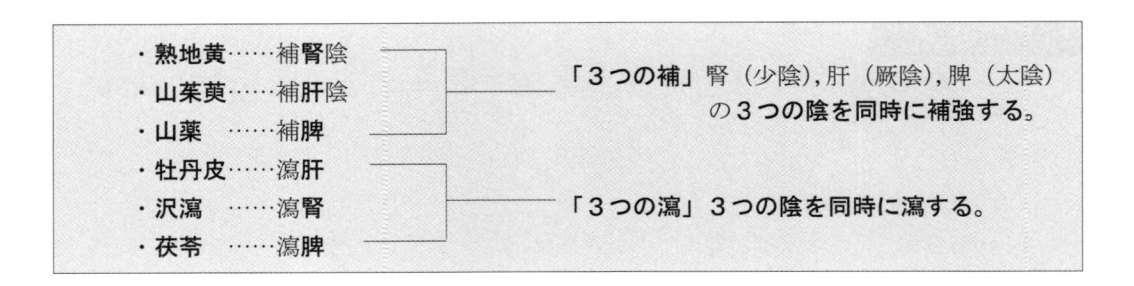

```
・熟地黄……補腎陰  ┐
・山茱萸……補肝陰  ├─ 「3つの補」腎（少陰），肝（厥陰），脾（太陰）
・山薬  ……補脾    ┘   の3つの陰を同時に補強する。
・牡丹皮……瀉肝    ┐
・沢瀉  ……瀉腎    ├─ 「3つの瀉」3つの陰を同時に瀉する。
・茯苓  ……瀉脾    ┘
```

● **解説**

　上で示したように，六味地黄丸の構造は**「補瀉併用」**（「3補」と「3瀉」の併用）という特徴をもっています。そして用量の比率は，熟地黄：山茱萸：山薬：牡丹皮：沢瀉：茯苓＝8：4：4：3：3：3です。

　用量の比率をみれば「補瀉併用」といっても「補」が主体であることがわかります。また「補」も，3つの陰を同時に補強していますが，3陰併補といっても**「補腎」が主体**であることがわかります（下図参照）。

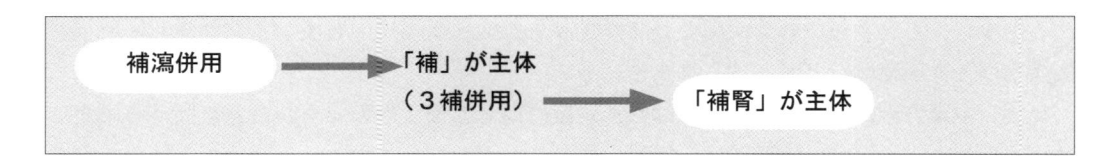

```
補瀉併用 ──→ 「補」が主体
         （3補併用）──→ 「補腎」が主体
```

● **補と瀉**

　ここでいう「補」「瀉」とは，主に以下のような意味です。
・**補**…足りないものを補強する。
・**瀉**…余ったもの，または不必要なものを取り除く。

　足りないものを補強するだけでは，補強したものが溜まってしまい，そのせいで気血の流れが悪くなってしまいます。それを防ぐために「補薬」に「瀉薬」をあわせ「補瀉併用」として使っているのです。

　そしてこのような構造をしているので，**六味地黄丸は長期服用が可能**なのです。

3 どのように使うのか？

●基本的加減法

- 生まれつき腎精が弱いタイプの喘息，または大脳発育不良――→紫河車粉を加える。
- 慢性の喘息（腎陰虚＋腎不納気）――→蛤蚧粉・人参粉を加える。
- 偏頭痛（陰虚陽亢による）――→磁朱丸と併用する。
- 慢性の咳嗽（陰虚内熱による）――→止嗽散と併用する（荊芥を除き，貝母を加える）。
- 鼻出血の頻発（陰虚内熱による）――→牛膝・枳殻・炒芥穂・童便を加える。
- 歯茎の出血（陰虚内熱による）――→牛膝・骨砕補・蒲黄を加える。
- 目眩・耳鳴り（陰虚陽亢進による）――→川楝子・牛膝・石決子・夏枯草を加える。

●長期服用について

- 補陰薬は，人体にとって比較的**消化しにくい**ものです。服用後，食欲の低下，腹部の膨満感，大便の異常などがみられる場合は，少量から始めて，少しずつ体になじませるとよいでしょう。
- **カゼ**をひいているときや，**下痢**をしているときなどは一時服用を停止します。
- とくに異常がなければ，**月経期**に服用しても問題はありません。
- **妊婦**が服用することも可能です。もともと腎陰虚の体質の人は，妊娠中に補腎薬を服用すると健康な子供が生まれると主張する人もいます。しかし特別な必要のない限り，あえて妊娠中を選んで服用する必要はないと思います（服用に際しては，必ず中医師の指示を受けること）。

●使用上の注意

- 単純な陰虚ではなく，**同時に「湿」や「痰湿」がある場合**，原方のままでの使用はできません。
    * 「湿」「痰湿」のある場所や性質（寒熱など），陰虚証とのバランスによって，現れてくる症状はさまざまです。**腎陰虚を主としたもの**であれば，六味地黄丸の基礎のうえに，必要に応じて化痰薬や去湿薬などを加えれば使用できます。「湿」「痰湿」と腎陰虚の**力関係が同等**か，または**「湿」「痰湿」の方が強い**場合，組成薬間のバランスを変えるか，または加減を行うことで「瀉」を強めた「補瀉併用」に作り変える必要があります（8頁参照）。
- **陰陽両虚**の場合も原方のままの使用はできません。
- 六味地黄丸は腎陰虚証を治療する方剤であり，**陰虚火旺証**を治療する作用は弱いです。陰虚のうえに生じた虚火が強い場合，たとえば知柏地黄丸のように六味地黄丸に清熱薬を加えて使います（知柏地黄丸21頁参照）。

2 応用のための基礎知識
六味地黄丸の背後にある中医理論

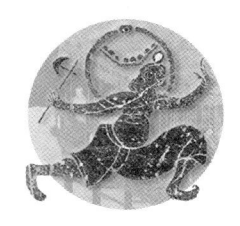

1 基礎理論

●腎陰（腎精）と骨・歯・髄・脳・生殖機能の関係

中医理論がいう**腎陰・腎精とは**，たんなる腎臓を越えた**非常に広い概念**です。この広い概念を理解していなければ，六味地黄丸は理解できません。

たとえば脳の問題があります。中医学の生理・病理観の基本は，五臓六腑を中心とした「臓象学説」という理論で語られます。しかしこの「臓象学説」は，人体にとって最も重要な器官である脳についてほとんど何も語っていません。なぜなら**西洋医学がいう脳の機能は，中医学がいう五臓六腑のなかにのみ込まれている**からです。なかでも**最も関係が深いのは腎・心・肝**などです。だから西医で脳の問題とされる疾患でも，中医では腎から治すことがあるのです。

全体についていうと，腎陰や腎精は骨や髄を生む元になるものです。歯は「骨の余り」と呼ばれています。そして脳は中医学では「髄の海」と呼ばれています。また，このほかに腎精は「生殖の精」を生む元でもあります。**まとめると下の図のようになります。**

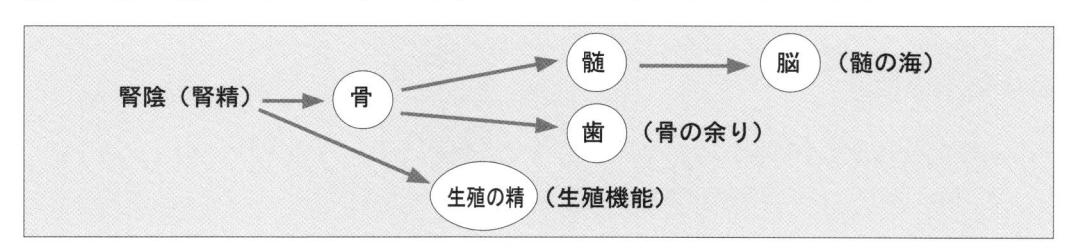

```
腎陰（腎精） → 骨 → 髄 → 脳（髄の海）
                  → 歯（骨の余り）
            → 生殖の精（生殖機能）
```

中医学の「腎」は，上の図が示すような一連の**総合的機能体系**と，それを支える物質や物質間の代謝などを含んでいます。だから六味地黄丸を用いて腎陰を補うと，骨・歯・脳・生殖機能などの問題を解決することができるのです。

●腎陰虚の全身への影響

中医学では，**腎は「先天の本」**と呼ばれます。『素問』上古天真論などがいっているように，

人は腎のなかに，一生の生命力を決定づける根源的な栄養分と機能力のようなものを宿して生まれてくると考えるのです。

　つまり，生まれつき腎精が不足している人は長生きできないことになります。『小児薬証直訣』にも，腎虚の人は64歳以上生きることはできず，もし不摂生をすれば寿命はさらに縮まると書かれています。そして銭乙は，地黄圓（つまり六味地黄丸）を服薬することでこの不足を補い，一般レベルに追いつけることができると考えていました。

　また**腎**は，「水火の臓」とも呼ばれるように，体全体の陰（水）と陽（火）の根源です。つまり腎陰虚とは，「腎臓という1つの臓の陰虚」であると同時に「全身の陰の枯渇」という側面ももっています。だから**腎陰虚は，ほかの臓の陰虚を引き起こす原因**となり，体全体に影響していきます。

　たとえば，腎（水）が枯渇すると，その子である肝（木）の陰血を養えなくなり，**肝腎陰虚**になっていきます。また，腎水が不足すると，上昇して「心の火」を抑えることができなくなります。その結果，相対的に心火が強まった**心腎不交**という状態が生じます。また腎の陰が不足すると，肺の陰も不足するので，**肺腎陰虚**が生じることもあります。

　腎陰虚はまた，腎自体のバランスにも影響します。腎陰が不足すると，相対的に腎陽が強まり「虚火」と呼ばれる内熱が生じます（**陰虚火旺証**）。また長期的な腎陰虚は，腎陽をも弱らせ，**腎の陰陽両虚**へと発展する場合もあります。

　このような腎陰虚を基礎として生じたさまざまな証は，六味地黄丸を基礎として加減を行うことで治療することができます。そこで，歴代多くの六味地黄丸加減法が生みだされました。そのうち代表的なものだけを表にすると，以下のようになります。

■**六味地黄丸の加減方**

加減の目的	適応証	方剤	
		名称	組成
補腎陽作用をもたせる	腎陽虚	腎気丸	六味地黄丸（地黄を乾地黄に変える）＋桂・附子
	腎陽虚＋水湿	済生腎気丸	腎気丸＋車前子・牛膝
腎の納気作用を強める	腎不納気	都気丸	六味地黄丸＋五味子
補腎陰作用を強める	真陰虚	左帰飲	六味地黄丸より沢瀉・丹波を除き，枸杞子・炙甘草を加える。
		左帰丸	左帰飲より茯苓・炙甘草を除き，菟絲子・鹿角膠・亀板膠を加える。
補肺陰作用を強める	肺腎陰虚	麦味地黄丸	六味地黄丸＋五味子・麦門冬
補肝陰（血）作用を強める	腎陰虚＋肝陰虚	杞菊地黄丸	六味地黄丸＋枸杞子・菊花
	腎陰虚＋肝血虚	帰芍地黄丸	六味地黄丸＋当帰・白芍

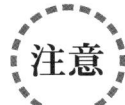

注意　冒頭の1頁で述べたように，六味地黄丸は腎気丸より派生した方剤なので，厳密にいえば，腎気丸を六味地黄丸の加減方剤とするのは間違いです。ここでは腎陰虚を中心に比較しているので，便宜上，腎気丸を六味地黄丸の加減方として扱いました。

●五遅・五軟と六味地黄丸

五遅・五軟とは，小児の発育不良を現す語です。五遅とは，立遅（立てるようにならない）・行遅（歩けるようにならない）・髪遅（髪がはえてこない）・歯遅（歯がはえてこない）・語遅（話せるようにならない）の総称です。五軟とは，頭項軟（首がすわらない）・手軟（物がしっかりつかめない）・脚軟（上手く歩けない）・肌肉軟（筋肉が発達しない）・口軟（しっかり噛めない）の総称です。

前述したように，**六味地黄丸はもともと，先天的な腎精不足による，小児の発育不良を治療する方剤**です。『小児薬証直訣』でも，腎虚の症状として，上の立遅・行遅・頭軟に該当することが書かれています。

このことから現在では，「五遅・五軟＝小児の発育不良＝六味地黄丸の適応疾患」という乱暴な理解が生まれています。しかし**五遅・五軟のすべてに六味地黄丸が使えるわけではありません**。簡単にまとめると，以下のようになります。

		分　類	治　療　法	
五　遅	立　遅	主に骨の問題	──→	「補腎」が中心
	行　遅			
	歯　遅			
	髪　遅	主に血の問題	──→	「養血」が中心
	語　遅	主に智慧の問題	──→	「養心」が中心
五　軟	頭項軟	主に骨と筋肉の問題	──→	「脾腎両補」が中心
	手　軟			
	脚　軟			
	肌肉軟			
	口　軟			

六味地黄丸は補腎剤なので，上表でいえば，立遅・行遅・歯遅などの治療に向いています（ただし，六味地黄丸は，数ある補腎剤の1つにすぎません）。また，純粋な先天的不足によるもののほかに，感染による「ひきつけ」を起こしたのちに五遅・五軟が起こる場合もあります。その場合，元気の損傷などほかの要素も考慮する必要があります。

2 臨床応用

●方剤の特徴を利用した応用法

前述したように,六味地黄丸の構造は,「3補」「3瀉」による「補瀉併用」という特徴をもっています。そしてその「補瀉併用」は「補」（3補）を主としたもので,またその「3補」は「補腎」を主としたものです。

しかし,湯薬（煎じ薬）として処方する場合には,この**バランスを自由に変えて使う**ことが可能です。

1 「3補」のバランスをかえる

「3補」を受けもっているのは,熟地黄（補腎陰）・山茱萸（補肝陰）・山薬（補脾陰）です。原方では,熟地黄の用量が最も多くなっています。

●遺精・早漏・目眩などを主訴とする場合

これは「腎気不固」によってもたらされた「腎陰虚」です。固渋作用のある山茱萸や山薬を主とした六味地黄湯に変えて使うことができます（さらに加減を行う）。

〈例〉 清代・程鐘齢の『医学心悟』4巻にある**十補丸**（熟地黄・山薬・山茱萸・茯苓・当帰・五味子・白芍・黄耆・人参・白朮・酸棗仁・遠志・杜仲・続断・竜骨・牡蛎）は,遺精を治療する方剤ですが,補気・補陰・交通心腎のうえに固渋薬を加えた構造になっています。六味地黄丸の加減方といえます。

●喘息・咳嗽などを主訴とする場合

腎陰虚が「腎不納気」に進むと喘息が起こります。この場合,納気作用もある山薬を主とした六味地黄湯に変えて使うことができます（さらに加減を行う）。

〈例〉 清代～民国期・張錫純の『医学衷中参西録』上巻にある**薯蕷納気湯**（山薬・熟地黄・山茱萸・白芍・牛蒡子・蘇子・柿霜餅・甘草・竜骨）は,腎陰虚の喘息を治療する方剤です。補陰部分は六味地黄丸の「3補」がそのまま使われていますが,用量は山薬が最も多くなっています。

2 「補」と「瀉」のバランスをかえる

前述したように，六味地黄丸の原方は「湿」のある証には使えません。しかし食生活の豊かな現代では，**陰虚と湿が同時にみられる**という状態は非常に多くみられます。この場合，「補」の作用を弱めて，「瀉」の作用を強めるという方法をとります。

> 〈例〉 化陰煎との併用
>   清代の葉天士は，下焦の湿熱による無尿・乏尿・尿の濁り，排尿痛を主訴として，同時に腎陰虚がみられる患者を治療する際，六味地黄丸に化陰煎をあわせた方剤を使いました。
>   ── 化陰煎とは？ ──
>   [出典] 『景岳全書』51巻・新方八陣
>   [組成] 生地黄・熟地黄・牛膝・猪苓・沢瀉・生黄柏・生知母・緑豆・竜胆草・車前子
>   [主治] 下焦（体の下部）に湿熱があり，同時に陰虚もあるという証（主訴は無尿または乏尿，尿混濁，排尿痛）。
>   [解説] 構造はやはり「補瀉併用」ですが，「瀉」の占める割合が大きくなっています。

このように，六味地黄丸と，そのほかの「補瀉併用」の構造をもつ方剤との併用は多用される方法です。このほかにも，たとえば腎陰虚の基礎のうえに，下焦に湿熱のある慢性肝炎を治療する際には，**六味地黄丸に猪苓湯をあわせて使う**方法もあります。

●滋陰利湿法の中の六味地黄丸

前述のように六味地黄丸は，湿邪の存在する陰虚証に使うこともできます。それは六味地黄丸の，3補3瀉という「補瀉併用」は，「渋利併用」のほか「養陰・利湿併用」も含んでいるからです（下図参照）。

■六味地黄丸の構造

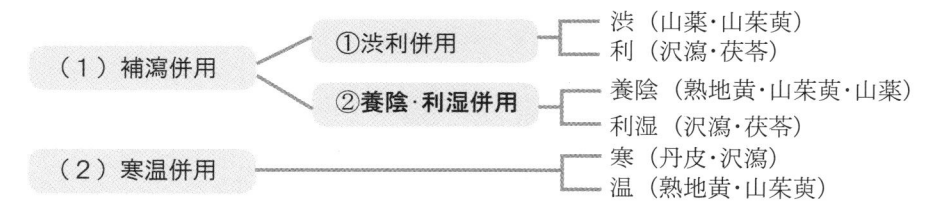

```
（1）補瀉併用 ─┬─ ①渋利併用 ─┬─ 渋（山薬・山茱萸）
              │              └─ 利（沢瀉・茯苓）
              └─ ②養陰・利湿併用 ─┬─ 養陰（熟地黄・山茱萸・山薬）
                                └─ 利湿（沢瀉・茯苓）
（2）寒温併用 ─────────────────┬─ 寒（丹皮・沢瀉）
                                └─ 温（熟地黄・山茱萸）
```

陰虚＋湿（または湿熱，痰など）という証は，慢性肝炎・慢性腎炎・自己免疫性疾患・各種血液病など，西医・中医を問わず，現在治療の難しい疾患に多見されます。しかし，「陰虚＋湿」といっても両者のバランスはさまざまで，方剤も，その状況に応じて選択されます。

簡単にまとめると，以下のようになります。

■**滋陰利湿法のいろいろ**

	適応証	方剤例
滋陰を主とする	陰虚＞湿邪	六味地黄丸
		済陰湯（『医学衷中参西録』）（熟地黄・生亀板・白芍・地膚子）
滋陰・利湿の対等な併用	陰虚＝湿邪	『湿熱病篇』第30条（元米・於朮）
		『湿熱病篇』第12条（西瓜汁・金汁・鮮生地汁・甘蔗汁鬱金・木香・香附・烏薬）
		化陰煎（前述）
利湿を主とする	湿邪＞陰虚	猪苓湯（『傷寒論』）（猪苓・茯苓・沢瀉・滑石・阿膠）
		牡蛎沢瀉散（『傷寒論』）（沢瀉・商陸根・蜀漆・葶藶子・牡蛎・海藻・栝楼根）

　この表は，滋陰利湿法のなかでの，六味地黄丸の位置を認識することが目的なので，「陰虚と湿のバランス」という角度からのみ比較しています。実際に湿熱証を治療する場合には，このほか「湿と熱のバランス」「気血」「部位」「季節」「兼邪」など，さまざまなことを同時に考慮する必要があります。

3　いろいろな解釈

　「1基本を押さえる」（2頁）で紹介した六味地黄丸の基礎知識は，中医学の歴史のなかでの多数意見です。しかし**常に学説の束として存在している中医学には，唯一絶対の真理という考え方はありません**。そこで，なるべく多くの解釈に触れることが必要となります。以下に，その一部を紹介します。

●少し違った解釈

1　山薬を補肺薬として理解する

　これは清代・羅美の『古今名医方論』に，柯琴（清代の医師）の説として載せられているものです。
　五行学説では，**肺（金）は腎（水）の母**です。つまり肺が腎を生むわけです。そこで補腎を行う場合には，その母である肺から治すのだという解釈です。

たとえば，清代〜民国・張錫純の『医学衷中参西録』には，陰虚の労熱による咳嗽や喘息などを治療する一味薯蕷飲という方剤が載せられています。これは山薬だけを使った方剤です。

> **2** 沢瀉・牡丹皮・茯苓を
> 「腑の気を通す薬」として理解する

これは清代・唐笠立の『呉医匯講』に紹介されている沈香岩の見解です。沢瀉は膀胱の熱をとり，牡丹皮は血分の熱をとり，茯苓は気分の熱をとるものとされています。なぜ腑の気を通すのかというと，**腑の気が通らなければ熱を生じ，その熱がまた陰を消耗**させ，陰虚がさらに進むからです。

また山茱萸は心と肝に入り，陰を左側から腎に納め，山薬は肺と脾に入り，陰を右側から腎に納めるとしています。

●まったく違う解釈

たとえば清代・鄧欽安は『医法圓通』で，六味地黄丸を，「邪火による傷陰の証」を治療する方剤としています。

鄧氏は，陰と陽とはそもそも「1つの気」であり，一方が弱まれば，もう一方も弱まり，また一方が強まれば，もう一方も強まると考えています。つまり**陰が弱まったために相対的に陽が強まるという考えを否定**しています。

陰が弱まっているのは，邪火が存在するからだというのが鄧氏の考えで，六味地黄丸を三黄石膏湯（『外台秘要』）・白虎湯（『傷寒論』）・承気湯（『傷寒論』）などと同列の方剤として論じています。

●マニアックな解釈

清代・金理は『医原図説』で，**易学の理論を使って**六味地黄丸の解説をしています。あまりにマニアックなので，かいつまんでいくつか例をあげます。

- 「3補」にあたる熟地黄・山茱萸・山薬の用量は，それぞれ8両・4両・4両なので合計16両となる。16より10を引くと6となり，河図では坤卦（陰）となる。
- 「3瀉」にあたる沢瀉・牡丹皮・茯苓の用量は，それぞれ3両ずつなので合計9両となる。9は洛書では乾卦（陽）となる。
- また「3補＝天」「3瀉＝地」とみた場合，「3補」の3薬の用量は，8両・4両・4両とすべて偶数である。つまり天（陽）に偶数（陰）が対応している。これは陽が陰に根ざしているという意味である。

  また「3瀉」の3薬の用量は，それぞれ3両とすべて奇数である。つまり地（陰）に奇数（陽）が対応している。これは陰が陽に根ざしているという意味である。

3 疾患・病証別使用例
治癒例のまとめ

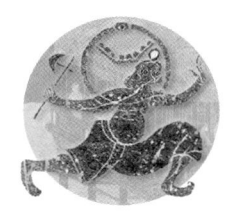

１ 呼吸器系疾患

● １．喘息

[証候] ………腎陰虚証を呈する，喘息

[方薬] ………・非発作時，平素より六味地黄丸を服用する。
・発作時は，六味地黄丸と蛤蚧を併用する（蛤蚧は，粉にして１日３回，１回に１ｇを服用する。さらに人参粉１ｇを加えてもよい。）。
・発作がひどい場合は，六味地黄丸を湯薬として使い（山薬・山茱萸の比率を高くする），さらに牡蛎・竜骨・白芍などを加える。

[解説] ………・中医学は，呼吸が一定の深さを保っているのは腎の作用であると考えます（これを腎の納気作用という）。腎虚の場合，この作用が弱まるため呼吸が浅くなり，これが多くの場合，慢性的な咳や喘息の原因となります。
・蛤蚧は，腎の納気作用を強める薬です。ただし，腎の納気作用が弱まったのは，腎虚が原因なので，同時に補腎薬を服用します。腎陰虚の場合は六味地黄丸，腎陽虚の場合は腎気丸などを使います。

● ２．（慢性の）咳嗽

[証候] ………腎陰虚証を呈する，慢性の咳嗽

[方薬] ………・六味地黄丸と止嗽散を併用する（例：朝，止嗽散を服用し，夜，六味地黄丸を服用する）。

[解説] ………・喘息の解説で述べたように，陰虚は慢性的な咳の原因となります。
・反対に，肺に熱があり咳が長期的に続いたため，肺の陰虚を起こし，さらに進んでもともとの体質である腎陰虚と結びつき，肺腎陰虚となる場合もあります。
・ここでは，治本方剤としての六味地黄丸と，治標方剤としての止嗽散との併用になっています。

2　循環器系疾患

●不整脈

［証候］………腎陰虚を呈する心室性期外収縮（一源性，多源性を問わない）
［方薬］………六味地黄丸に，苦参を加える。
［解説］………・中医学では，心と腎は非常に密接な関係にあります。大まかにいえば，「火」の代表である心と，「水」の代表である腎が，互いに協力・牽制し合いながら人体全体の水と火のバランスを保っているのです。
・腎陰虚とは腎の水が欠乏している状態です。腎の水が不足すると，うまく心の火を抑えることができなくなります。その結果，心の火が過度に盛んになってしまいます。これがたとえば不整脈という形で現れます。
・治療は補腎陰のほか，心火を冷ます必要があります。心火を冷ますには苦寒薬が必要ですが，苦参は心経に入る苦寒薬です。
・心に作用する，苦寒薬としては，苦参のほか，黄連もあります。

3　泌尿器系疾患

●糸球体腎炎の回復期・慢性腎炎

［証候］………腎陰虚証を呈する，糸球体腎炎の回復期や慢性腎炎で，長期に渡り蛋白尿が続くもの
［方薬］………・六味地黄丸に，桑寄生・車前子・白茅根・石葦・牛膝・益母草を加える。
［解説］………・長期に渡るタンパク質の流出を，中医学は「精微な物質の漏出」と考えます。人体に必要な「精微な物質」が長期的に失われるので，体は虚弱になります。たとえ症状が消えても，虚してしまった体はまだ元に戻っていません。引き続き一定期間は，補気薬を服用した方がよいでしょう。また，たとえば主食を山芋のお粥にするなど，食療として行うのも1つの方法です。
・桑寄生を加えて，補肝腎作用を強めています。
・車前子・白茅根・石葦は，清熱利水作用のある薬です。
・牛膝・益母草は，活血作用のある薬です。

4　内分泌・代謝疾患

●1．糖尿病（腎陰虚＋胃燥熱タイプ）

［証候］………多食・多飲・多尿・口渇の症状が顕著な糖尿病（インスリン非依存型，イン

スリン依存型のどちらも含む。）
[方薬]………・六味地黄丸と白虎湯を併用する。
　　　　　　・炙甘草を，生甘草に変える。
　　　　　　・熟地黄を，生地黄に変える。
[解説]………・胃の燥熱に対しては白虎湯を，腎陰虚に対しては六味地黄丸を使います。
　　　　　　・炙甘草は，蜂蜜を使って加工したものなので，ここでは生甘草に変えています。
　　　　　　・体内の熱証が顕著なので，温性の熟地黄を，寒性の生地黄に変えています。

● 2．糖尿病（腎陰虚または気陰両虚タイプ）

[証候]………長期に渡る糖尿病で，多食・多飲・多尿・口渇などの症状はあまり顕著でないが，顕著な体重の減少，高血糖・高尿糖がみられるもの（インスリン非依存型，インスリン依存型のどちらも含む。）
[方薬]………・六味地黄丸の熟地黄を，生地黄に変える。
[解説]………・糖尿病を中医理論で弁証すると，初期に最も多いのが「腎陰虚＋胃燥熱」タイプです。中期・後期になると「気陰両虚」や「陰陽両虚」などのタイプも多見されます。
　　　　　　・いずれにせよ「腎陰虚」を基礎とする場合が多く，補腎陰は治療の要といえます。

5　自己免疫性疾患・膠原病

● 1．再生不良性貧血

[証候]………腎陰虚証を呈する，続発性（二次性）の再生不良性貧血
[方薬]………・六味地黄丸に，亀板・紫草根・茯苓・阿膠・旱蓮草・女貞子を加える。
　　　　　　・長期的（2カ月ほど）に服用する。
[解説]………・再生不良性貧血の主要な症状は，貧血と出血です。
　　　　　　・腎陰虚を伴うものの場合，腎の陰が弱くなり，陽を抑えられなくなったため，陽気が上に昇り，血絡（気血の通り道）を傷つけ，出血が起こると考えます。
　　　　　　・その場合，治療は，①不足している腎陰を補強する，②上に昇った陽気を降ろす，③血を冷まし，血を止める。の3本立てになります。
　　　　　　・六味地黄丸は①を行い，亀板・阿膠・旱蓮草・女貞子は①②を行い，紫草根は③を行う薬です。
　　　　　　・長期的に補陰を行うことで，正気（ここでは主に抵抗力・生命力の意味）を強めるので，貧血に対する一種の支持療法，または感染症の予防治療ととらえることもできます。

● 2．SLE

[証候]………腎陰虚証を呈するSLE（SLEにおいて腎陰虚証は，急性期を脱し，慢性期へ移行する過程に多見される。）
[方薬]………・六味地黄丸に，知母・黄柏・連翹・忍冬藤を加える。
[解説]………・SLEは，急性期においては熱毒熾盛タイプが多いですが，急性期を脱すると陰虚火旺タイプが多見されます。
・中医学では，これをステロイド薬の使用により，体内の陰陽のバランスが崩れたためと考えます。
・ステロイド薬の使用量を減らすと，脾腎両虚タイプが現れてくることが多いです。そのほか，心陽不足タイプや，気滞血瘀タイプもみられます。それらは，六味地黄丸の適応証ではありません。
・知母・黄柏を加え，滋陰降火作用を強めています。
・連翹・忍冬藤を加え，清熱解毒作用を強めています。

6　神経疾患

●（低カリウム血性）周期性四肢麻痺

[証候]………腎陰虚証を呈する，続発性の周期性四肢麻痺
[方薬]………・六味地黄丸に，知母・枸杞子・菊花・陳皮を加える。
[解説]………・筋は中医学では，肝に属すので，陰虚証を伴う筋の麻痺という状況は，肝腎陰虚によるものと考えます。
・つまり肝腎の陰が，筋に与える営養が足りないために麻痺が起こるということです（杞菊地黄丸「腎陰と肝陰」30頁参照）。
・中医学では，人体の陽気は夜になると陰のなかに入り，次の朝また出てくると考えます。陰虚の場合，夜になって陰のなかに入ってくる陽気を，陰がきちんと包み込めないため，この「不調和」は夜に顕著となります。周期性四肢麻痺の発作が，夜間に起こりやすいということも，陰虚証の特徴と一致します。
・枸杞子・菊花を加えると，補肝腎作用のある杞菊地黄丸となります。
・知母を加え，滋陰降火作用を強めています。
・行気作用のある陳皮を加え，消化しにくい多量の補肝腎陰薬が，消化機能に影響するのを防いでいます。

7　外科疾患

> ● 1．（習慣性の）脱臼
> ● 2．骨折後，癒合の遅れ
> ● 3．骨折後，癒合が不完全で，癒合面がずれてしまったもの

［方薬］………①②③すべて，六味地黄丸を使用できる。
［解説］………6頁で述べたように，腎陰（精）は骨をつくる元でもあります。六味地黄丸を服用し，腎陰（精）が補強されれば，間接的に筋骨を強めることができます。

8　婦人科疾患

> ●機能（不全）性子宮出血

［証候］………腎陰虚証を呈する機能（不全）性子宮出血
［方薬］………六味地黄丸に，阿膠・仙鶴草を加える。
［解説］………・阿膠は止血作用もある補血薬です。
　　　　　　　・仙鶴草は虚実寒熱に関わらず使用できる安全な止血薬です。

9　男性科疾患

> ● 1．男性不妊症（乏精子症）

［証候］………腎陰虚証を呈する男性不妊症で，精子の死亡率が高いもの
［方薬］………・六味地黄丸に，麦門冬・当帰・白芍・女貞子・素馨花・紅花・枸杞子・桑椹子を加える。
［解説］………・六味地黄丸は，補腎精を行う方剤なので，「生殖の精」を強めるために使用することもできます。
　　　　　　　・枸杞子・桑椹子・女貞子・麦門冬を加えて，滋補肝腎作用を強めています。
　　　　　　　・当帰・白芍・素馨花・紅花を加えて，養血柔肝・疏肝活血作用を強めています。

> ● 2．遺精（夢精・精液漏）

［証候］………腎陰虚証を呈する遺精
［方薬］………・六味地黄丸に，五味子・竜骨・牡蛎を加える。
［解説］………・腎の主要な機能の1つは「蔵精（精の貯蔵）」です。腎虚になると，精を溜めておく力が弱まり，外へ滑り出してしまいます。このような病理状態を

「腎気不固」と呼びます。遺精の病機で最も多いのが，このタイプです。
- 治療は，補腎薬に精の滑りを止めるための「渋薬」を加えるのが基本です。補腎は，失われた精を補う意味もあり，補腎陰を重視する傾向にあります。渋薬は，五味子・竜骨・牡蛎・分心木・訶子肉などが多用されます。
- 腎陽虚がみられる場合，補腎陽薬を加えますが，遺精患者の場合，一般に多用される補腎陽薬ではなく，沙苑子・菟絲子など固精作用をあわせもつ補腎陽薬を使います。

10 耳鼻咽喉科疾患

●萎縮性鼻炎

［証候］………腎陰虚を呈する萎縮性鼻炎
［方薬］………・六味地黄丸に麦門冬・沙参・貝母を加える。
［解説］………・腎陰虚を伴う萎縮性鼻炎とは，つまり肺腎両虚ということですが，程度の軽いものは腎まで行かずに，肺虚による気津不足によるものもあります。腎陰虚がみられない場合，六味地黄丸の適応証ではありません。
- 麦門冬・沙参・貝母の3味は，すべて肺を潤すための薬です。
- 肺が外界とつながる部分が鼻であり，中医学では，肺を潤すことは，鼻を潤すことにもなると考えます。

知柏地黄丸

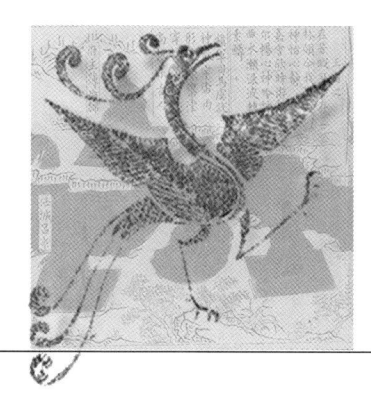

六味地黄丸に知母・黄柏をプラス
陰虚火旺証治療の基本方剤

●なりたち

　もとは明代・呉崑の『医方考』3巻・虚損労門に，**六味地黄丸加黄柏知母方**という名で載せられていた方剤です。

　もとは「腎精虚→腎気虚→気化無力→水気停留→湿熱が生じる」という病機による**腎労（脊柱の屈伸困難・小便不利・残尿感・尿色が濃い・陰部が湿っぽく瘡が生じる・下腹部の不快感など）を治療する方剤**とされていました（「瘡」とは，多種の皮膚病変を含む概念です）。

　現在では，陰虚証治療の代表方剤である六味地黄丸に，滋陰降火作用のある知母・黄柏を加えた方剤という観点から，**陰虚火旺証治療の代表方剤**として認識されています。

　本剤には，このほかにも滋陰八味丸・知柏八味丸・滋陰地黄湯などの呼び方があります。清代・呉謙の『医宗金鑑』が知柏地黄丸の名称を使った影響もあり，現在は知柏地黄丸の名が定着しています。

1 基本を押さえる
製剤の使い方

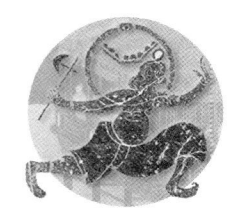

1 どのような患者に使うのか？
知柏地黄丸の適応証＝陰虚火旺証を理解する

●陰虚証とは？

六味地黄丸（2頁）参照。

●陰虚と陰虚火旺証

六味地黄丸の適応証のところで述べたように，陰虚証には，陰虚による虚火が生じていないタイプのものもあります。

しかし多くの場合，陰虚と虚火は同時にみられます。つまり**腎陰虚証**といったとき，それは一般に**程度の重くない陰虚火旺証を含む**ものなのです。

知柏地黄丸の適応証は，六味地黄丸では手に余る，程度の重いタイプの陰虚火旺証ということができます。

■図解：陰虚証と陰虚火旺証

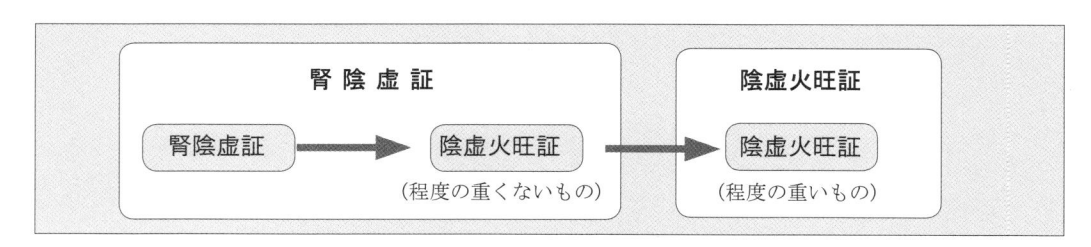

```
┌─────────────────────────────┐  ┌──────────────────┐
│       腎 陰 虚 証            │  │   陰虚火旺証      │
│ ┌────────┐    ┌──────────┐ │  │ ┌──────────┐    │
│ │ 腎陰虚証 │ → │ 陰虚火旺証│→│  │ │ 陰虚火旺証│    │
│ └────────┘    └──────────┘ │  │ └──────────┘    │
│             （程度の重くないもの）│  │  （程度の重いもの）│
└─────────────────────────────┘  └──────────────────┘
```

●陰虚火旺証

基本的には，六味地黄丸の適応証と重なるのですが，腎陰虚証にくらべ，**体内の熱が強い**のが特徴です。

① 腎陰虚証（六味地黄丸4頁参照）

- 腰がだるい・腰痛・膝がだるい・膝痛（これらのだるさや痛みは，患部をもんだりさすったりすると軽減する）
- 目眩・耳鳴り　　・口やのどが乾燥する
- 生理不順（量が少ない，または周期の延長，程度の重い場合は続発性無月経）

②（陰虚）火旺証

- 夜になると体がほてる（骨の髄まで熱いような程度の重いもの。精神状態にも影響する。）
- 尿の色が濃く，排尿時に熱感がある
- 手足のほてり（冷たいものを握りたくなるような程度の重いもの）
- 不眠。または夜，体がほてり落ち着いて横になれない
- 寝汗が多い　　・夢精　　・早漏

注意　①の基礎のうえに，②のような体内の熱の強さを表す症状がみられれば，陰虚火旺証です。陰虚火旺証の舌脈は，舌紅・苔少，脈細数です。

2　知柏地黄丸とはどんな薬か？
知柏地黄丸の構造と作用を理解する

●基本構造

- 熟地黄
- 山茱萸
- 山薬
- 牡丹皮
- 茯苓
- 沢瀉

六味地黄丸（六味地黄丸4頁参照）
「陰」を補う（「3補3瀉」による補腎陰作用）

- 知母
- 黄柏

① 「熱」を冷ます。
　知母・黄柏ともに，清熱作用があります。黄柏はとくに，虚火を冷ますのに適しています。

② 「陰」を補う。──→六味地黄丸の補腎陰作用を補佐する。
　知母は，腎を潤す作用があります。黄柏は，陰を傷めずに湿や熱を取り除く作用があります。

●解説

　陰虚火旺証は，腎陰虚証の基礎のうえに，体内の熱が強まったものです。

　そこで方剤の構造も，補腎陰作用の六味地黄丸に，さらに体内の熱を冷ます作用のある知母・黄柏を加えたものになっています。

　知母・黄柏は，それぞれ補腎陰作用を補助する作用も備えているので（知母の潤腎作用，黄柏の堅陰作用），**腎陰虚証に適した清熱薬**といえます。

3　どのように使うのか？

●基本的加減法

・咳がみられる場合（肺陰虚）──→貝母・五味子などを加える。
・目眩・頭痛・耳鳴りなどがみられる場合（風陽上亢）
　　　　　　　　　　　　　　　　　　　　　──→天麻・菊花・夏枯草などを加える。
・夢精・早漏がみられる場合（腎気不固）──→金桜子・芡実などを加える。
・不眠がみられる場合（熱擾神明）──→夜交藤・合歓皮などを加える。
・熱証が顕著な場合──→黄芩・地骨皮・山梔子などを加える。
・気虚を兼ねる場合──→山薬・沙参などを加える。

●長期服用について

　六味地黄丸は，長期服用の可能な方剤でしたが，知柏地黄丸は，知母・黄柏という2味の清熱薬が加えられています。

　清熱薬（寒薬）は，長期的に服用すると，人体の陽気を著しく傷めます。

　知柏地黄丸は，**長期服用には向いていない薬**です。

●使用上の注意

・知柏地黄丸は清熱薬（寒薬）を含みます。脾（陽）虚証がみられる場合は使えません。
・腎陽虚証がみられる場合も使えません。

2 応用のための基礎知識
知柏地黄丸の背後にある中医理論

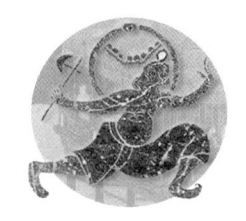

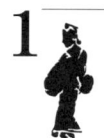

1 基礎理論

●知母・黄柏について

知母・黄柏のペアは，**それ自身が1つの方剤**です。いろいろな本に，いろいろな名称で載せられていますが，たとえば明代『普事方』には，坎离丸の名で載せられています。

坎は「水」を指し，离は「火」を指します。陰虚火旺証とは，腎陰虚という「水」の不足と，虚火上炎という病理の「火」が同時にみられる状態です。坎离丸は，この**病理の「火」を瀉し，「水」の不足を補う**（六味地黄丸「補と瀉」4頁参照）という作用があります（この作用を滋陰降火といいます）。**知母・黄柏は，陰虚火旺証を治療する作用があるのです。**

つまり**知柏地黄丸とは，2種類の滋陰降火方剤を組みあわせたもの**であるといえます。

■ 2種の滋陰降火方剤の違い

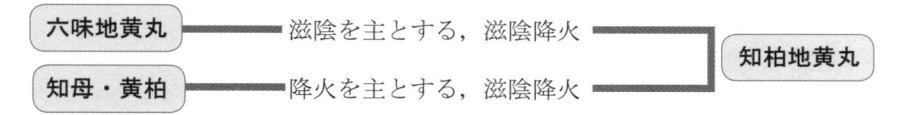

| 六味地黄丸 | ─ 滋陰を主とする，滋陰降火 | ┐ |
| 知母・黄柏 | ─ 降火を主とする，滋陰降火 | ┘ → 知柏地黄丸 |

●相火と虚火と知母・黄柏

知母・黄柏の作用は，「清瀉相火」（相火を瀉する）であるという人もいます。相火には，さまざまな解釈がありますが，元代・朱丹渓が『格至余論』で述べた「相火論」が最も有名です。

朱氏は，「相火」という概念を使って，人体内の「火」と関係する，生理現象・病理現象を説明しようと試みました。つまり朱氏のいう「相火」とは，生理の「火」（これを「動」ととらえた）と，病理の「火」（これを「妄動」ととらえた）を含んでいます。そして病理の「火」は，「実火」と「虚火」に分かれます。この「虚火」と「陰虚火旺証」の「虚火」には，多くの共通点があります。

そして朱氏は，この「虚火（相火）」の治療法として**「滋陰降火」**という方法をとなえ，

さらに**大補陰丸**という方剤を創り出しました。知母・黄柏を含む方剤です。また朱氏は，陰虚火旺証の治療に，**四物湯に知母・黄柏を加えた方剤**も多用しています。

朱氏の相火論は，「実火」については宋～金代・劉完素の影響を，「虚火」については同じく宋～金代・李東垣の影響をそれぞれ強く受けています。たとえば，知母・黄柏を用いた滋陰降火によって「虚火」を治療するという方法も，李東垣が『蘭室秘蔵』の**療本滋腎丸（知母・黄柏）**ですでに示していたものです。

■朱丹渓の相火論

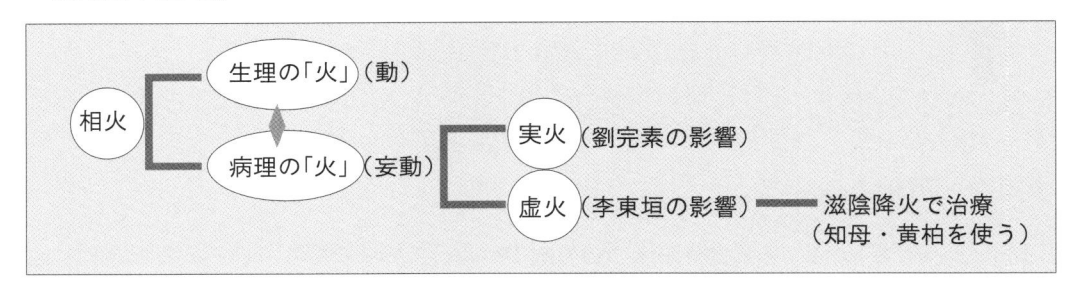

```
                 ┌ 生理の「火」（動）
        相火 ──┤          ◇
                 └ 病理の「火」（妄動）─┬ 実火（劉完素の影響）
                                         └ 虚火（李東垣の影響）── 滋陰降火で治療
                                                                  （知母・黄柏を使う）
```

2 臨床応用

●黄柏の堅陰作用

黄柏には，清熱燥湿作用があります。一般に燥湿作用のある薬は，陰虚・血虚・津傷の存在する証には使えません。もともと水分の足りない状況に，さらに湿気をとる薬を使うと，水分がさらに足りなくなるからです。

しかし黄柏は，陰虚証に多用されます。これは黄柏が苦寒性の燥湿薬だからです。砂仁・藿香・草果などの辛温性・芳香性の燥湿薬や，厚朴・蒼朮などの辛苦温性の燥湿薬は，陰虚証など体内の水液が足りない状況には使えません。これらの薬の燥湿作用は「辛味」や「温性」を拠りどころとしています。「辛味」や「温性」は，陽に属します。これに対し，**黄柏の燥湿作用の拠りどころは「苦味」**です。「苦味」は陰に属します。しかも黄柏は苦寒薬なので，その「苦味」は寒性の苦味です。だから**陰を傷めずに，体内の湿気や熱を取り除くことができる**のです。たとえば小柴胡湯の燥性について語るとき，「辛味」のある柴胡や，「辛温」「芳香」薬である半夏がとりあげられますが，黄芩は問題にされません。黄芩の燥湿作用は，黄柏と同じく苦寒性のものだからです。苦寒薬を使用するときに問題なのは，その「敗胃」作用です。脾胃を傷め，消化機能を失調させやすいという欠点があります。

前述したように，黄柏には「陰を傷めずに湿熱をとる」という性質があるので，陰虚のあ

る湿熱証に多用されます。**陰を守って，湿熱だけを取り除いてくれるので，邪気が去った後，陰の回復に有利な状況を作り出す**ことができます。このような「瀉火存陰」作用のことを「**堅陰」作用**と呼んでいます。本によって「陰回解熱」「入陰瀉火」「除熱益陰」などさまざまないい方がありますが意味は同じです。これは「**補陰」作用とは，まったく異なる概念**です。

ただし前述したことは，あくまでも一般原則にすぎません。たとえば石菖蒲は「辛温」性の化湿薬ですが，あまり体内の陰血・水液などを傷めません。そこで，水液を傷めたくないけれど辛温薬が必要，という状況に多用されます。

●耳鼻咽喉科での応用

知柏地黄丸は，耳鼻咽喉科疾患，とくに耳科疾患と咽喉科疾患の治療にも多用されます。

1 耳科疾患への応用

『霊枢』五閲五使篇に「耳者腎之官也」（耳は，腎とつながりのある器官である），『霊枢』脈度篇に「腎気通於耳，腎和則能聞五音矣」（腎気は耳に通じている。腎が正常に機能していることで，正常な聴力は保持されている）とあるように，『黄帝内経』は多くの箇所で，腎と耳の関係に触れています。

腎陰虚や，腎精不足による虚火上炎は，耳科疾患で多見される病機の1つです。そしてこのタイプの疾患は，知柏地黄丸や，その加減方を使って治療を行うことができます。

たとえば**中耳炎**は，急性のものは肝火・胆火によるものが多見されますが，慢性のものでは腎陰虚・虚火上炎によるものが多いです。知柏地黄丸に，木通・夏枯草・桔梗・魚腥草，または苦参・蒲黄などを加えて，去湿化濁作用を強めて使うことができます。

2 咽喉科疾患への応用

足少陰腎経は，最終的には肺からのどを通り，舌にまでいたります。つまり咽喉部は，腎経の通り道です。咽喉部の乾燥は，腎陰虚証の代表的な表現の1つでもあります。また腎陰虚によって生じた虚火は，腎経を通して上へ昇るので，多くの咽喉科疾患の原因ともなります。たとえば『傷寒論』310条の「咽痛」は，腎陰虚・虚火上炎によるものです。

中医には「咽喉諸病皆属於火」（咽喉科疾患の多くは，火を原因とする）という言葉があります。咽喉科疾患と，火の関連の深さを示す言葉ですが，腎陰虚による虚火は，この「火」の重要な構成部分です。

たとえば**慢性の扁桃腺炎**は，陰虚火旺証によるものが多いです。知柏地黄丸を使って治療することができます。長期に渡って体内の虚熱がひかない場合，さらに玄参・石斛を加えます。肺陰虚を兼ねる場合（乾いた咳・のどの痒みなど），麦門冬・貝母・薄荷などを加えます。

3 疾患・病証別使用例
治癒例のまとめ

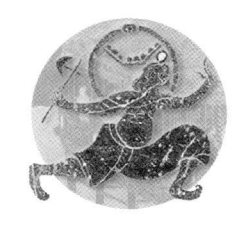

1 泌尿器系疾患

●慢性腎盂腎炎

[証候]………陰虚火旺証を呈する，慢性腎盂腎炎（慢性でない腎盂腎炎も可）
[方薬]………・方法１：知柏地黄丸と猪苓湯を併用し，さらに金銀花・生地・蒲黄を加える。
・方法２：知柏地黄丸と当帰芍薬散を併用し，さらに白茅根・車前子を加える。
・方法３：知柏地黄丸と四生丸（生地黄・生艾葉・生柏葉・生荷葉）を併用し，さらに生地楡・仙鶴草を加える。
・そのほか，患者の体質をみて，方剤の寒性が強すぎると思われる場合は，少量の炙麻黄・荊芥炭などを加える。
[解説]………・上で紹介した３つの方法は，知柏地黄丸による滋陰降火の基礎のうえに，さらに清熱利湿作用と涼血止血作用を加えるという点で一致しています。
・方法1は，滋陰降火のうえに，主に清熱利湿作用を加えたもので，涼血止血作用は弱いです。３つの方法の中では，基本型といえます。
・方法２は，滋陰降火の滋陰作用を強めたうえで，主に清熱利湿作用を加えたもので，涼血止血作用は弱いです。陰虚が，腎陰虚だけでなく，肝腎陰虚を呈する患者に向いています。
・方法３は，滋陰降火のうえに，主に清熱利湿・涼血止血作用を加えたものです。尿中の赤血球値が高い患者に向いています。

2 男性科疾患

●早漏

[証候]………陰虚火旺証を呈する早漏
[方薬]………・知柏地黄丸の，山茱萸・山薬の比率を増やす。
・作用を強めたい場合は，さらに五味子・竜骨・亀板膠・旱蓮草・黄連などを加える。
[解説]………・早漏の最終的な病機は，腎気不固です。陰虚火旺証を伴う早漏の場合，陽気（この場合は腎気）の拠りどころである陰（この場合は腎陰）が弱まっ

たため，腎の蔵精機能が失調したものといえます。
- また陰虚火旺証による心腎不交（この場合は，陰虚火旺によって，人体の水火（腎心）間のバランスが崩れ，腎水が心火を抑えきれなくなった状態）によっても早漏は起こります。
- また陰虚火旺や心腎不交によって引き起こされた「相火妄動」によっても早漏は起こります。
- いずれにしても，その根本原因は陰虚火旺なので，知柏地黄丸を使って治療することができます。また上述のように知母・黄柏は，相火に対しても清瀉相火作用があります。
- 山茱萸・山薬は，酸味・渋性による収斂作用があるので，用量を増やすことで，この作用を強めています。五味子・竜骨を加えるのも同じ目的です。
- 亀板膠・旱蓮草・黄連を加えると，知柏地黄丸の滋陰瀉火作用を強めることができます。

3 耳鼻咽喉科疾患

●1．慢性化膿性中耳炎

［証候］………陰虚火旺証を呈する慢性化膿性中耳炎
［方薬］………・知柏地黄丸に，金銀花・蒲公英・苦参を加える。
　　　　　　　・鼓膜穿孔がみられる場合，製首烏を加える。
　　　　　　　・耳鳴りがする場合，磁石・竜骨・牡蛎を加える。
［解説］………・陰虚火旺証を伴う慢性（化膿性）中耳炎の病機は，陰虚火旺証の基礎のうえに「湿熱」が存在すると考えます。
　　　　　　　・そこで知柏地黄丸の基礎のうえに，金銀花・蒲公英・苦参など，燥湿または利尿作用を兼ねる清熱解毒薬を加えます。木通・夏枯草・桔梗・魚腥草などを加える場合もあります。

●2．口腔内の潰瘍

［証候］………腎陰不足・肝胆火旺・虚熱上炎証証を呈する，口腔内の潰瘍
　　　　　　　口腔内・歯茎に多数の潰瘍・目眩・午後になると発熱・寝汗・心煩（睡眠に影響）・口腔内が乾燥する・手足の灼熱感・尿色が濃い（量が少ない）・舌紅赤・脈弦細数
［方薬］………知柏地黄丸に玄参・夏枯草を加える。
［解説］………・目眩，脈弦など肝気の上亢を示す症候がみられるので，夏枯草を加え清肝熱・潜肝陽作用を強めています。
　　　　　　　・玄参は鹹味で腎に入るので，腎の陰を熱から守る作用のある清熱薬です。

知柏地黄丸　27

4　眼科疾患

●視神経炎

［証候］………陰虚火旺証を呈する視神経炎（視神経乳頭炎・球後視神経炎などを含む）

［方薬］………・知柏地黄丸に茺蔚子・赤芍を加える。

［解説］………・茺蔚子・赤芍は目と密接な関わりのある活血化瘀薬です。
　　　　　　　・視神経乳頭炎は，眼底部に充血・水腫などがみられるので，西医の治療では血管拡張剤も使います。しかし，ここでいう活血化瘀とは，西医の血管拡張と同義ではありません。たとえば，急性の球後視神経炎の多くは，眼底部に大きな変化はみられませんが，中医の治療では，同様に前述した方剤を使います。

杞菊地黄丸

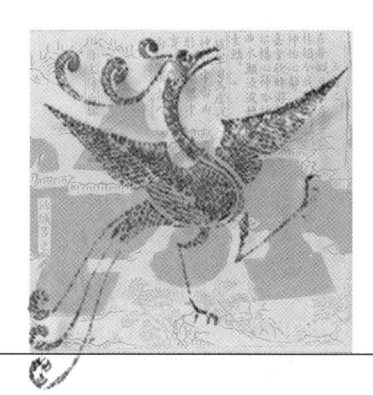

六味地黄丸に枸杞子・菊花をプラス
肝腎陰虚治療の基本方剤

●なりたち

出典は清代・董西園の『医級』雑病類方です。**肝腎陰虚**を原因とする老眼、または目のかすみや痛みを治療する**養肝明目作用**のある方剤として載せられています。

つまり、**目の症状を治療するための薬**として生まれた方剤です。

現在では、弁証論治による異病同治（異なる疾患でも、弁証の結果、同一の証であれば、同じ方法で治療を行う）の観点から、**眼病に限らず、肝腎陰虚証を呈するさまざまな疾患**の治療に使われています。

1 基本を押さえる
製剤の使い方

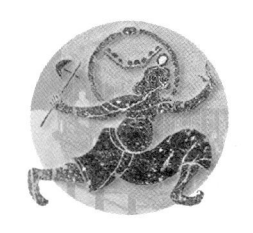

1 どのような患者に使うのか？
杞菊地黄丸の適応証＝肝腎陰虚証を理解する

●**陰虚証とは？**

六味地黄丸（2頁）参照。

●**腎陰虚とは？**

六味地黄丸（2頁）参照。

●**肝腎陰虚証とは**

肝腎陰虚証とは**「腎陰虚＋肝陰虚」**です。つまり六味地黄丸の適応証（2頁）に加えて，さらに肝陰虚証がみられるものです。

腎陰虚証
・腰がだるい・腰痛・膝がだるい・膝痛（これらのだるさや痛みは，患部をもんだりさすったりすると軽減する）　・手足がほてる ・寝汗をかく　・目眩，耳鳴り　・咽喉部や，口腔内の乾燥

肝陰虚証
・目のかすみ・乾き。または夜盲症　・爪が薄く，弱い ・月経量の減少（程度の重い場合は続発性無月経），月経血の色が淡くなる。 ・手足が痺れる，または震える（痙攣など） ・精神状態が不安定（せっかち，怒りっぽい） ・両脇部の痛み，または灼熱感

以上の症状が，肝陰虚証の典型的な症状です。舌脈は，六味地黄丸と同様，舌紅・苔少，脈(弦)細数が典型的なものです。

●肝血虚と肝陰虚

　肝血虚は，必ずしも肝陰虚を伴いません。しかし，「肝血」は「肝陰」の一部なので，肝陰虚または肝腎陰虚といった場合，その多くは肝血虚を含みます。たとえば上に書いた，月経の血の変化は，厳密にいえば肝陰虚ではなく，肝血虚の症状です。

　このように**陰虚証からみた場合，両者はあまり明確に区別されないので**，繁雑さを避けるため，ここではとくに区別していません。

2　杞菊地黄丸とはどんな薬か？
杞菊地黄丸の構造と作用を理解する

●基本構造

```
・熟地黄 ┐
・山茱萸 │
・山薬　 │ 六味地黄丸          ┐「陰」を補う
・牡丹皮 │ (六味地黄丸4頁参照)  │（「3補3瀉」による
・茯苓　 │                     │　補腎陰作用）
・沢瀉　 ┘                     │
・枸杞子…「陰」を補う（肝と腎の陰）┤
　　　　　(滋補肝腎作用)         │ 補肝・清肝・平肝を通して
・菊花……①「熱」を冷ます（清肝熱作用）┤ 「目に作用」する（明目作用）
　　　　　②「風」を鎮める（平肝熄風作用）│ （「肝と風」34頁参照）
　　　　　（「肝と風」34頁参照）    ┘
```

●解説

　肝腎陰虚証とは，「腎陰虚＋肝陰虚」です。そこで方剤の構造も，補腎陰作用の六味地黄丸に，肝病治療に多用される枸杞子・菊花を加えたものになっています。

　枸杞子は，補肝腎作用のある薬です。また菊花は，肝（腎）陰虚によって生じた「熱」を治療する清熱作用や，同じく陰虚によって生じた「風」を治療する熄風作用（「肝と風」34頁参照）のある薬です。

　つまり**枸杞子・菊花**という「**補**（肝腎を補う）」＋「**清**（肝熱を冷ます）」のペアは，**肝（腎）陰虚証の本**（根本原因）**と標**（根本原因によって引き起こされた現象）**の両方に対応する**こ

とができます。また枸杞子・菊花は，2味とも目に強く作用する薬です。

■枸杞子・菊花の作用

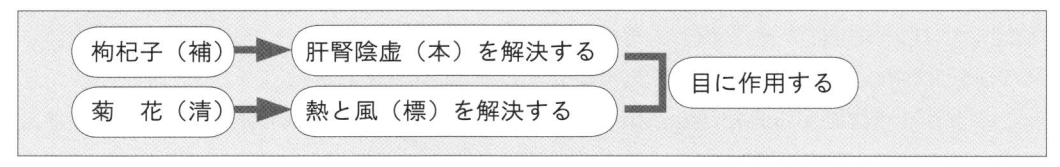

```
枸杞子（補） → 肝腎陰虚（本）を解決する ┐
                                    ├ 目に作用する
菊 花（清） → 熱と風（標）を解決する   ┘
```

●基本的加減法

・養血営血作用を強める──→当帰・白芍などを加える。
・補益肝腎作用を強める──→黄精・杜仲・続断などを加える。
・潜陽作用を強める──→石決明・牡蛎などを加える。
・滋陰潜陽作用を強める──→磁石・亀板などを加える。
・滋陰降火作用を強める──→玄参・牛膝などを加える。

3　どのように使うのか？

●長期服用について

　杞菊地黄丸は，六味地黄丸と同じく**長期服用の可能な薬**です。
　服用に際する，注意事項は，六味地黄丸に準じます。（六味地黄丸5頁参照）

2 応用のための基礎知識
杞菊地黄丸の背後にある中医理論

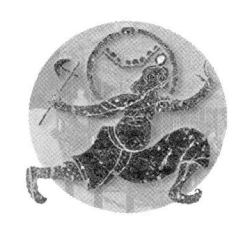

1 基礎理論

●腎陰と肝陰（乙癸同源）

中医学では，**肝は血を貯蔵**する臓であり，**腎は精を貯蔵**する臓です。そして血と精は，互いが互いを生むという「相生」の関係にあります。つまり**「精は血を生み」**，また**「血は精を生む」**という関係です。そして，肝に貯蔵されている血は，肝陰の一部であり，腎に貯蔵されている精は，腎陰の一部です。

これをまとめると，「**血と精は同源である**」，つまり「**肝陰と腎陰は同源である**」ということになります。肝陰と腎陰は，互いに補い合いながら，正常な生理活動を保持しているのです。

この関係を「**肝腎同源**」または「**乙癸同源**」と呼びます。「乙」は「肝陰」を指し，「癸」は腎陰を指します（下図参照）。

また両者は，病理上も非常に密接な関係にあります。腎陰虚証の多くは，肝陰虚を伴いますし，肝陰虚も長引くと腎陰虚に発展してゆきます。

診断の際には，腎陰虚がみられた場合，同時に肝陰虚があるかに注意する必要があります。また肝陰虚がみられた場合にも，同時に腎陰虚があるかに注意する必要があります。

■肝陰と腎陰の関係（乙癸同源）

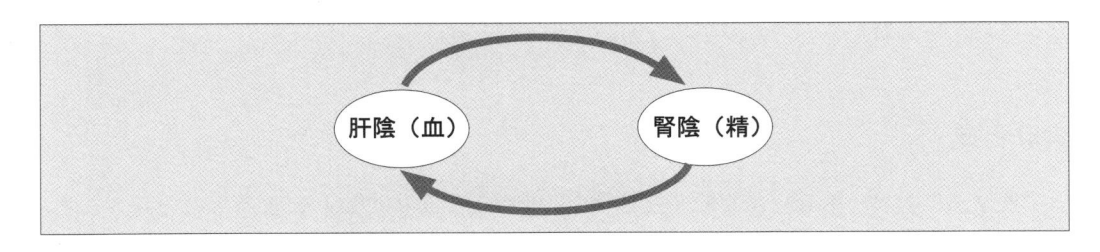

肝陰（血） ⇄ 腎陰（精）

■十干と陰陽五行（五臓）

五　行	十　干	陰　陽	
木	甲（木之兄＝きのえ）	肝	陽
	乙（木之弟＝きのと）	肝	陰
火	丙（火之兄＝ひのえ）	心	陽
	丁（火之弟＝ひのと）	心	陰
土	戊（土之兄＝つちのえ）	脾	陽
	己（土之弟＝つちのと）	脾	陰
金	庚（金之兄＝かのえ）	肺	陽
	申（金之弟＝かのと）	肺	陰
水	壬（水之兄＝みずのえ）	腎	陽
	癸（水之弟＝みずのと）	腎	陰

●肝と目

　中医学では，気と血が流れる通り道を「経絡（けいらく）」と呼んでいます。人体の臓腑・諸器官・諸組織は，この「経絡」によって結びつけられています。

　「経絡」の「経」は幹線道路のような主要な通り道を指し，「絡」は「経」から派生している連絡網としての小道を指します。

　「経」といってもいろいろありますが，その中心となるのが「十二経」と呼ばれる経です。「十二経」は，それぞれ特定の臓腑とつながっているので，その臓や腑の名を使い「肝経」「胆経」などと呼びます。

　そして，この「十二経」のなかで，**「肝経」だけが直接「目」とつながっています。**

　だから肝陰や肝血が不足すると，肝経を通して目に届けられる栄養分も不足するので，目の乾き・かすみなど，さまざまな「目」の症状が現れてくるのです。

　これは実証の場合も同様で，たとえば肝に熱があるときは，肝の火が「肝経」を通して「目」にいたるので，目が赤い・目が張るなどの症状が現れます。

●肝と風

　中医学では，多くの場合，目眩や痙攣などの症状を「体内の風」によるものと考えます。体の中で風が吹くので，フラフラしたり（目眩），ブルブルふるえたり（痙攣）するという考えです。

　そしてこの**「体内の風」は，肝によって引き起こされる**と考えています。五行学説でも，肝と風は，ともに「木」に対応します（次頁の表参照）。

　たとえば「痙攣」は，筋の営養不足によって起こります。「筋」は，五行学説では「肝」

に対応しています（下表参照）。肝陰（血）虚の場合，筋の栄養分が不足し，その結果「痙攣」が起こるというわけです。このような風を**「肝風」**と呼びます。

　治療する場合，補肝薬による肝陰虚の解決が基本ですが，多くの場合，そこに熄風薬と呼ばれる風を鎮める作用のある薬を加えます。

■**五行対応図（簡略版）**

			木	火	土	金	水
天	方　位		東	南	中	西	北
	季　節		春	夏	長夏	秋	冬
	気　候		**風**	熱	湿	燥	寒
地	五　畜		鶏	羊	牛	馬	彘
	五　穀		麦	黍	稷	穀	豆
	五　色		青	赤	黄	白	黒
	五　味		酸	焦	香	腥	腐
人	五　臓		**肝**	心	脾	肺	腎
	九　竅		**目**	耳	口	鼻	二陰
	五　体		**筋**	脈	肉	皮毛	骨
	五　志		怒	喜	思	憂	恐

2　臨床応用

●葉心清氏の加減法

　1955年，中国衛生部（厚生労働省に相当）によって選ばれた，約30人の「全国の著名な老中医」の１人である葉心清氏は，杞菊地黄丸を使用する際，必ず３方面の加減を行っていました。

①**補気健脾薬を加える**：潞党参・扁豆衣など。
　気血を生み出す元である，脾を強めることで，さらに効果を高める。つまりたんなる「補陰」ではなく「補気陰」にする。

②**柔肝潜陽薬を加える**：白芍・蒲公英・夏枯草・薄荷など。
　治標効果を強める。ここでの薄荷は，逍遙散の薄荷と同じ意味なので，必ず「同煎」にする（つまり「後煎」にしない）。

③**清熱寧心薬を加える**：銀柴胡・青蒿・地骨皮・炒棗仁・夜交藤など。
　虚熱によって乱されている「心」を落ち着ける。

●長生不老の薬―枸杞子

　「**クコの実を常食すると，元気で長生きができる**」という伝説が中国にはたくさんあります。15～16歳にみえた少女がじつは372歳で，聞いてみるとクコの実を常食していた，などがそれです。明代『本草綱目』にも，「（クコの実を常食すると）白い髪が黒くなり，抜けた歯が，また生えてきて……」など，少し誇張の過ぎた記載がみられます。

　このような伝説の根拠として，非常に多く引用されるのが『神農本草経』です。同書の「枸杞」のところに「……久服堅筋骨，軽身不老……」（長期服用すると，筋骨を強め，体は軽くなり，年を取らなくなる……）と書かれているからです。しかし『神農本草経』がいう「枸杞」は，現在の地骨皮（つまり「クコの根」）を指すもので，クコの実ではありません。

　ただし，クコの実の作用は，非常に確かなもので，歴代さまざまな方剤のなかで使われてきました。枸杞子は，別名を「明目子」といいます。「**補腎陰・補肝陰を通じて，目に強く作用する**」という滋陰明目作用は，ほかの薬では真似ができません。古くは晋代・葛洪『肘後備急方』が，眼病治療に枸杞子を使っています。また中医眼科の専門書である『銀海精微』（推定：宋～金代）には，枸杞子を使った方剤が，多く載せられています。

　また枸杞子は，「紅耳墜」（赤い耳飾り）という別名もある，非常に色鮮やかな薬です。そしてほかの中薬のような「薬くささ」や「苦み」がないことから，**薬膳に多用**されます。六味地黄丸や，杞菊地黄丸のような，本格的な補肝腎作用はありませんが，単味で，手軽な補肝腎薬として，非常に便利なものといえます。

　程度の重くない，体質としての腎陰虚（肝腎陰虚）の場合，枸杞子と米を煮た「クコ粥」を常食するのはよい方法です。また作用を強めたい場合は，たまに枸杞子とレバーを煮込んだおかずを作って食べるのもよいでしょう。

　民国期の名医である張錫純は，晩年，陰虚による夜間の体のほてりに悩まされていましたが，毎日1両（約30g）の枸杞子をよくかんで食べることで，これを軽減させています。

3 疾患・病証別使用例

治癒例のまとめ

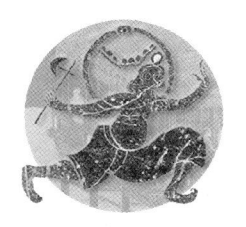

1 眼科疾患

● 1．慢性結膜炎

［証候］………肝腎陰虚証を呈する慢性結膜炎
［方薬］………・杞菊地黄丸に，当帰・白芍を加える。
［解説］………・杞菊地黄丸は補肝腎陰の方剤なので，当帰・白芍という補肝血薬を加え，肝に対する滋補作用を強めています。

● 2．老年性白内障

［証候］………肝腎陰虚証を呈する，老年性の白内障（水晶体上皮性，水晶体繊維性のどちらも含む）
［方薬］………・杞菊地黄丸に玄参・黄精・煅磁石を加える。
［解説］………・玄参は滋陰降火作用のある薬です。また『神農本草経』では，玄参には補腎気・明目作用があります。
・黄精は補陰・補気作用のある薬です。
・煅磁石は，肝腎陰虚によって，上昇してきた「(陽) 気」を下に沈める作用のある薬です。また『本草綱目』では，磁石には明目作用があります。
・白内障は水晶体の病変です。中医学では，水晶体は「瞳神」と呼ばれる概念の一部です。そして中医理論では「瞳神」は，腎に属しています。だから一部の補腎薬には，明目作用があります。

● 3．先天性白内障

［証候］………脾虚（食欲不振・栄養不良・虚弱など）に加え，肝腎陰虚がみられる先天性の白内障
［方薬］………・杞菊地黄丸と，四君子湯を併用する。
［解説］………・先天性の白内障は，脾腎両虚証を呈するものが多いですが，①脾虚を中心としたもの，②腎陰虚を中心としたもの，③脾腎陽虚を中心としたもの，などに分かれます。
・②の腎陰虚を中心としたものは，杞菊地黄丸を使って治療することができます。
・腎陰虚と同時に脾虚がみられる場合は，杞菊地黄丸に四君子湯をあわせて

使います。

● 4．緑内障

[証候] ………肝腎陰虚証を呈する慢性単純性緑内障
[方薬] ………・杞菊地黄丸に製首烏・女貞子・五味子・当帰・芍薬を加える。
[解説] ………・製首烏・女貞子・五味子・当帰・芍薬を加え，補肝腎陰作用・斂陰作用を強めています。

● 5．視神経萎縮

[証候] ………肝腎陰虚証を呈する視神経萎縮
[方薬] ………・杞菊地黄丸に石菖蒲・地竜・升麻を加える。
[解説] ………・肝腎陰虚を伴う視神経萎縮を中医学からみると，肝腎陰虚（精血不足）による目の営養不足です。
・3味の薬を加えているのは，杞菊地黄丸の作用を「目」に集中させるためです。石菖蒲・地竜で，経絡を通し，気血の流れをよくします。升麻で薬の作用を上に引き上げます。

2　神経疾患

●てんかん

[証候] ………平時に肝腎陰虚を呈する，てんかん患者
[方薬] ………・杞菊地黄丸と止痙散を併用する。（止痙散：僵蚕粉・全蠍粉・蜈蚣粉・鬱金粉・琥珀粉・辰砂粉など）
・止痙散は各薬を同率で混ぜ，1回に1～2ｇ，1日に2～3回服用する。服用の際は，少量の蜂蜜と混ぜ，お湯に溶いてから飲む。
[解説] ………・杞菊地黄丸は，てんかん発作を引き起こす原因である肝腎陰虚という体質を治療する薬で，止痙散は，肝腎陰虚によって生じた「風」（34頁参照）や，発作そのものを治療する薬と言えます。
・平素発作や発作の前兆がみられず，状態が比較的落ち着いている場合，杞菊地黄丸を服用して，発作の予防を行うこともできます。

3　循環器系疾患

●不整脈

[証候] ………肝腎陰虚・心気不足・瘀阻心脈証を呈する，不整脈

動悸，胸部の閉塞感，目眩，腰・膝がだるい，睡眠中夢を多く見るのでよく眠れない，大便は乾燥気味，舌暗紅・舌苔白，脈弦細

［方薬］………・杞菊地黄丸に沙参・麦門冬・五味子・柏子仁・牛膝・丹参・川芎を加える。
　　　　　　・熟地黄は生地黄に変える。
［解説］………・沙参・麦門冬・五味子は，生脈参の人参を沙参に変えたものです。生脈参は益気養陰作用のある方剤ですが，人参を沙参に変えることで，養陰作用を強め，燥性を減らしています。
　　　　　　・柏子仁は安神作用のある薬です。
　　　　　　・牛膝・丹参・川芎は，瘀阻心脈に対応した活血薬です。牛膝は補肝腎作用もあります。
　　　　　　・熟地黄は心経には入りませんが，生地黄は心経に入ります。熟地黄を生地黄に変えることで，心への作用を強めています。

4　泌尿器系疾患

●慢性腎不全

［証候］………肝腎陰虚・肝陽上亢証を呈する，慢性腎不全
　　　　　　眼瞼部の浮腫，頭痛，目眩，視力障害，腰・膝がだるい，大小便は正常，舌淡胖・舌苔薄白，脈弦滑数
［方薬］………・杞菊地黄丸に白茅根・益母草・桑寄生・牛膝・夏枯草・鈎藤を加える。
［解説］………・主訴は浮腫なので，白茅根・益母草・牛膝という活血利尿作用のある薬を加えています。
　　　　　　・桑寄生・牛膝を加え，補肝腎作用を強めています。
　　　　　　・夏枯草・鈎藤は平肝潜陽作用のある薬です。

附・その他の地黄丸
千年の時を超え，今なお増殖し続ける「地黄丸」の分身たち

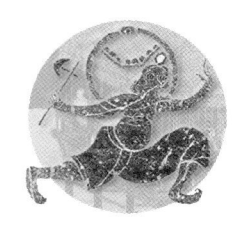

●解説

中医学は，**腎陰は全身の陰の源である**と考えています。

つまり腎陰虚とは，陰の源が不足している状態であり，非常に多くの疾患の原因となります。そしてそれらの疾患の治療は，すべて補腎陰を基礎としたものになります。

しかし，**補腎陰治療に六味地黄丸だけを使っていたのでは，高い臨床効果は望めません**。そこで証の特徴に応じて，六味地黄丸を核として，さらに加減を加えた方剤が，歴代生み出されてきました。

また，陰と陽は，相対概念なので，人体における陰と陽も，はっきりと切りはなして考えることはできません。そこで補腎陰だけでなく，**補腎陽を行う際にも，多くの場合，六味地黄丸のような補腎陰の基礎のうえに，さらに補腎陽薬を加える**という方法をとります。

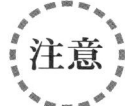

注意 以下の【組成】は，わかりやすくするため，たとえば「六味地黄丸＋○○」という書き方をしています。この「六味地黄丸」は，六味地黄丸と，組成が一致するという意味で，用量や，炮製法などは必ずしも一致しません。

宋～元代（10～13世紀）

1．済生腎気丸（出典：厳用和『厳氏済生方』）
- 【原名】　加味腎気丸
- 【別名】　資生腎気丸
- 【組成】　腎気丸＋車前子・川牛膝
- 【作用】　温陽補腎・利水
- 【適応証】腎虚による腰痛・下肢の浮腫・小便不利など。

2．十補丸（出典：同上）
- 【組成】　腎気丸＋鹿茸・五味子
- 【作用】　温補腎陽
- 【適応証】腎陽虚による腰痛・下肢の冷えや浮腫，小便不利・耳鳴りなど。

3. **補腎地黄丸**（出典：曽世栄『活幼心書』）
   - 【組成】六味地黄丸＋鹿茸・乾地黄・牛膝
   - 【作用】補益腎気・生精補髄
   - 【適応証】先天的な腎気不足・骨髄枯渇による，骨格の発育不良など。

4. **益陰腎気丸**（出典：李東垣『蘭室秘蔵』）
   - 【組成】六味地黄丸＋生地・当帰梢・五味子・柴胡
   - 【作用】補（肝）腎明目
   - 【適応証】腎虚による，視力障害・眼房水の色の変化など。

明代（14〜17世紀）

5. **麦味地黄丸**（出典：龔延賢『寿世保元』）
   - 【原名】八仙長寿丸
   - 【組成】六味地黄丸＋麦門冬・五味子
   - 【作用】滋補肝腎・斂肺納腎
   - 【適応証】①肺腎陰虚による咳嗽・喘息（咳嗽や喘息は，ときに出血を伴う）など。
     ②肝腎陰虚によるのどの渇き・頻尿（回数が多い，量は多くない）・脱力感など。

6. **七味地黄丸**（出典：洪基『摂生秘剖』）
   - 【組成】六味地黄丸＋肉桂
   - 【作用】滋腎降火
   - 【適応証】腎水不足・虚火上炎による，発熱・のどの渇き・口腔内の炎症・のどの痛み・睡眠中の発熱など。

7. **左帰飲**（出典：張景岳『景岳全書』）
   - 【組成】六味地黄丸より沢瀉・牡丹皮を除き，枸杞子・炙甘草を加える。
   - 【作用】滋陰補腎
   - 【適応証】真陰不足による腰や膝の痛みやだるさ・寝汗が多い・口やのどが渇くなど。

8. **右帰飲**（出典：同上）
   - 【組成】腎気丸より沢瀉・牡丹皮・茯苓を除き，枸杞子・杜仲・炙甘草を加える。
   - 【作用】温補腎陽
   - 【適応証】腎陽の不足による腹痛・腰がだるい・下肢が冷えるなど。

9. **明目地黄丸**（出典：傅仁宇『審視揺函』）
   - 【組成】杞菊地黄丸＋当帰・芍薬・白蒺藜・石決明

【作用】　滋腎養陰・平肝明目
【適応証】肝腎陰虚による夜盲症・目が乾く・視野がかすむ・視力減退・なみだ目など。

10. **滋腎生肝飲（出典：薛己『校注婦人良方』）**
　　【組成】　六味地黄丸＋五味子・柴胡・白朮・当帰・甘草
　　【作用】　補腎疏肝
　　【適応証】腎虚肝鬱による生理不順・小便不利・あるいは両側脇部のはり・下腹部痛など。

清代（1662年～1911年）

11. **七味都気丸（出典：張璐『張氏医通』）**
　　【組成】　六味地黄丸＋五味子
　　【作用】　補腎納気・平喘
　　【適応証】腎虚・腎不納気による喘息・多汗・多尿・軽度の呼吸困難など。

12. **帰芍地黄丸（出典：秦皇士『症因脈治』）**
　　【組成】　六味地黄丸（地黄を，熟地黄から生地黄に換える）＋当帰・芍薬
　　【作用】　補肝腎陰血
　　【適応証】外感による吐血・脈扎渋など。
　　【応用】　現在では，多くの場合，生地を熟地に変え，生理不順（量少・周期の遅れ・経期または経間期の腹痛など）・目眩・耳鳴りなど，肝腎陰虚・衝任不充によって生じるさまざまな問題を解決する方剤として使われています。

13. **九味地黄丸（出典：呉謙『医宗金鑑』）**
　　【組成】　六味地黄丸＋当帰・川楝子・使君子
　　【作用】　滋陰疏肝・消積
　　【適応証】先天的な腎気不足による骨格の発育不良のうえに，さらに生後の不適切な食生活による慢性的な消化不良（下痢・腹痛・口臭・歯茎の出血など）がみられるもの。

14. **加味地黄丸（出典：顧世澄『瘍医大全』）**
　　【組成】　六味地黄丸＋骨砕補
　　【作用】　補腎・活血
　　【適応証】腎陰虚を伴う歯肉炎。

15. **滋陰地黄丸（出典：沈金鰲『婦人玉尺』）**
　　【組成】　六味地黄丸＋生地黄・天門冬・麦門冬・知母・貝母・当帰・香附

【作用】　滋補陰血
【適応証】女虚労（腎陰虚によって生じるさまざまな症状）

16. 益陰湯（出典：林珮琴『類証治裁』）
【組成】　麦味地黄丸より茯苓を除き，芍薬・地骨皮・蓮子・灯心草を加える。
【作用】　滋陰降火・止汗
【適応証】腎陰虚による体のほてり・寝汗など。

民国以後 (1911年〜)

17. 九子地黄丸（蒲甫周）
【組成】　六味地黄丸＋五味子・枸杞子・沙苑子・決明子・青葙子・芫蔚子・菟絲子・覆盆子・車前子
【作用】　滋陰補腎・清肝明目
【適応証】肝腎陰虚による視力障害・白内障など。
【由来】　この方剤は，蒲甫周氏が若い頃，ある中医眼科の名老中医に授けられたものです。

18. 地黄青娥湯（岳美中）
【組成】　六味地黄丸＋枸杞子・五味子・麦門冬・甘草・補骨脂・胡桃肉
【作用】　補益肝腎・滋陰熄風
【適応証】肝血虚・腎陰陽両虚による手足のふるえ・膝の脱力感・目眩・目のかすみ・下痢など。
【名前について】「青娥」とは，宋代『太平恵民和剤局方』にある「青娥丸」からとった名前です。青娥丸の組成は補骨脂・胡桃肉・杜仲です。

19. 壮腎固精湯（李博仁）
【組成】　六味地黄丸より沢瀉・牡丹皮をとり，肉蓯蓉・杜仲・菟絲子・破故紙・淫羊藿・炙甘草を加える。
【作用】　壮腎固精
【適応証】腎気不固によるインポテンス・早漏・遺精など。

20. 六五地黄湯（馬驥）
【組成】　六味地黄丸（地黄は熟地黄を乾地黄に換える）＋枸杞子・女貞子・桑椹子・地膚子・車前子
【作用】　滋補肝腎・淡滲利水
【適応証】肝腎陰虚証を伴う腎炎。

その他の地黄丸　43

21. 蘇蟬六味地黄湯（鄧蓀謀）
【組成】 六味地黄丸＋蘇葉・蟬衣・黄耆・桃仁・玉米鬚・益母草
【作用】 益腎去瘀・疏風退腫
【適応証】 腎虚血瘀タイプのネフローゼ症候群。

22. 辛芷六味地黄湯（同上）
【組成】 六味地黄丸＋細辛・白芷
【作用】 滋養肝腎・去風止痛
【適応証】 肝腎不足で養分が上に昇らないために起こる，慢性の頭痛・目眩，または慢性の咽喉炎，脳外傷など。

23. 二六湯（李斯熾）
【組成】 生地・牡丹皮・沢瀉・茯苓・山薬・棗皮・牡蛎・竜骨・石菖蒲・遠志・竹茹・白芍
【作用】 滋陰潜陽・開竅化痰
【適応証】 腎陰虚・肝陽上亢・痰熱交阻を呈する脳出血。

24. 加味麦味地黄湯（董建華）
【組成】 麦味地黄丸＋紫石英・肉桂・沈香・冬虫夏草
【作用】 温腎潤肺・平喘納気
【適応証】 肺腎陰虚・腎不納気による肺気腫・気管支喘息。

25. 新擬麻黄都気湯（焦樹徳）
【組成】 都気丸＋麻黄・杏仁・焦楂麹・霊磁石・蛤蚧尾粉
【作用】 補腎納気・平喘
【適応証】 腎虚による喘息。

独活寄生湯

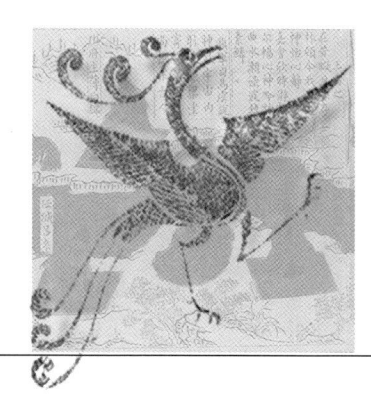

慢性の痺証（神経痛や関節炎）の治療に多用される

● なりたち

　もとは，唐代・孫思邈『備急千金要方』8巻の「諸風」に載せられていた方剤です。主に**（内傷）腎気虚弱＋（外感）風寒湿邪**による腰痛・背痛を治療する方剤とされていました。また同書には，病気が長びいて，邪気が足や膝にまで及んだ「冷痺」にも使えると書かれています。このことから現在では**風寒湿による慢性の痺証**を治療する方剤として認識されています。

　漢代の『傷寒論』や『金匱要略』には，甘草附子湯・烏頭湯・三黄湯など，同じ寒湿性の関節痛でも，比較的早期の，病歴の短いものを治療する薬しか記載されていません。これに対し独活寄生湯は，**慢性で全身状況も弱っているタイプに向いている薬**です。

　同じく唐代の『外台秘要方』に，独活寄生湯と非常に似ている，独活続断湯という薬が載せられています。独活寄生湯の，桑寄生を続断に換えると独活続断湯になります。両者は，ほぼ同じ方剤といえます。

1 基本を押さえる
製剤の使い方

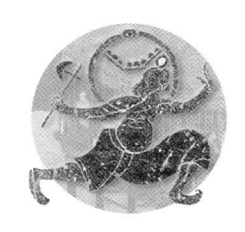

1 どのような患者に使うのか？
独活寄生湯の適応証＝気血虚・肝腎虚を伴う風寒湿痺を理解する

●痺証とは？（痺証の概念）

痺（証）とは，もともとは「肢体が左右に曲がってはねているさま」，または「湿病」という意味です。しかし，その後「気血がつまって通らない」という偏った理解が生まれ（『中蔵経』『諸病源候論』など），それがそのまま定着してしまったので（『景岳全書』など），現在では，**以下の条件に当てはまる疾患を，一般に「痺証」と呼んでいます。**

病因：①外因：風寒湿または，風湿熱の邪気が人体に侵入する。主に筋・骨・関節に侵入する。
　　　　②内因：抵抗力が弱い（弱くなければ邪気は侵入しない）。
病理：邪気によって局部の気血の流れが悪くなる。
症状：筋肉や関節が，痛い・だるい・痺れる・重い，または関節の運動障害や腫れ・変形など。
　　　以上のように，現在「痺証」といった場合，**多くは関節・筋・骨の疾患**を指します。

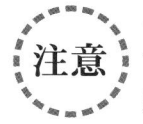

> **注意** 上に述べたのは，現在の中医内科学などが対象としている，最も通俗的な意味での痺証です。本来の「痺証」の病位は，体の浅部から深部までを網羅しているもので，病種も皮痺・肌痺・脈痺・筋痺・骨痺・肺痺・心痺・肝痺・腎痺・脾痺・腸痺・胞痺・周痺などさまざまです。たとえば，リウマチ熱による多発性関節炎は，「痺証」に当てはまります。しかし，リウマチ熱は，炎症病変が弁膜におよび，心臓弁膜症を起こすこともあります。この場合，この心疾患は広い意味では痺証なのですが，とくに「心痺」と呼んで一般の痺証とは区別します。

■痺証（病因・病機・証候）

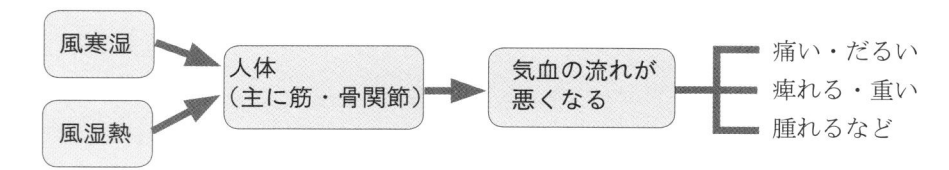

風寒湿 ／ 風湿熱 → 人体（主に筋・骨関節） → 気血の流れが悪くなる → 痛い・だるい／痺れる・重い／腫れるなど

●風寒湿痺とは？（痺証の分類）

1　病因による分類

　前述のように，痺証の病因は，大きく分けて「風寒湿」と「風湿熱」の2つがあります。このうち「風寒湿」によって起こる痺証を「風寒湿痺」と呼び，「風湿熱」によって起こる痺証を「風湿熱痺」と呼びます。

　風寒湿痺は，さらに風邪を主とするもの（行痺），寒邪を主とするもの（痛痺），湿邪を主とするもの（着痺）に分かれます。

　風湿熱痺は「熱痺」とも呼ばれます。

■病因による分類

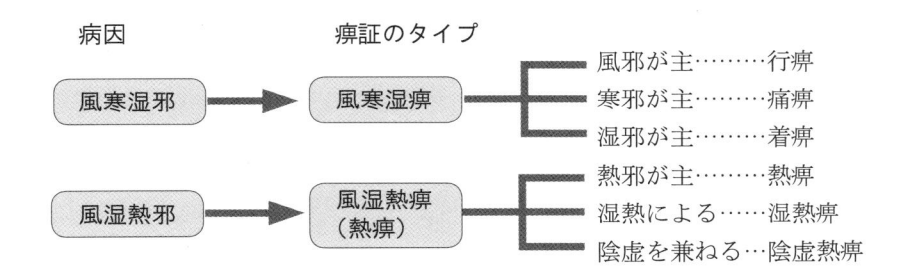

```
病因              痺証のタイプ
                                    ┌ 風邪が主……… 行痺
[風寒湿邪]  →   [風寒湿痺]    ┤ 寒邪が主……… 痛痺
                                    └ 湿邪が主……… 着痺

                                    ┌ 熱邪が主……… 熱痺
[風湿熱邪]  →   [風湿熱痺    ┤ 湿熱による…… 湿熱痺
                   （熱痺）]     └ 陰虚を兼ねる… 陰虚熱痺
```

2　病程による分類

　痺証には，このほか病程による分類法もあります。つまり「新病」としての痺証と，「慢性病」としての痺証です。

　「新病」としての痺証は，前述した「風寒湿痺」と「風湿熱痺」に分かれます。

　「慢性病」としての痺証は，以下のタイプに大別されます。

① 瘀血や痰濁といった病理産物が生まれ，それらがさらに経絡の通りを阻害する。
② ①の基礎の上に，瘀血や痰濁が化熱する。
③ 長期的な疾患によって気血が消耗され，気血虚，肝腎虚となる。
④ 邪気が筋肉・関節から，さらに深く入り込み臓腑にいたる。

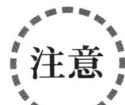

> **注意**　上に述べた痺証の分類法は，最も一般的なものです。痺証の分類法には，このほかにもさまざまな方法があります。

独活寄生湯　47

■分類法（1と2のまとめ）

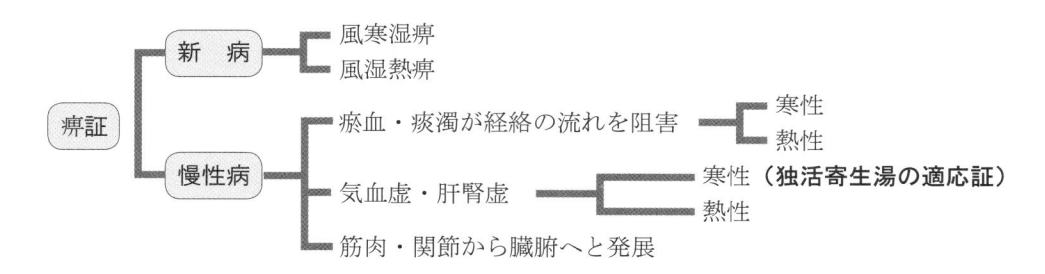

```
                  ┌─ 風寒湿痺
          ┌ 新 病 ┤
          │      └─ 風湿熱痺
          │
          │      ┌ 瘀血・痰濁が経絡の流れを阻害 ┬ 寒性
痺証 ─────┤      │                               └ 熱性
          │      │
          └ 慢性病┤ 気血虚・肝腎虚 ┬ 寒性（独活寄生湯の適応証）
                  │                └ 熱性
                  │
                  └ 筋肉・関節から臓腑へと発展
```

以上のように，痺証といってもさまざまなタイプがあります。独活寄生湯が使えるのは，上図が示すとおり，**気血虚・肝腎虚を伴う寒性（風寒湿）の痺証**です。

つまり，**それ以外の痺証には使用できません。**

●独活寄生湯の適応証

痺証全体における独活寄生湯の適応証の位置づけは，上図が示すとおりです。

つまり，①風寒湿痺の証候と②気血虚・肝腎虚の証候の両方が同時にみられる必要があります。舌診と脈診は，舌淡・台白，脈細弱が典型的なものです。

風寒湿痺の証候
- 腰・膝・背中が痛い
- 関節部を除く四肢の浮腫（皮膚は赤くなく，局部に熱感はない）

気血虚・肝腎虚の証候
- 腰・膝・背中の痛みは，冷えると強まり，暖めると緩和する
- 四肢の屈伸困難，または痺れ　　　・腰・膝がだるい
- 疲れやすい，脱力感

●どんな疾患に使えるのか？

上記した適応証に当てはまるという前提で，独活寄生湯は，以下のような疾患に多用されます。

関節リウマチ・坐骨神経痛・椎間板ヘルニア・腰や膝の骨増殖・脊髄灰白髄炎・骨フッ素（沈着）症・精管結紮手術後の結節による痛み・腰筋ストレインなど。

2 独活寄生湯とはどんな薬か？
独活寄生湯の構造と作用を理解する

●基本構造

①一般的な解釈

- ・独活
- ・細辛
- ・秦艽
- ・防風 →「風寒湿痺」を治療する（去風・除湿・散寒の作用）
- ・桑寄生
- ・杜仲 → ①「肝腎」を強める ②「筋骨」を強化
- ・牛膝
- ・当帰
- ・芍薬
- ・川芎 → ①「血」を補う ②「血行」をよくする（活血化瘀作用）
- ・乾地黄
- ・人参
- ・茯苓
- ・甘草 →「気」を補う（補気＋温）
- ・桂心

独活寄生湯の適応証の3つの病理
① 風寒湿痺
② 肝腎虚
③ 気血虚
を同時に解決する。

②『神農本草経』による解釈

- ・防風………全身の気を通し，関節の痛みをとる
- ・桂心………関節を利する
- ・桑寄生……腰の痛みをとる
- ・牛膝………膝の痛みをとる
- ・杜仲………腰・膝の痛みをとる
- ・秦艽………四肢・関節の痛みをとる

「止痛」作用のある薬
『神農本草経』では，これらの薬は，すべて「止痛」作用があります

- ・乾地黄
- ・牛膝
- ・細辛
- ・芍薬
- ・川芎
- ・秦艽

「痺証」を治療する薬
『神農本草経』では，これらの薬はすべて「痺証」を治療する作用のある薬とされています。

●解説

（1）独活寄生湯は，唐代の著作である『千金要方』が出典です。しかし『千金要方』の内容は，経験方を収集したものであるため，書中に記載されている方剤の多くは，唐代よりもさらに古い時代のものです。なかには，漢代の『傷寒論』よりもさらに古い時代の方剤も含まれています。そこで『千金要方』の方剤を学ぶ際には，現代の中薬学にもとづいた理解だけでは不十分で，さらに『神農本草経』など，**紀元前の中薬薬理学**にもとづいて書かれている本も見る必要があります。

（2）痺証の治療は，一般には「去邪」（外から入ってきた邪気を，外へ追い出す）が中心となります。ただし，独活寄生湯の適応証は，外から入ってきた「邪気」のほかに，全身状況も弱っているという「虚」も存在しています。

そこで治療の際も，単純な「去邪」だけではなく，さらに「扶正」（弱っているものを補強し，抵抗力をつける）を行う必要があります。

独活寄生湯は，**「去邪」と「扶正」を同時に行う薬**です。

3 どのように使うのか？

●**基本的加減法**

- 痛みが強い場合（寒邪が強い）──→製川烏・製草烏・千年健などを加える（少量から始める）。
- 冷えが強い場合（陽虚）──→製附子・乾姜などを加える。
- 腫れが顕著な場合（湿邪が強い）──→乾地黄を除き，防已・薏苡仁・蒼朮などを加える。
- 痙攣を伴う場合（内風）──→白花蛇・地竜・全蠍・蜈蚣など

●**使用上の注意**

- 熱痺（熱性の痺証）には使用できません。
- 風寒湿性の痺証でも，**病歴が浅く「虚証」がみられないもの**には使用できません。
- 妊娠による坐骨神経痛の治療に，独活寄生湯を使用した例もありますが，**妊娠中**の服用は，注意が必要です。

2 応用のための基礎知識
独活寄生湯の背後にある中医理論

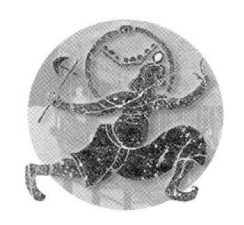

1 基礎理論

● 痛みとは？

中医学は，**「不通則痛」**という言葉で，痛みの発生メカニズムを説明しています。人体内をスムーズに流れるべき**「気」**と**「血」**が，きちんと通らないから**痛い**のだということです。つまり「気滞」と「血瘀」が痛みの原因だということです。

主に気滞による痛みを**「気痛」**，主に血瘀による痛みを**「血痛」**と呼びます。「張るような痛み」「痛みの部位が固定していない」のが「気痛」の特徴です。これに対し，「血痛」は，「刺すような痛み」「痛みの部位が固定している」という特徴があります。

そして，この「不通」を引き起こす原因を，大きく「虚」と「実」に分けています。「虚による不通」とは，気血が足りないので通りが悪い，ということです。これを**「不栄則痛」**といいます。このような痛みは，**「虚痛」**と呼ばれます。温めたり，さすったりすると痛みが緩和するのが「虚痛」の特徴です。

次に「実による不通」とは，何らかの原因で体内に生じた「痰」「飲」「食」などの病理産物が気血の流れを妨げているものです。このような痛みは，**「実痛」**と呼ばれます。虚痛とは反対で，患部を押すと痛いのが，実痛の特徴です。

治療の際には，気痛・血痛，虚痛・実痛など，痛みのタイプを適確に区別し，ふさわしい治療法を選ぶ必要があります。気痛は，行気薬を使って，気の通りをよくすれば痛みは消えます（行気止痛）。血痛は，活血（化瘀）薬を使って，血の流れをよくすれば痛みは消えます（活血止痛）。虚痛は，たとえばお腹が冷えて痛い場合は，温中薬を使って温めれば痛みは消えます（温中散寒止痛）。実痛は，たとえば胃に湿邪が停滞して痛い場合は，燥湿薬で湿邪を消せば痛みは消えます（化湿止痛）。

■ 中医学からみた「痛み」

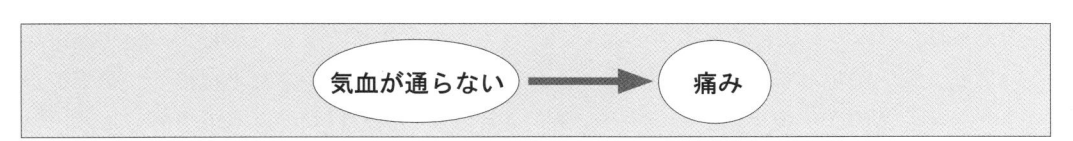

気血が通らない ⟶ 痛み

名称	原因	痛みの特徴
気痛	（主に）気が通らない	①張る，②部位が定まらない
血痛	（主に）血が通らない	①刺痛，②部位が固定している
虚痛	気血が不足したせいで通らない	押す（さする）と痛みが緩和する
実痛	体内にある病理産物が気血の流れを阻害	押すと，痛みが増す

●関節の屈伸困難と肝腎

中医学では，関節の屈伸困難は筋と骨の疾患である，と考えます。そして筋は肝に属し，骨は腎に属します（五行対応図35参照）。また筋も骨も，気血という栄養分を必要としています。

つまり，**気血が不足し，筋骨（肝腎）の養分が足りなくなった結果，虚に乗じて邪気が入り込み，関節の屈伸困難という症状が現れてくる**のです。この場合の「虚」は，肝腎の精血虚だけでなく，腎陽虚も含みます。

独活寄生湯の適応証は，「気血虚・肝腎虚を伴う風寒湿痺」ですが，ここでいう「気血虚」「肝腎虚」も，多分にこのような意味を含んでいます。

つまり慢性の痺証で，関節の屈伸困難が生じている，という状況が，すでに「気血虚」であり「肝腎虚」なのです。必ずしも，全身症状としての典型的な「気血虚」や「肝腎虚」の症状がみられるとは限りません。

このような理由から独活寄生湯は，前述したように①風寒湿を取り除く，②補肝腎，③補気血，という3部構成になっているのです。そして，ここでいう「補肝腎」とは，主に「筋骨を強める」という意味をもちます。だから杞菊地黄丸のような補肝腎陰の薬ではなく，杜仲・牛膝・桑寄生など「強筋骨」作用をもつ補肝腎薬が選ばれているのです。

2 臨床応用

●独活寄生湯の地黄について

現在，非常に多くの本が，独活寄生湯の地黄を「熟地黄」としていますが，これは間違いです。『千金要方』原書では，**独活寄生湯の地黄は，「乾地黄」**です。

「熟地黄」は，宋代から使われ始めた薬です。『千金要方』の現在の流通本は，宋代に校正が加えられた「宋本」と呼ばれるものなので，書中，非常に稀ですが，熟地黄の使用例が見られます（独活寄生湯ではありません）。しかし宋代に校正が加えられる以前の，孫思邈が書いたもともとの『千金要方』の姿を伝える，『孫真人千金方』や『真本千金方』には，熟

地黄を使用した方剤は１つもありません。

現代でも，謝海洲氏や，姜春華氏など，中薬に造詣の深い老中医師たちは，痺証の治療に「乾地黄」を多用しています。薬理研究でも，乾地黄はリウマチ性関節炎に対して，①関節の痛みを軽減する，②関節の腫れを減退させる，③結節・紅斑を減退させる，④体温を下げる，⑤血沈を正常値に戻す，などの作用があることが確かめられています。熟地黄については，このような実験結果は報告されていません。

●痺証の基本的治法・用薬法

1 風・寒・湿による使い分け

風寒湿痺では,「風」「寒」「湿」という３種類の邪気が同時に存在しています。そこで治療も,「風」を解決する**「去風」**,「寒」を解決する**「散寒」**,「湿」を解決す**「利湿」**の３つを同時に行う必要があります。

ただし，この３種の邪気が常に同じバランスで存在しているわけではないので，治療の際は，３つの邪気のうち，どれが重いかをみたうえで，薬のバランスを変えます。

	風邪が主	寒邪が主	湿邪が主
特徴	痛みの部位が固定しない	痛みが強い，冷えると加重	患部が腫れる・重い
治法	去風を主とする	散寒を主とする	利湿を主とする
用薬	防風・麻黄などを中心とする	烏頭・附子・細辛・桂枝などを中心とする	薏苡仁・蒼朮・茯苓などを中心とする
注意	補血薬を加える	補陽薬を加える	補脾（気）薬を加える

2 熱痺の治療

風湿熱邪による「熱痺」を治療する場合には,「清熱」「去風」「利湿」の３つが中心となります。「去風」「利湿」は風寒湿痺と共通です。「清熱」については，熱の種類によって用薬法は異なります。

まず**熱痺・湿熱痺・陰虚熱痺による使い分け**があります。

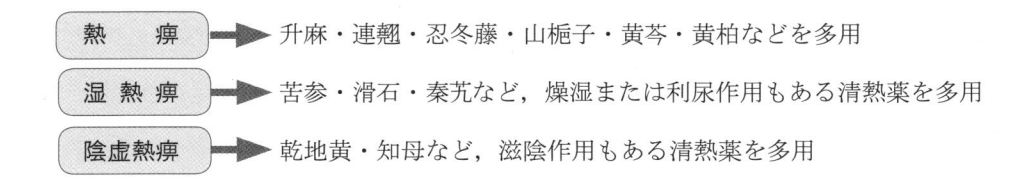

- 熱　　痺 → 升麻・連翹・忍冬藤・山梔子・黄芩・黄柏などを多用
- 湿 熱 痺 → 苦参・滑石・秦艽など，燥湿または利尿作用もある清熱薬を多用
- 陰虚熱痺 → 乾地黄・知母など，滋陰作用もある清熱薬を多用

また，熱痺は温病なので，**衛気営血弁証による使い分け**もあります。

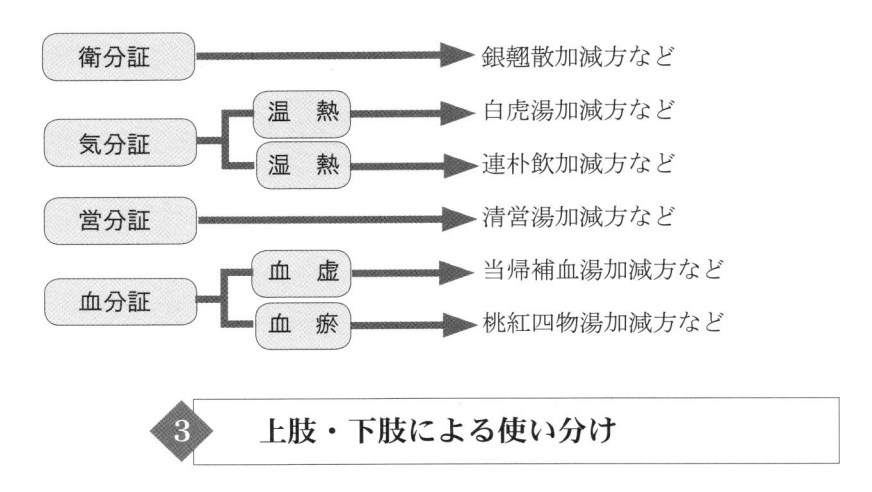

- 衛分証 → 銀翹散加減方など
- 気分証
  - 温熱 → 白虎湯加減方など
  - 温熱 → 連朴飲加減方など
- 営分証 → 清営湯加減方など
- 血分証
  - 血虚 → 当帰補血湯加減方など
  - 血瘀 → 桃紅四物湯加減方など

3 上肢・下肢による使い分け

四肢の痛みは，痺証に多見される症状ですが，上肢と下肢では用薬法が異なります。

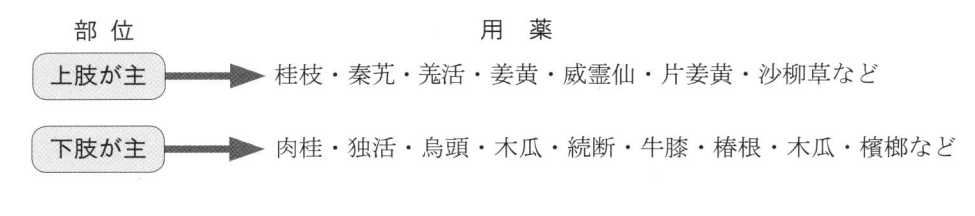

部　位	用　薬
上肢が主	桂枝・秦艽・羌活・姜黄・威霊仙・片姜黄・沙柳草など
下肢が主	肉桂・独活・烏頭・木瓜・続断・牛膝・椿根・木瓜・檳榔など

4 藤類薬の応用

藤類薬は，「**経絡を通す**」作用が顕著なため，痺証の治療に非常に適しています。以下のような使用法があります。

薬　名	適応証
絡石藤	肝腎虚を伴う痺証
青風藤	痛みの強い痺証・痒みを伴う痺証
海風藤	痛みの部位が固定しない痺証
忍冬藤	熱痺証
鶏血藤	女性の痺証・血虚型の痺証
伸筋藤	筋骨の痛みが顕著な痺証
天仙藤	浮腫を伴う痺証
絲瓜絡	痺証全般
桑　枝	四肢の症状を主とする痺証

5　虫類薬の応用

中医学では，昆虫・蛇・さそりなどの薬を「虫薬」と呼んでいます。

清代・葉桂は，**病気が長びくと，邪気は体の深い層に入り込んでいく**と考え（「久病入絡説」と呼ばれる），そのような状況に対し3種の治療法を提示しました。そのうちの1つが「虫蟻剔絡法」と呼ばれる虫類薬を使う方法です。**虫類薬は，経絡に深く入り込んでしまった邪気をきれいに掃き出す**ような作用があります。

この「虫蟻剔絡法」を痺証の治療に応用したのが江蘇の名老中医・朱良春氏です。朱氏は，師であった章次公氏の多彩な虫類薬利用法を学び取り，これを発展させました。朱氏は，虫類薬とほかの薬との配合に，非常に注意していました。以下簡単に用法を紹介します。

状　　況	用　薬　法
寒湿が重い	烏梢蛇・晩蚕沙に，製川烏・薏苡仁を配合
寒湿が化熱したもの	地竜に，寒水石・萆草を配合
痰証がみられるもの	僵蚕に，胆南星（または白芥子）を配合
血瘀証がみられるもの	地鼈虫に，桃仁・紅花を配合
四肢の関節痛	全蠍（または蜈蚣）に，元胡（または六軸子）を配合
背部の痛み	九香虫に，葛根・秦艽を配合
関節の硬直・変形	蜂房・僵蚕・蛞螂に，沢蘭・白芥子を配合

虫類薬は燥性の非常に強い薬です。**長期服用や，大量服用は必ず副作用を起こします**。使用に際しては，用量・服用期間に注意するだけでなく，さらに地黄・石斛など滋陰養血作用のある薬を加える必要があります。

3 疾患・病証別使用例
治癒例のまとめ

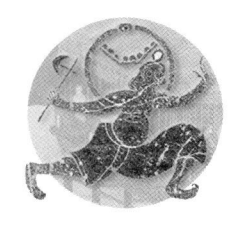

1 リウマチ性疾患

●慢性関節リウマチ
[証候]………独活寄生湯の適応証を呈する，慢性関節リウマチ
[方薬]………・独活寄生湯に烏稍蛇・蜈蚣・川烏・乳香・没薬を加える。
・寒湿が強い場合（痛みが強い・重い・温めると緩和するなど），麻黄・桂枝・附片を加える。
・陽虚が強い場合（悪寒・手足の冷えなど），鹿角膠・白芥子・麻黄・附片・淫羊藿を加える。
[解説]………・烏稍蛇・蜈蚣・川烏・乳香・没薬は，経絡の通りや血行を良くし，経絡中に深く入りこんだ邪気を取り除き，痛みを止める薬です。

2 神経疾患

●坐骨神経痛
[証候]………独活寄生湯の適応証を呈する，坐骨神経痛
[方薬]………・独活寄生湯に烏稍蛇・薏苡仁・製附子を加える。
・痛みが強い場合，製乳香・製没薬を加える。
・腰痛が顕著な場合，川続断を加える。
[解説]………・坐骨神経痛には，独活寄生湯の適応証に符号するタイプが多くみられますが，そのほかにも瘀血を中心としたタイプなども存在します。その場合は，独活寄生湯は使えません。
・烏稍蛇は「去風」作用があり，薏苡仁は「去湿（利尿）」作用があり，製附子には「温経（散寒）」作用があります。つまりこの3味を加えることで風・寒・湿という3種の邪気に対する去邪作用を強めています。
・川続断は杜仲と同じように，補肝腎を通して，筋骨を強める薬です。

3　外科疾患

●閉塞性血栓血管炎

［証候］………独活寄生湯の適応証を呈する，閉塞性血栓血管炎（早期に多い）

［方薬］………・独活寄生湯より防風・細辛・杜仲・人参をとる。
　　　　　　　・さらに鶏血藤・紅花・黄耆を加える。

［解説］………・防風・細辛・杜仲・人参を除くのは，方剤全体の燥性を抑えるためです。
　　　　　　　・鶏血藤・紅花・黄耆を加え，益気活血作用を強めています。黄耆は気虚血滞による痺証の治療に多用される薬です。
　　　　　　　・閉塞性血栓血管炎には，熱証のものもみられる（主に急性期に多い）ので，注意する必要があります。その場合，独活寄生湯は使えません。

4　婦人科疾患

●おりもの過多

［証候］………肝腎虚・気血虚を呈する，寒湿性のおりもの過多
　　　　　　　慢性のおりもの過多（色は無色～白，異臭はない），腹部が冷える，腰膝がだるい，目眩，動悸，舌淡，舌苔薄，脈沈細

［方薬］………・独活寄生湯を湯薬より秦艽・防風をとる。
　　　　　　　・さらに菟絲子・旱蓮草・鹿角霜を加える。

［解説］………・風寒湿というより，主に寒湿なので，去風作用のある秦艽・防風を除いています。
　　　　　　　・肝腎虚，気血虚のほか，腹部が冷えるなど，陽虚の症状がみられるので，補腎陽作用のある菟絲子・旱蓮草・鹿角を加えています。
　　　　　　　・中医学では，多くの婦人科疾患の病機を，衝脈・任脈・督脈の損傷ととらえます。衝脈・任脈・督脈は皆，子宮より始まる経脈だからです。
　　　　　　　・また中医学は，「衝任（衝脈・任脈）の根本は腎にある」と考えます。つまりこの例は，気血虚・肝腎虚が，衝脈・任脈の機能に影響したために起こっていると考えます。
　　　　　　　・菟絲子は，補腎陽作用を通して，任脈の機能を回復させる作用がある薬です。

5 口腔科疾患

●顎関節症

［証候］………肝腎虚・気血虚を呈する，顎関節症

　　　　　　①顎関節症の症状

　　　　　　　片側の側頭下顎関節の痛み，口が完全には開かない，咀嚼困難など。

　　　　　　②肝腎虚・気血虚の症状

　　　　　　　患部周囲の痙攣，目眩，耳鳴り，脱力感，話をするのがおっくう，脈弦細など。

［方薬］………・独活寄生湯に，羌活を加える。

［解説］………・顎関節症とは，関節の屈伸困難の一種といえます。そして52頁で述べたように，関節の屈伸困難と肝腎には密接な関係があります。

　　　　　　・また同じく51頁で述べたように，「痛み」は気血の滞りが原因です。そして，本例では気血虚の証がみられます。

　　　　　　・一見しただけでは独活寄生湯と関係のない，口腔科疾患のようですが，関節の屈伸困難を呈する，肝腎虚・気血虚とみると，独活寄生湯の適応証に符合します。

二陳湯

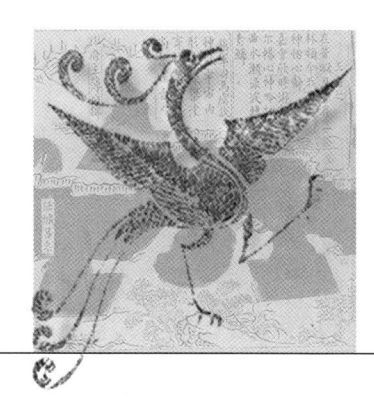

痰湿証治療の基本方剤

●なりたち

　もとは宋代『大平恵民和剤局方』(略記『局方』)4巻に,「紹興新増方」(原本がでた後,紹興年間につけ加えられた方剤)の1つとして載せられていた方剤です。主に**胸部や腹部に痰飲がたまった**ために起こる腹部の不快感や嘔吐,または動悸・目眩などを治療する薬とされていました。

　組成・作用からみると,**二陳湯は,温胆湯より派生した方剤**とみることができます。

●二陳とは?

　「陳」とは「古い」という意味です。数多い中薬のなかでも,枳殻・陳皮・半夏・茱萸・狼毒・麻黄の6種は「六陳」と呼ばれ,**古いものほどよいとされている薬**です。6種とも「燥」性の強い薬なので,少し古いもののほうが揮発性の物質が程よく蒸発し,**作用が穏やかになる**からです。二陳湯は,このうちの2つ(半夏・陳皮)を含む方剤なので,名に「二陳」が使われているのです。

●その後

　明代には,雑病(主に急性感染症以外の内科疾患)の病機を,「気」「血」「痰」「鬱」の4種に大別する考えが生まれました。これは,元代の名医である朱丹渓の方法を,その弟子である戴思恭や,さらに後世の王綸がまとめたものです。そして**「痰」は二陳湯を使って治療する**とされました。

　これによって二陳湯は,痰湿治療の代表方剤とみなされるようになり,今日にいたっています。「痰は万病のもと」といわれるように,痰湿証の引き起こす疾患は,多種多様です(63頁参照)。現在では,二陳湯は,非常に幅広い疾患の治療に使われています。

1 基本を押さえる
製剤の使い方

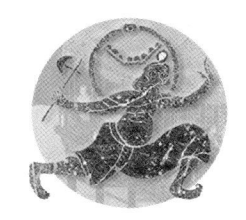

1 どのような患者に使うのか？
二陳湯の適応証＝痰湿証を理解する

● 痰とは？

　中医学がいう痰とは，**体内の水液代謝が正常に行われなくなり，水液が停滞した結果生じる一種の病理産物**のことです。

　水液のもとは，口から入ってくる飲食物なので，一般に**痰はまず胃～胸膈に溜まります**。痰の本質は水液，つまり流動的なものなので，腹胸に生じた痰は，気の流れに乗って自由に体内を移動し，さまざまな部位でさまざまな病変を起こします。そこで**「痰がいたらない場所はない」**という認識が生まれます。

　このように痰は，まず第1に病理産物ですが，いったん生じた痰は，次には，自分自身が正常な気血の運行を妨げ，さまざまな疾患をもたらす原因となります。

　つまり痰とは，**病理産物であると同時に，病因でもある**のです。

● 痰湿証とは？

　ただ痰湿証といった場合，さまざまな部位の疾患を含みます。二陳湯の適応証としての痰湿証は，痰が胸腹（主に肺・胃）に溜まっている状態です。以下のような証候がみられます。

二陳湯の適応証としての痰湿証
・悪心　　・嘔吐　　・腹部の膨満感　　・咳
・痰（白色，量は多い，粘り気の強くない吐き出しやすい痰）
・胸満・胸悶　　・めまい
・舌（体胖，色白），舌苔（白膩，または白滑，または白滑膩）
・脈滑（または滑緩，または緩）

　痰は流動的なものなので，いつも一定範囲内にとどまっているわけではありません。しかし前述のように，一般に痰はまず，胸腹部に溜まり，ほかの部位へと移動していきます。

そこで前述した適応証に加え，さらにほかの部位の症状がみられる場合，二陳湯を基礎として治療することができます。

● どんな疾患に使えるのか

前述した適応証に当てはまるという前提で，二陳湯は，以下のような疾患に多用されます。

> 慢性気管支炎・肺気腫・慢性胃炎・胃潰瘍・十二指腸潰瘍・神経性嘔吐・神経衰弱・頭痛・てんかん・メニエール病・つわり・おりもの異常・不眠・嗜眠・甲状腺腫など。

2 二陳湯とはどんな薬か？
二陳湯の構造と作用を理解する

● 基本構造

・半夏
・陳皮 ┐ 「痰湿」を取り除く（3種の辛温薬）
・生姜 ┘ 「辛味による行気」「温性による化気」を通して正常な水液代謝を助け，痰を治療する。

・茯苓 ── 「痰湿」を取り除く（体内の痰湿を，尿から外に出す）

・（生姜）┐ 「副作用」の防止　生姜→有毒薬である半夏の毒性を抑える。
・烏梅　┘ 　　　　　　　　　烏梅→酸味による収斂作用で，辛温薬による過度の乾燥を防ぐ。

・（茯苓）┐ 「脾」を強める
・甘草　┘ 正常な水液代謝の主役である「脾」の作用を強める
　　　　　→新たな「痰」の発生防止

● 解説

　痰湿は，主に胸腹に溜まっているので，3種の辛温薬も，半夏（肺・胃）・陳皮（脾）・生姜（胃）というように，肺・脾・胃に作用するものが選ばれています。
　また，半夏・生姜は「吐き気止め」の薬でもあります。
　烏梅は，辛温薬による乾燥から体を守るというだけではなく，さらに酸味による収斂作用によって，辛温薬による過度の「気の発散」を防ぐという作用もあります。これを「散収併

用」といいます。

3 どのように使うのか？

●基本的加減法

二陳湯は痰治療の基本方剤です。二陳湯を核として加減を行うことで，**一定範囲内ならば各種痰証に対応することができます**。

- 風痰（肝風による目眩が顕著な痰証）　　――→天南星・白附子・竹瀝などを加える。
- 寒痰（寒邪〈外寒または内寒〉を伴う痰証)――→乾姜・桂枝などを加える。
  （白色でサラサラした痰，咳嗽，悪寒，
  手足の冷えなどが顕著なもの）
- 熱痰（熱邪を伴う痰証）　　　　　　　　――→黄芩・胆南星などを加える。
  （黄色で粘りのある痰，咳嗽，心煩，口が
  渇く，尿色が濃く，量は少ないなどがみ
  られるもの）
- 食痰（消化不良を伴う痰証）　　　　　　――→神曲・莱菔子などを加える

●使用上の注意

- 二陳湯は，辛温薬による「燥」性の強い薬なので，陰虚証，とくに陰虚火旺証の患者には使いません。
- 二陳湯は痰証治療の基本方剤ですが，すべての痰証に一律に使えるわけではありません（63頁参照）。

2 応用のための基礎知識
二陳湯の背後にある中医理論

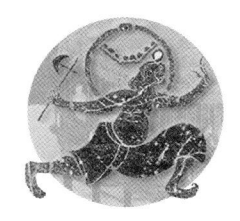

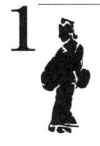

1 基礎理論

●痰の治療法

痰の治療法は,「化痰」「消痰」「滌痰」という 3 段階に分けることができます(下表参照)。

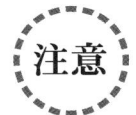

注意　「痰は万病のもと」といわれるように,「痰」が引き起こす疾患は多種多様です。その多様な痰証の全貌を,以下のような簡単な表で表すことは不可能です。表を作った目的は,痰証全体のなかでの,二陳湯の位置づけを理解してもらうことにあります。

二陳湯は,一般に「痰」治療の基本方剤とされていますが,あらゆる痰証に使えるわけではありません。下表の分類でいえば,**二陳湯は「化痰」の基本方剤**といえます。つまり「**化痰」の範囲でなら,加減を行い比較的自由に使える**ということです。

このほかに,たとえば控涎丹(南宋・陳無択『三因極一病証方論』)も,「痰」治療の基本方剤とされています。下表でいえば,**控涎丹は「消痰」の基本方剤**といえます。

化痰	概　　念		痰の自然な解消を促す
	治療対象		痰(風痰・寒痰・熱痰・湿痰・燥痰・痰飲など)
	適応疾患	特　徴	程度が軽い・病状が落ち着いている
		原　因	外感(風寒・風熱など)
			飲食不節
		範　囲	カゼによる咳・痰・嘔吐
			消化不良による悪心・嘔吐
			慢性胃炎・胃潰瘍・十二指腸潰瘍など

消痰	概　　念	化痰法では解消できない比較的頑固な痰を，強制的に排除する			
	治療対象	痰濁・痰包・痰核など			
	適応疾患	特　　徴	程度が重い・急を要する		
		原　　因	根本的原因	痰が生じやすい体質	
				慢性的な痰	
			誘　　因	外感・飲食不節など	
		範　　囲	喘息・痰気鬱結による各種外科疾患など		
滌痰	概　　念	化痰・消痰では解消できない，非常に頑固な痰を，大小便から強力に排除する			
	治療対象	頑痰（宿痰・伏痰など）・痰火			
	適応疾患	特　　徴	程度が非常に重い・急を要する		
		原　　因	根本的原因	痰が生じやすい体質	
				慢性的な痰	
			誘　　因	外感・飲食不節・情緒変化	
		範　　囲	喘息・癲癇・発狂・中風（脳溢血・脳梗塞）など		

●痰と飲

　現在『中医基礎理論』の教科書では，「痰」と「飲」は区別されています。「痰」は，晋代以前は「淡」と書かれていました。「淡」とは「澹」（水がゆっくりと揺れ動くさま）のことです。つまり古代の中医学では「痰」も「飲」も，「体内に溜まった水液」を意味する語であり，もともと両者の間に，区別はありませんでした。

　「痰」と「飲」を最初に区別したのは，隋代・巣元方の『諸病源候論』です。**隋代以前の「痰飲」は，現在の「飲」とほぼ同じ意味**です。たとえば漢代『金匱要略』には痰飲咳嗽病篇という章がありますが，ここで述べられている疾患の多くは，今日の「飲証」に相当します。古い本を読むときには，このことを知っておく必要があります。

　宋代になると，「痰」についての研究が盛んになり，二陳湯もこの流れのうえに登場してきた方剤といえます。「痰」理論は，この頃までは，よい発展をみせていたのですが，のちに非常に偏った理解が生まれてしまいました。

　「痰は，体内の水（湿）が火によって濃縮されたものだ」という見解がそれです。現在でも多くの本が，この考えの影響を受けてしまっています。このような見解は，狂証・癲証または各種外科疾患の病機を説明するときには非常に便利なものですが，痰証全体に当てはめられるものではありません。

　痰とは水液が停滞した病理産物であり，それは外邪・体質などの相互作用によって「寒」「熱」「燥」など，さまざまな方向に発展していくものです。

2 臨床応用

●王宮で多用された二陳湯

　清代・宮中での皇帝一族の食事は，山海の珍味を集めたご馳走でした。しかし，このような**過度の栄養摂取は，痰を生じ，慢性的な消化不良をもたらす原因**となりました（痰湿困脾）。またこれに加えて，宮中は人間関係が複雑であったため，**ストレスによる消化機能の失調**（肝鬱克脾・痰湿中阻）も多くみられました。

　記録によると，これらの状況の治療に，二陳湯加減方が多用されていたことがわかります。痰湿困脾（悪心・嘔吐・上腹部の不快感や張りなど）を治療する際は，二陳湯に蒼朮・厚朴・麹曲・麦芽・枳殻など芳香行気または消食作用のある薬を加えています。肝鬱克脾・痰湿中阻（胃～脇部の痛み・嘔吐・しゃっくり・腹満・軟便など）を治療する際には，二陳湯に香附・桔梗・枳殻・厚朴・焦神麹・穀芽・青皮など芳香疏肝理気，消食作用のある薬を加えています。

　これら「過度の営養摂取」「ストレス」また「運動不足」などは，現代人の生活様式にも符合します。**つまり現代人も，「痰湿」の溜まりやすい生活をしている**のです。二陳湯は現在でも，非常に利用価値の高い方剤であるといえます。

●半夏と不眠

　二陳湯は不眠の治療にも使われます。また二陳湯の母体である温胆湯も，不眠治療の名方剤です。これに限らず，**歴代多くの不眠治療方剤には「半夏」が含まれています**。この源泉をたどると『黄帝内経』に行き着きます。

　『黄帝内経』13方の1つである半夏秫米湯（『霊枢』邪客篇）は，「目不瞑」つまり不眠を治療する方剤です。

　中医学は，陰と陽2者の関係から人間の生理現象を説明します。昼の間，陽経を通っていた衛気は，夜になると陰経に入り込みます。これが正常な睡眠状態です。何らかの原因で，**この陰陽間の交通が妨げられると，人は眠れなくなります**。

　衛気が陰経に入る前，最後に通る陽経が陽明経です。つまり**陽明経（胃・大腸）に問題があると衛気は陰経に入れなくなる**のです。『素問』逆調論篇がいう「胃不和則臥不安」（胃の調子が悪いと眠れない）とはこういう意味です。

　痰湿によって陽明経の気の流れが阻害されているとき，半夏のもつ「燥湿化痰・降逆和胃」作用は有効です。半夏が不眠を治療できるのは，このような理由によります。

　20世紀・北京四大名医の1人，故・施今墨氏が不眠治療に多用した「半夏・夏枯草」の薬対（出典は清代・『冷廬医話』）も同じ意味をもつものです。

また半夏は，夏と秋の間に収穫される薬です。つまり**陽（夏）から陰（秋）へと移行しようとする自然界の「気」を内包している**のです。この「気」が，衛気の陽経から陰経へ移ろうとする流れを助けるという言い方もあります。

3 疾患・病証別使用例
治癒例のまとめ

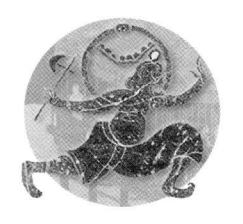

1 消化器系疾患

●1．慢性胃炎（幽門部）

［証候］……………脾胃虚弱（下例）を呈する，慢性胃炎（幽門部）
　　　　　　　　　胃痛（慢性的な強くない痛み），食欲不振，味覚の減退，食後の腹脹，
　　　　　　　　　げっぷ，疲れやすい，軟便，顔につやがなく色が黄色っぽい，舌体胖，
　　　　　　　　　舌苔薄白，脈細
［方薬］……………・二陳湯に太子参・砂仁・木香・炮姜・佛手を加える。
［解説］……………・砂仁・木香・佛手は皆，辛温薬です。気を通すことで，腹部に溜まっている水湿・痰を取り除きます。また気を通すことによる止痛作用もあります。
　　　　　　　　　・炮姜は腹部を温めることで痛みをとる薬です。
　　　　　　　　　・太子参は補気作用があります。消化機能の弱っている場合，人参のような強力な補気薬はかえって負担になることがあります。そのような場合，おだやかな補気作用をもつ太子参を多用します。

●2．十二指腸潰瘍（球部前壁）

［証候］……………中焦湿熱証（下例）を呈する，十二指腸潰瘍（球部前壁）
　　　　　　　　　胃痛（灼熱感を伴う・食後に軽減），胸悶，心煩，食欲不振，口の中が粘る，
　　　　　　　　　飲み物を欲しがらない，大便は乾燥気味，尿の色が濃い
　　　　　　　　　舌紅，舌苔黄膩，脈細滑
［治療］……………・二陳湯に太子参・厚朴・枳殻・白朮・連翹・山梔子・赤芍・黄耆を加える。
［解説］……………・灼熱感・尿黄・舌紅・苔黄など，顕著な熱象がみられるので，連翹・山梔子・赤芍という清熱作用のある薬を加えています。3味とも，利尿作用をあわせもつ清熱薬なので，湿熱治療に適しています。ただし，寒薬（とくに苦寒薬）は気の流れを阻害するという副作用があるので，とくに湿熱証治療に使う場合，用量には細心の注意が必要です。
　　　　　　　　　・厚朴・枳殻は，腹部の気を通し，湿邪を除きます。
　　　　　　　　　・黄耆・太子参は，ともに補気薬です。

2　呼吸器系疾患

●1．間質性肺炎

[証候]………痰湿阻肺（下例）を呈する，間質性肺炎
　　　　　　咳嗽，喘息（夜間に増悪），痰が多い（白色・質はサラサラ・泡立っている），
　　　　　　悪寒，胸悶，息苦しい，舌暗紅，苔黄膩，脈弦数
[方薬]………・二陳湯を，麻杏苡甘湯と併用し，さらに百部・訶子を加える。
[解説]………・内湿に加え，熱象（舌紅・苔黄・脈数）や表証（悪寒）がみられるので，「風湿が表にあり，さらに化熱している証」を治療する麻杏苡甘湯と併用しています。
　　　　　　・百部・訶子は咳を止める薬です。

●2．感染を伴う，慢性気管支炎・肺気腫

[証候]………気陰両虚のうえに，化熱を伴う痰湿壅肺証
　　　　　　咳嗽，痰が多い（白色または黄色），喘息（動くと増悪）
　　　　　　感染しやすく，咳・痰・喘息は，通常感染に伴って現れる
　　　　　　目眩，食欲不振，軟便，体力がない
　　　　　　舌紅，苔白，脈滑
[方薬]………・二陳湯に生黄耆・北沙参・麦門冬・五味子・杏仁・薏苡仁・荷葉・竹筎・麻仁を加える。
[解説]………・麦門冬・北沙参・五味子は，生脈飲の人参を北沙参に換えたものです。生脈飲は，肺に作用し，気陰両虚を治療する方剤です。人参を北沙参に換えることで補肺陰作用を強めています。
　　　　　　・中医では，肺は外皮を主ると考えます。肺の気虚は外邪にたいする抵抗力の低下をもたらすので，「感染しやすい」という状態が生まれます。黄耆は体表の気を強め，外邪にたいする抵抗力を高める作用があります。
　　　　　　・また，この場合の目眩は，気虚により頭部に行くべき栄養分（これを「清陽之気」という）が頭部へ昇れなくなったためと考えます。荷葉は清陽が頭部へと上昇するのを助ける薬です。

3　神経系疾患

●1．頭痛

[証候]………痰湿証を伴う頭痛
[方薬]………・二陳湯に蒼朮・白芷・天南星を加える。

［解説］‥‥‥‥・蒼朮・白芷・天南星は，3味とも辛温性の燥湿化痰薬です。
　　　　　　　・白芷は，とくに頭部に強く作用し，頭痛を止める薬です（主に陽明経の頭痛）。

● 2．偏頭痛

［証候］‥‥‥‥痰湿証を呈する偏頭痛
［方薬］‥‥‥‥・二陳湯に川芎・細辛を加える。
［解説］‥‥‥‥・体の側面を通る経絡は「少陽経」であることから，中医は偏頭痛を，少陽経の問題ととらえます。
　　　　　　　・川芎は少陽経に入る薬で，しかも「上昇する」という特徴をもっています。このことから川芎は，少陽経の頭痛治療に多用されます。
　　　　　　　・細辛は，少陽経ではなく少陰経の薬ですが，化飲・化痰作用にすぐれ，しかも川芎同様「上昇する」特徴も顕著なので，頭痛治療に多用されます。

● 3．不眠症

［証候］‥‥‥‥痰湿症を呈する不眠症
［方薬］‥‥‥‥・二陳湯に牡蛎を加える。
　　　　　　　・痰湿が長期に及び，すでに化熱している場合，さらに竹筎・枳殻を加える。
［解説］‥‥‥‥・牡蛎は，化痰作用と安神作用（気持ちを落ち着ける作用）のある薬です。
　　　　　　　・竹筎・枳殻の薬対は，清熱を兼ねた化痰作用をもっています。
　　　　　　　・竹筎は，清熱化痰を通して，心煩を治療する作用もあるので，痰熱による不眠症治療に多用されます。

4　婦人科疾患

● 1．生理不順

［証候］‥‥‥‥痰湿が化熱したために生じる，月経周期の短縮・量の減少
　　　　　　　月経が半月に1度来る（量は少ない・質は粘度が高い）
　　　　　　　食欲は普通だが，水分を摂りたがらない，乾燥便，尿量が少なく色は黄色，普段おりものが多い（黄色・粘度が高い・においが強い），舌淡紅，苔薄白，脈沈滑
［方薬］‥‥‥‥・二陳湯に車前子・沢蘭・丹皮・牛膝・熟大黄・黄連・黄柏を加える。
［解説］‥‥‥‥・すでに熱を帯びている痰湿なので，黄連・黄柏の清熱燥湿，車前子・沢蘭・丹皮・牛膝・熟大黄の涼血活血利尿を加えている。

● 2．おりもの過多

［証候］‥‥‥‥痰湿証を呈するおりもの過多

［方薬］………・二陳湯に党参・桂枝・牡蛎を加える。
［解説］………・おりもの過多は，腎虚または脾腎両虚によるものが多いですが，これは虚が腎までは及ばず，脾虚にとどまっているものです。
・党参を加えることで補脾（補気）作用を強めます。
・牡蛎を加えることで化痰作用を強めます。
・桂枝は，温化水湿作用があるので，方剤全体の化痰作用を強めますが，同時に膀胱（経）を温めることで，茯苓による利尿作用を強めます。

5　外科疾患

●1．各種嚢胞（がま種・膝窩嚢腫・甲状舌骨胞腫など）で，嚢内に液体のあるもの
●2．非感染性で非化膿性の坐骨結節滑液嚢胞炎や慢性膝蓋骨滑液嚢胞炎

［方薬］………・二陳湯に白芥子・僵蚕・貝母・海藻・牡蛎・姜南星などを加える。
［解説］………・白芥子は，「皮の内，膜の外にある凝痰」を治療する薬で，外科の痰証治療に多用されます。
・これらの疾患は，中医学では「痰核」「痰包」などと呼ばれるものです。治療は，化痰だけではなく，軟堅・散結なども必要となります。
・僵蚕・貝母・海藻・牡蛎・姜南星は軟堅・散結・化痰作用のある薬です。

6　眼科疾患

●1．霰粒腫

［証候］………痰湿証を呈する霰粒腫
　　　　　　　局部は腫れて硬化しているが，色は赤くなく，痛みもない，腫瘤は周辺組織と癒合していない，まぶたが重く感じる，舌淡，苔白薄膩，脈滑
［方薬］………・二陳湯に僵蚕・黄連・荷葉を加える。
［解説］………・眼瞼は中医では脾に属します。そこで霰粒腫とは，脾虚によって生じた痰湿が眼瞼に凝結したものと考えます。
・僵蚕は化痰散結作用のある薬です。
・黄連は清熱燥湿作用のある薬です。
・荷葉も清熱利湿作用のある薬ですが，ここでは，何よりも「ほかの薬の作用を目に送り届ける乗り物」としての役割が大きいです。
・この方剤は熱象（赤く腫れる・圧痛など）があるものには使用できません。

●2．中心性網脈絡膜炎

[証候]………痰湿証を呈する中心性網脈絡膜炎
　　　　　　　局部弁証：視界の中心に陰影がある，物が変形または縮小して見える，
　　　　　　　　黄斑に白または黄色の滲出物が点在する，中心窩の入射光反射は消失，
　　　　　　　　黄斑に多くの湾曲した新生血管がみられる。
[方薬]………・二陳湯に黄連・炒僵蚕・菊花・生黄耆・丹参・芫蔚子・生牡蛎を加える。
[解説]………・黄斑の新生血管は，痰湿が化熱したものと考えます。そこで黄連（清熱
　　　　　　　燥湿），菊花（清熱解毒明目）を加えています。
　　　　　　・炒僵蚕・生牡蛎は，通絡・軟堅・散瘀などの作用を通して，痰を解消します。
　　　　　　・生黄耆・丹参・芫蔚子は，行気・活血・散瘀作用を通して局部の気血の循
　　　　　　　環を改善します。

附・その他の二陳湯
加減を通して適応範囲を広げる

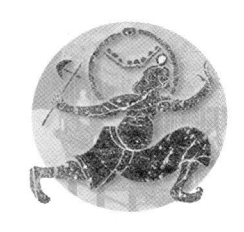

● 解説

　二陳湯は，原方のままでは，主に脾胃や肺に作用します。しかし痰証治療の基本方剤である二陳湯は，**加減を行い，作用する部位や薬性を変化させる**ことで，さまざまな種類の痰証に対して使用することが可能になります。

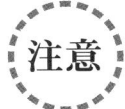

注意　以下の【組成】は，わかりやすくするため，「二陳湯＋〇〇」という書き方をしています。この「二陳湯」は，二陳湯と組成が一致するという意味で，用量や炮製法などは必ずしも一致しません。

消化器系疾患

１．加味二陳湯（出典：『丹渓心法』）
- 【組成】　二陳湯（烏梅をとる）＋　砂仁・丁香
- 【作用】　温中理気・化痰散結
- 【適応証】停痰結気による嘔吐など。

２．和胃二陳煎（出典：『景岳全書』）
- 【組成】　二陳湯（生姜・烏梅をとる）＋　炒乾姜・砂仁
- 【作用】　温胃化痰・理気寛胸止嘔
- 【適応証】胃寒が生んだ痰による，悪心・嘔吐・胸膈満悶など。

３．茯苓二陳煎（出典：同上）
- 【組成】　二陳湯（生姜・烏梅をとる）＋　猪苓・白朮・沢瀉・乾姜
- 【作用】　温中燥湿・化痰利水
- 【適応証】心下の痰飲による嘔吐など。

４．二朮二陳湯（出典：『張氏医通』）
- 【組成】　二陳湯　＋　蒼朮・白朮
- 【作用】　健脾燥湿・化痰

【適応証】脾虚痰盛による消化不良・食欲不振・軟便など。

5．二陳平胃散（出典：『症因脈治』）
　　【組成】　二陳湯（生姜・烏梅をとる）＋　蒼朮・厚朴
　　【作用】　消積化痰・降逆和胃
　　【適応証】胃部の痰飲による，食積・咳嗽・胸悶など。

6．二陳四七湯（出典：同上）
　　【組成】　二陳湯（生姜・烏梅をとる）＋　蘇梗・厚朴
　　【作用】　寛胸理気・化痰散結
　　【適応証】気結痰凝による，胸腹張痛など。

7．枳朴二陳湯（出典：同上）
　　【組成】　二陳湯（生姜・烏梅をとる）＋　枳実・厚朴
　　【作用】　理気化痰・消積和胃
　　【適応証】胃の停痰と食積

8．香砂二陳湯（出典：『重訂通俗傷寒論』）
　　【組成】　二陳湯（生姜・烏梅をとる）＋　砂仁・檀香
　　【作用】　温中理気・消痞止嘔
　　【適応証】胃部の停飲による，胸痞・腹痛・嘔吐など。

呼吸器系疾患

1．六安煎（出典：『景岳全書』）
　　【組成】　二陳湯　＋　杏仁・白芥子
　　【作用】　温肺化痰・理気止咳
　　【適応証】風寒または，痰滞による咳嗽など。

2．二母二陳湯（出典：『症因脈治』）
　　【組成】　二陳湯（生姜・烏梅をとる）＋　知母・貝母
　　【作用】　清熱潤燥・降火化痰
　　【適応証】燥咳・発熱・煩渇など。

3．杏蘇散（出典：『温病条弁』）
　　【組成】　二陳湯（烏梅をとる）＋　蘇葉・前胡・桔梗・枳殻・杏仁・大棗
　　【作用】　軽宣涼燥・宣肺化痰

【適応証】外感涼燥による，咳嗽・頭痛・鼻づまりなど。

神経科疾患

1. 導痰湯（出典：『重訂厳氏済生方』）
   - 【組成】　二陳湯（烏梅をとる）＋　天南星・枳実
   - 【作用】　燥湿豁痰・行気開鬱
   - 【適応証】痰飲による目眩など。

2. 梔連二陳湯（出典：『症因脈治』）
   - 【組成】　二陳湯（生姜・烏梅をとる）＋　山梔子・黄連
   - 【作用】　清熱燥湿・化痰通絡
   - 【適応証】酒湿による半身不随。

3. 半夏白朮天麻湯（出典：『医学心悟』）
   - 【組成】　二陳湯　＋　白朮・天麻・蔓荊子
   - 【作用】　補火燥湿・化痰熄風
   - 【適応証】風痰による目眩・頭痛。

4. 定癇丸（出典：同上）
   - 【組成】　二陳湯（烏梅をとる）＋　天麻・川貝母・丹参・麦冬・石菖蒲・僵蚕・胆南星・琥珀全蠍・朱砂・竹瀝
   - 【作用】　熄風去痰・鎮心開竅
   - 【適応証】肝風痰濁による癲癇。

5. 滌痰湯（出典：『奇効良方』）
   - 【組成】　二陳湯（烏梅をとる）＋　製南星・枳実・石菖蒲・人参・竹茹
   - 【作用】　滌痰開竅
   - 【適応証】中風痰迷心竅による言語不利など。

小児科疾患

1. 黄連二陳湯（出典：『医宗金鑑』）
   - 【組成】　二陳湯（烏梅をとる）＋　姜黄連
   - 【作用】　清熱燥湿・化痰止嘔
   - 【適応証】小児胎熱

2．麴麦二陳湯（出典：同上）
　　【組成】　二陳湯（烏梅をとる）＋　黄連・山楂子・炒麦芽・炒神麴・栝楼仁・枳実・大麦
　　【作用】　消食化積・化痰止嗽
　　【適応証】小児積嗽

3．枳桔二陳湯（出典：同上）
　　【組成】　二陳湯（烏梅をとる）＋　枳殻・桔梗
　　【作用】　理気寛胸・化痰止嘔
　　【適応証】小児停飲

婦人科疾患

1．蒼附導痰湯（出典：『葉天士女科診治秘方』）
　　【組成】　二陳湯（烏梅をとる）＋　蒼朮・香附・胆南星・枳殻・神麴
　　【作用】　化胆燥湿調経
　　【適応証】痰湿による月経過少（量の減少，または経期の短縮）

2．開二湯（陳大年）
　　【組成】　二陳湯（烏梅をとる）＋　蒼朮・香附・川芎・青皮・莪朮・檳榔・木香
　　【作用】　調気化痰，活血通経
　　【適応証】痰湿による閉経。

外科疾患

1．芩連二陳湯（出典：『外科正宗』）
　　【組成】　二陳湯（烏梅をとる）＋　黄芩・黄連・桔梗・牛蒡子・連翹・花粉・木香・夏枯草
　　【作用】　消痰散核
　　【適応証】瘰癧

2．南星二陳湯（出典：『症因脈治』）
　　【組成】　二陳湯（生姜・烏梅をとる）＋　胆南星・海浮石・香附
　　【作用】　清熱化痰，理気止痛
　　【適応証】筋を違えたことによる腰痛。

3．化堅二陳丸（出典：『医宗金鑑』）
　　【組成】　二陳湯（生姜・烏梅をとる）＋　炒僵蚕・黄連・荷葉
　　【作用】　消痰散核
　　【適応証】全身の痰核・眼胞

温胆湯

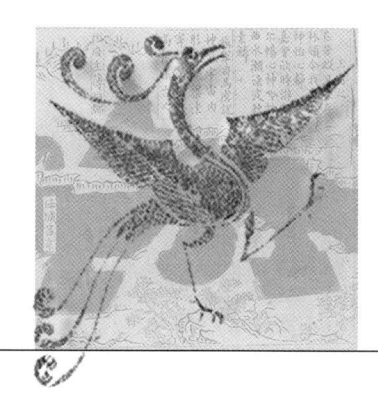

胆胃不和による痰熱証治療の名方剤

●なりたち

　もとは宋代・陳言『三因極一病証方論』(略記『三因方』) に載せられていた方剤です。同名の方剤が唐代・孫思邈『備急千金要方』(略記『千金方』) と王燾『外台秘要』(略記『外台』) に載せられていますが組成が少し違っています。現在『方剤学』の教科書などに載せられ，多用されている温胆湯は，『三因方』のものです。『千金方』『外台』の温胆湯は，『三因方』の温胆湯の前身といえます。

　『三因方』には温胆湯という名の方剤が3つ載せられていますが，ここでいう温胆湯は「虚煩篇」と「驚悸篇」に載せられているものです（両者は同じ方剤）。

　『千金方』や『外台』の温胆湯に，茯苓・大棗を加え，生姜の用量を減らすと『三因方』の温胆湯になります。

　もとは虚煩・不眠・驚悸または一種の幻覚などを治療する方剤とされていました。

驚悸：①驚いたために起こる心臓の動悸。
　　　②驚きやすい，または驚きやすくビクビクしがちな不安定な精神状態。

　現在では，胆胃不和・胆熱内擾による，不眠，精神疾患，消化器系疾患などを中心に，幅広い範囲で使われています。

1 基本を押さえる
製剤の使い方

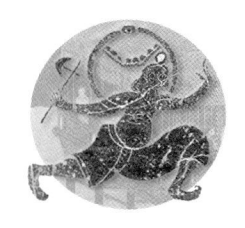

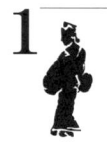

1 どのような患者に使うのか？
温胆湯の適応証＝胆胃不和による痰熱証を理解する

● **胆胃不和による痰熱証とは？**

　中医学では，「肝と胆」という「臓と腑」は，共同で全身の気の流れを調節するコントロール・センターのような役割を果たしていると考えています。

　この調節機能が何らかの原因で阻害されると，体内の気の流れが滞ってしまいます。これがこの証の出発点です。原因としては，主に①**精神的なもの**（怒り・ストレス・心配事・考えすぎなど），②**飲食によるもの**（暴飲暴食・酒や茶の飲みすぎ・油っこいものや甘いものの摂りすぎなど），③**外邪によるもの**（おもに湿熱の邪気や暑湿の邪気）などがあります。

　肝も胆も，**中焦**（軀体を上・中・下の3部に分けた場合の中部）に位置しています。肝胆の気の流れが滞ると，まずは，**同じ中焦にある脾胃の生理活動に影響**します。

　中医学がいう脾胃とは，主に消化機能を指しているので，脾胃の機能がおかしくなると，消化・吸収がうまくいかなくなります。その結果，**体内に湿気が生じ**ます。

　次には，この湿気によってさらに気の流れが阻害されます。こうして一定の時間が経過すると，**気の滞りによる熱が生じ**，湿気が「湿熱」に変わり，熱で湿気が濃縮され，さらに「**痰熱**」へと変わっていきます。

　こうして生じた「痰熱」は，さらにほかの部位に影響し，さまざまな疾患を生む原因となっていきます。まとめると，以下のようになります。

■ **胆胃不和による胆熱証**

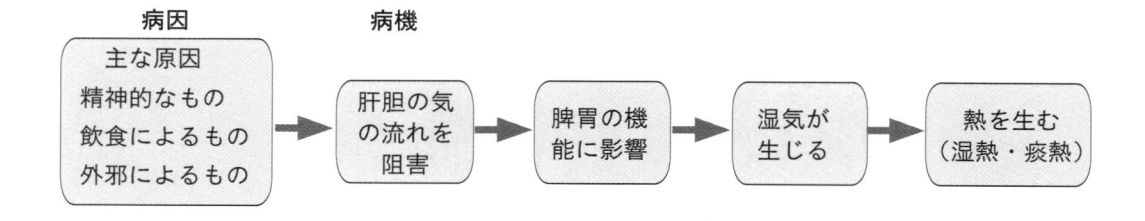

病因	病機			
主な原因 精神的なもの 飲食によるもの 外邪によるもの	→ 肝胆の気の流れを阻害	→ 脾胃の機能に影響	→ 湿気が生じる	→ 熱を生む（湿熱・痰熱）

胆胃不和による痰熱証

①肝胆の気滞・胆熱によるもの
　・目眩　　・口が苦い　　・心煩・不眠（胆熱が心に影響）　　・驚きやすい
②脾胃の機能に影響
　・悪心・嘔吐　　・胸悶　　・食欲不振　　・腹脹

以上が，温胆湯の適応証の基本的な表現です。舌苔は膩（白膩または黄膩），脈は弦（または弦滑，弦滑数など）が多見されます。

また，「痰熱」は，心に影響し，心臓疾患を起こしたり，精神疾患を起こしたりしやすいので，以下のようなものも適応証の一部に加えることもできます。
　・動悸　　・てんかん　　・怖い夢を多くみる　　・幻聴・幻覚

● どんな疾患に使えるのか

前述した適応証に当てはまるという前提で，温胆湯は以下のような疾患に多用されます。

不眠症・高血圧症・てんかん・神経衰弱症・メニエール病・慢性胃炎・慢性咽頭炎・慢性リンパ節炎・更年期障害・慢性気管支炎・虚血性心疾患・自律神経機能障害・生理不順・不妊症・インポテンス・頭痛など。

2　温胆湯とはどんな薬か？
温胆湯の構造と作用を理解する

● 基本構造

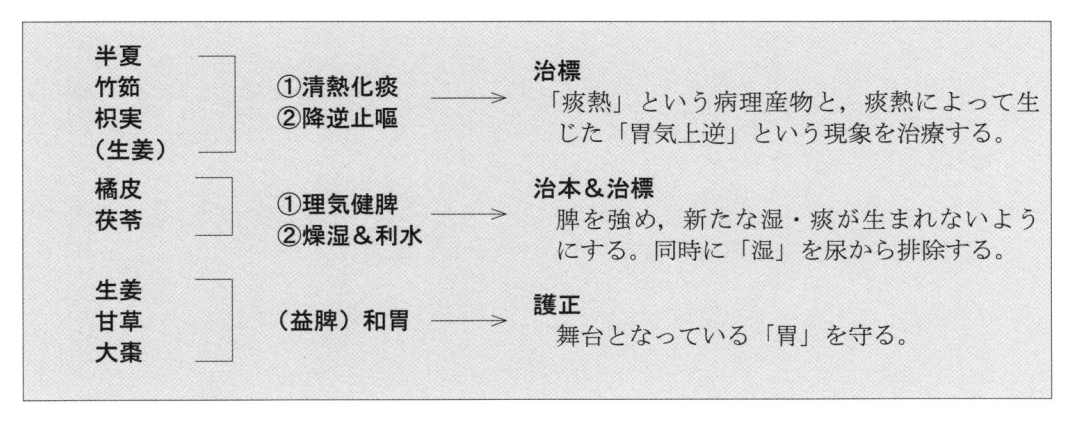

生薬	作用	位置づけ
半夏 竹筎 枳実 （生姜）	①清熱化痰 ②降逆止嘔	**治標** 「痰熱」という病理産物と，痰熱によって生じた「胃気上逆」という現象を治療する。
橘皮 茯苓	①理気健脾 ②燥湿＆利水	**治本＆治標** 脾を強め，新たな湿・痰が生まれないようにする。同時に「湿」を尿から排除する。
生姜 甘草 大棗	（益脾）和胃	**護正** 舞台となっている「胃」を守る。

温胆湯

●解説

　温胆湯の主要な作用は，臓腑の角度からみると──→「清胆」「和胃」
　　　　　　　　　　　　　　病理の角度からみると──→「清熱」「降逆」「化痰」といえます。
　理解しやすくするため，上図のように，セクション分けしましたが，実際にはこのように分けきれるものではありません。それぞれの薬が多様な作用をもっていますし，また薬同士の組みあわせによって，作用が助長されてもいます。

3　どのように使うのか？

●基本的加減法

　温胆湯の適応証は，胃を中心に痰熱が生じているところまでは皆同じです。しかし痰熱の質によって，または痰熱の体内での影響の仕方などによって，現れてくる症状は違ってきます。
　適切な加減を行うことで，これらの状況に対応することができます。
・「痰＞熱」タイプの痰熱（熱象は目立たず，目眩・腹部の不快感・嘔吐などが顕著なもの）
　　──→半夏・竹筎の用量を多めにする。そのほか，胆南星・竹瀝・海蛤・海浮石などを加える。
・「熱＞痰」タイプの痰熱（心煩・濃尿・舌苔黄・脈弦滑数など，顕著な熱象がみられる）
　　──→山梔子・黄連・黄芩・連翹などを加える。
・不眠症──→炒棗仁・遠志などを加える。
・てんかん発作による痙攣──→僵蚕・全蠍などを加える。
・食欲不振──→鶏内金・山楂子などを加える。

●使用上の注意

（1）温胆湯は，不眠やてんかん治療に多用されますが，「不眠には温胆湯」「てんかんには温胆湯」などという関係は絶対に成り立ちません。温胆湯が使えるのは，痰熱が存在する証だけです。
（2）また温胆湯は，つわり治療にも使われます。ただし多くの降気薬を含む温胆湯は，妊婦が気軽に服用できる方剤ではありません。使用に際しては，細心の注意が必要です。

2 応用のための基礎知識
温胆湯の背後にある中医理論

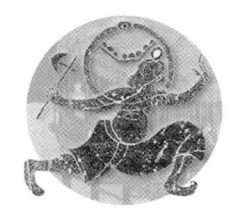

1 基礎理論

●なぜ"温胆"か？→臓熱腑寒説

　温胆湯の作用は「清胆和胃」ですが，方剤名は「温胆湯」となっています。
　これは現在では，すでに淘汰され使用されなくなっている**中国・南北朝時代（5〜6世紀）の中医理論の影響**によるものです。
　前述のように，『三因方』の温胆湯は，唐代の『千金要方』や『外台秘要』に収められている温胆湯が源流です。そして『千金要方』や『外台秘要』の温胆湯は，南北朝時代の名医・姚僧垣の『集経方』よりの引用です。つまり**温胆湯は，南北朝時代の方剤**です。
　南北朝時代には，**「臓熱腑寒説」**という**病理観・弁証法**が行われていました。これは「臓の病は熱であり，腑の病は寒である」と考える認識法で，現在の考えとは正反対のものです。臓は陰なので，陰をおびやかす熱が臓病の本質である（腑はこの反対）という発想と思われますが，すべての臓病は熱証で，腑病は寒証であるというのは，あまりに乱暴な弁証法です。この考えでは，腑である胆の病は「寒」に属するものということになります。つまり胆病＝胆寒となり，これを治療する方剤は温胆湯となるわけです。

●中焦と肝胆脾胃

　現在では，三焦弁証の影響から，肝は下焦に属すると認識している人が多くいます。しかし，それは三焦弁証という弁証法のなかだけのことです。中医理論では，**肝と胆は中焦に属します**。
　中焦の主な生理機能は，飲食物を消化し，気血，営気・衛気，津液などを作り出し，全身に行き渡らせることです。脾胃が正常に飲食物を消化できるのは，背後で肝胆の気が作用しているからです。また各種営養物質を全身に運ぶ仕事も，肝胆の作用なしには達成できません。
　中医基礎理論では，脾胃のみを中焦として強調し，脾胃が「気血の生成」や「気の昇降」を主る中心的存在であるとまとめてしまっています。これは元々の中医理論を正しく反映していません。本来の中医理論は，**肝胆脾胃という4つの臓腑によって中焦系統が形成されて**

いるとみています。

たとえば,『傷寒論』厥陰篇の諸疾患は,「肝病」と説明されることが多いですが,実際には「木克土」による胃病を多く含んでいます。また小柴胡湯の作用も,『傷寒論』230条がいうように,清疏肝胆を通して,最終的には「和胃」を実現するものといえます。温胆湯も,「和胃」(和降胃気)という治標を通して,間接的に肝胆の気機を整えることのできる,中焦系統全体を調整する作用をもつ方剤ととらえることができます。

●痰と精神疾患

古来中医学が論じてきた疾患のなかには,現在では精神疾患と呼ばれるものも,多く含まれています。今でも多見されるものとしては,「癲狂」「臓躁」「梅核気」「百合病」などがあげられます。

中医学は,精神疾患の原因を,精神的要素・遺伝的要素,そしてこの2者と相互因果関係にある体質的要素などであると考えます。

そして**病機は**,「痰」「陰虚」「瘀血」の3種に大別することができます。たとえば,臓躁(ヒステリー・ノイローゼなどを含む)の病機は,主に心・脾・肝臓の陰液の損傷です。百合病(ヒステリー・神経衰弱症などを含む)の病機は,主に心肺の陰虚と,虚火です。癲狂(統合失調症・躁うつ病などを含む)の病機は,主に痰濁や痰火,または瘀血です。梅核気(ヒステリー球を含む)の病機は,肝気鬱による痰気鬱結です。

■中医学からみた精神疾患

病因	病機	病証
精神的要素 遺伝的要素 (体質的要素)など	陰虚	心・脾・肝臓の陰液損傷——→臓躁
		心肺陰虚+虚火——→百合病
	痰	痰濁や痰火——→癲狂
		肝気鬱による痰気鬱結——→梅核気
	瘀血	蓄血——→発狂
		気血凝滞脳気——→癲狂

中医学というのは,このようにわかりやすく分類しようとすると,必ず不備が出ますが,大まかな理解としては,上図で十分だと思います。1つだけ注意点をあげれば,前述した「陰虚」「痰」「瘀血」という3大病機は,往々にして互いに交錯しながら存在しているということです。

悲しみによって肺気が弱る。考えすぎや思い煩いによって脾気が弱る・滞る。怒りやうっぷん(ストレス)によって肝気が滞る。などさまざまな精神的要因によって,体内の正常な水液運行は異常をきたします。その結果「痰」が生じます。「痰」はまた,さまざまな原因

によって、「痰火」に変わって行くこともあります。遺伝的な体質や，食生活の偏りなどによって作られた体質が，さらにここに直接・間接的に影響します。

この「痰」や「痰火」が，心の機能に影響したものが，痰によって起こる精神疾患です。主な病機としては，痰迷心竅，痰火擾心などがあります。

温胆湯は，精神疾患の3大病機の1つである「痰」を治療する方剤です。温胆湯や，温胆湯から派生した二陳湯が，精神疾患の治療に多用される理由はここにあります。

2 方剤論

●温胆湯と和胃

温胆湯を『金匱要略』の方剤で解くと，橘皮竹筎湯（嘔吐噦下痢病篇）・小半夏加茯苓湯（痰飲咳嗽病篇）・橘枳姜湯（胸痺心痛短気病篇）の合方といえます（表1, 2参照）。

■表1　温胆湯と『金匱要略』3方剤の組成比較

	半夏	竹筎	枳実	橘皮	茯苓	生姜	甘草	大棗
温胆湯	●	●	●	●	●	●	●	●
橘皮竹筎湯	—	○	—	○	—	○	○	○
小半夏加茯苓湯	○	—	—	—	○	○	—	—
橘枳姜湯	—	—	○	○	—	○	—	—

（注：橘皮竹筎湯は，さらに人参を加えます。）

■表2　『金匱要略』3方剤の病機・証候・治法比較

	病機	証候	治法
橘皮竹筎湯	胃中虚熱 気逆上衝	げっぷ・虚煩・少気・口乾・ 手足心熱・脈虚数	補虚清熱 和胃降逆
小半夏加茯苓湯	飲停心下 （胃）	嘔吐・心下痞・めまい・動悸	散飲降逆 導水下行
橘枳姜湯	飲阻気滞 胃失和降	胸中気塞・気短・心下痞満・ 嘔吐・気逆	行気化飲 和胃降逆

『金匱要略』3方剤の**共通点は**，病位が「胃」であることです。

胆胃不和による痰熱証を治療する温胆湯は，橘皮竹筎湯の「清熱→降下和胃」作用，小半夏加茯苓湯の「化痰→降下和胃」作用，橘枳姜湯の「行気→降下和胃」作用をあわせたものといえます（図参照）。

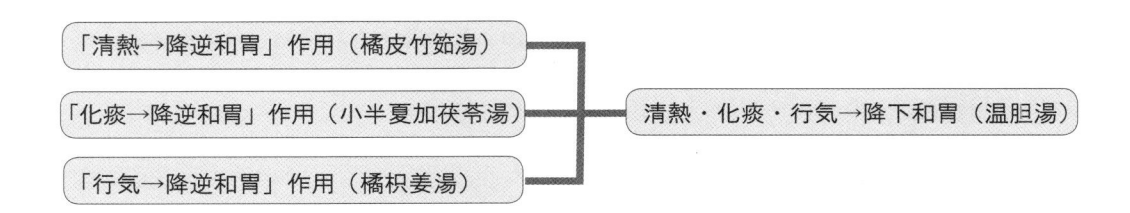

```
「清熱→降逆和胃」作用（橘皮竹筎湯）  ┐
「化痰→降逆和胃」作用（小半夏加茯苓湯）├─→ 清熱・化痰・行気→降下和胃（温胆湯）
「行気→降逆和胃」作用（橘枳姜湯）    ┘
```

つまり**温胆湯は，3種の「和胃」作用を併せたもの**です。

このように，治標としての徹底した「和胃」（和降胃気）作用を通して，最終的には，大元の病因である肝胆の気滞に対し，疏肝利胆作用を発揮して行きます。

3 臨床応用

●痰と心疾患

漢代の『金匱要略』という本に，胸痹という疾患についての記載があります。胸痹は，現在の狭心症や心筋梗塞などの冠状動脈疾患を含んでいます。同書は，胸痹の主な病因・病機を，**心陽が弱った結果，体内の陰邪（湿や痰など）が虚に乗じて心を犯した結果**であるとしています。そこで治療は，心陽を強め，同時に痰や湿を排除することが中心となります。そして治療のために栝楼薤白白酒湯や栝楼薤白半夏湯などの方剤を提示しています。現在でも各種心疾患の治療に多用され，高い効果をあげている名方剤です。

現在では，陽虚だけでなく，心陰虚・心陰陽両虚または瘀血によるものなど多くのタイプを設定します。ただし上にあげた「痰」や「湿」が心に影響したものとみる病機観は，現在でも胸痹理解の基本です。

冠状動脈疾患の主要な原因は，粥状硬化症による血管の閉塞であることから，現在非常に多くの人が，胸痹の病機を「瘀」ととらえ，治療の際は活血化瘀薬を使うよう主張します。これは**中医学に対する無知から生じる中西医学理論の混同**です。西医の診断が，血管の狭窄性病変による冠状動脈硬化症であっても，中医弁証の結果が血瘀証でなければ活血化瘀薬を使う理由はありません。前述した2方剤だけでなく，苓桂朮甘湯や厚姜半甘参湯など，痰飲

や湿を治療する方剤が胸痺治療に多用され，高い治療効果をあげている事実がそれを証明しています。

　上にあげた4方剤は，すべて「経方」と呼ばれる，漢代の古い方剤ですが，この痰や湿による胸痺を治療する「時方」（大まかには「経方ではない方剤」の意味）として高い評価を得ているのが温胆湯です。

　20世紀の著名な老中医である蒲輔周氏は，冠状動脈疾患の病機を「心気不足による営気の循環障害」（心気不足，営気不周）ととらえ，双和散という方剤を作り出しました。そしてこの「心気不足・営気不周」のうえに，さらに「痰湿」が存在するタイプに対し，双和散の一部を温胆湯に加えた加減十味温胆湯（92頁）を使って治療を行いました。現在でも，たとえば広州の著名な老中医である鄧鉄涛教授（広州中医薬大学）が，温胆湯に党参を加えたものを基本方剤として痰湿による胸痺の治療を行っています。

●竹筎温胆湯とインフルエンザ

　竹筎温胆湯とは，明代・龔延の『万病回春』に収められている方剤です。もとは発熱・心煩・心驚・不眠などを呈する「傷寒」を治療する方剤です。

　竹筎温胆湯は，柴胡・黄連・半夏・生姜・人参・大棗・甘草・陳皮・茯苓・竹筎・枳実・桔梗・香附よりなる方剤です。つまり**「小柴胡湯＋温胆湯」の加減方**です。このことから，竹筎温胆湯は，近年，少陽証を呈する各種発熱性の感染症の治療に使われます。とくにインフルエンザの治療に多用され，すぐれた効果をあげています。

　発熱が重い場合は，人参の使用は控えます。また咳・咽喉部の乾燥など，肺熱の症状がみられる場合は，人参を北沙参に変える手法が多用されます。嘔吐がみられる場合，桔梗の使用は控えます。

　使用基準としての病位・病機の核心は，「肝胆脾胃」「気滞（血瘀）・痰熱・湿熱」といえます。この病位・病機の範囲で，インフルエンザに限らず，慢性肝炎や胆嚢炎などにも使用されています。

3 疾患・病証別使用例
治癒例のまとめ

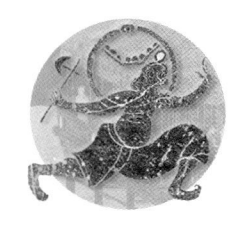

1 消化器系疾患

●1．慢性胃炎（その1）

[証候]　………痰湿証を呈する慢性胃炎

胃の張痛，食欲不振，悪心，げっぷ過多，胸悶，不眠，口の中が粘る，舌淡・舌苔白膩，脈弦滑

[方薬]　………・温胆湯より茯苓・甘草を除き，砂仁・厚朴・白朮・焦三仙を加える。

[解説]　………・胸の動悸や小便不利などがみられず，茯苓を使う必然性に欠けるので，茯苓を除いたものと思われます。

・清熱化痰・和胃作用のある温胆湯に，さらに砂仁・厚朴・白朮・焦三仙という芳香化湿・消食薬を加えています。幅のある化湿をもつ方剤となっています。

●2．慢性胃炎（その2）

[証候]　………寒湿証を呈する慢性胃炎

胃の張痛（さする，または温めると痛みが軽減する），嘔吐（粘度の少ない液体），軟便，食欲不振，全体に元気がない，舌苔白膩，脈弦細

[方薬]　………・温胆湯より竹茹を除き，炒白朮・呉茱萸・厚朴・乾姜を加える。

[解説]　………・寒証なので，寒涼薬である竹茹を除き，呉茱萸・乾姜など温性の強い薬を加えています。

・胃に寒湿のある嘔吐といえば『傷寒論』の呉茱萸湯証です。呉茱萸による温中降気（腹部を温め，気を下げる）を，半夏の降逆化痰に加えることで止嘔作用を強めています。

・白朮・厚朴は芳香系の化湿薬です。

2　精神疾患

● 1．統合失調症

[証候]………胆胃不和・痰火擾神による狂証（ここでは統合失調症）

平素は表情も生気に欠け，全体に疲労感がある。

泣きわめく，または黙りこむ，またはぶつぶつと独り言がたえない，などの症状が不規則に現れる。たえず胸騒ぎがする，立ったり座ったり落ち着きがない，幻聴，人を疑いやすい，すぐに驚く，胸悶，ため息が多い，理由もなく急に人に暴力をふるったり，人を罵ったりする。頭痛，目眩，食欲不振，心煩，口臭が強い，乾燥便，舌尖紅・舌苔白厚，脈沈弦

[方薬]………・温胆湯に胆南星・大黄・炒棗仁・石菖蒲・磁石・柴胡・生牡蛎を加える。

[解説]………・胆南星を加え，清熱化痰作用を強めます。
・炒棗仁・石菖蒲を加え，安神開竅作用を強めることで，痰の心に対する影響を除き，心の機能を回復させます。
・磁石・生牡蛎を加え，上に昇ってきている気を下に降ろします。
・柴胡を加え，疏肝利胆作用を強めます。
・心煩，口臭が強い，乾燥便など，陽明燥実証も存在するので，大黄を加え，清熱通腑作用を強めます。
・便秘を伴う精神疾患の場合，まず通腑（腑の気を通す＝消化管の通りをよくする）によって便通をよくすることは基本的な治療法です。

● 2．幻覚

[証候]………痰火擾心証を呈する幻覚

部屋に1人でいると幻覚を見る（部屋の中にいろいろな人がいて，皆が自分に向かって笑っている様子が見える）。

頭痛，目眩，怖がり，不眠，心煩，口が苦い，舌深紅・舌苔黄厚

[方薬]………・温胆湯に山梔子・黄芩・黄連・夏枯草・竜骨・牡蛎・白芍を加える。

[解説]………・山梔子・黄芩・黄連は皆，清熱燥湿作用のある薬です。
・とくに山梔子は，心に作用し，熱性の鬱を開く作用があるので，痰熱擾心による疾患に適しています。
・痰火が上に昇ってくる状態は，多くの精神疾患にみられますが，これは多くの場合，肝気の上昇と関係しています。
・夏枯草の清肝火作用，竜骨・牡蛎の平肝潜陽作用，白芍の養血柔肝作用の組みあわせによって，痰火擾心を起こす原因ともいえる肝気の上逆を治療します。

3　神経疾患

● 1．不眠症

[証候]　　　痰熱擾心証を呈する不眠症
　　　　　　目眩，頭や体が重い，胸悶，痰が多い，口が苦い，悪心，嘔吐，心煩，不眠，夢が多い，驚きやすい，舌苔白膩，脈弦滑

[方薬]
・温胆湯に当帰・香附・麦門冬・夜交藤・炒棗仁を加える。
・心煩や，胸部の熱感が強い場合は，さらに炒梔子・黄連・阿膠を加える。
・口の苦みが強く，同時にのどの乾燥がみられる場合，さらに天花粉を加える。
・情緒が不安定で，ふさぎこみやすく，めそめそしやすい場合，さらに生百合・遠志を加える。

[解説]
・痰熱証は長期化すると，熱によって陰液が損傷し，陰虚証や，陰虚による風証へと発展していくことがあります。
・また痰熱証の熱は，そもそも背後に陰虚が存在していて虚火が影響しているためである場合もあります。
・当帰・麦門冬は補血補陰作用のある薬です。
・香附・夜交藤・炒棗仁は，理気作用を通して精神を安定させる理気安神作用のある薬です。

● 2．てんかん（その1）

[証候]　　　平時は痰湿証を呈するてんかん患者
　　　　　　悪心，嘔吐，目眩，頭痛，口の中が粘る，食欲不振，痰が多い（サラサラ），動悸，不眠，舌暗紅・舌苔薄白，脈弦滑

[方薬]　・温胆湯に炒遠志・石菖蒲・炒棗仁・五味子・芫蔚子・白僵蚕・白蒺藜を加える。

[解説]
・痰湿証を呈するてんかんは，痰湿が心の機能に影響することで起こると考えます。そこで清熱化痰の温胆湯に，炒遠志・石菖蒲・炒棗仁・五味子など寧心安神作用（気持ちを落ち着ける作用）のある薬を加えます。
・また，てんかん発作の多くは風証であり，肝と関係しています(34頁参照)。芫蔚子・白僵蚕・白蒺藜は，涼肝熄風作用（肝の熱を冷まし，風を鎮める作用）のある薬です。

● 3．てんかん（その2）

[証候]　　　平時は寒湿証を呈するてんかん患者
　　　　　　唾液が多い（質はサラサラ），全身の脱力感，目眩，動悸，黙り込みがち，食欲不振，舌胖・苔白水滑，脈濡弦

[方薬]　・温胆湯に沢瀉・焦白朮・鬱金・石菖蒲・桂枝・乾姜を加える。

［解説］………・サラサラの唾液・舌苔白水滑・脈濡など，痰湿というより，明らかに寒湿または痰飲というべき証です。
　　　　　　・沢瀉・白朮による沢瀉湯は，『金匱要略』に記載されている痰飲による目眩を治療する方剤です。
　　　　　　・また温胆湯は茯苓・甘草を含むので，さらに桂枝・白朮を加えると苓桂朮甘湯となります。苓桂朮甘湯は，痰飲による目眩・動悸などを治療する方剤です。
　　　　　　・鬱金・石菖蒲は開竅作用のある薬です。ここでいう開竅作用とは，「心竅を開く」という意味です。「痰」「湿」「水飲」などが心に影響し，意識状態にまで変化をもたらしている場合，これら有形の邪気を排除し，心の機能を回復させるという意味です。
　　　　　　・「痰」「湿」「水飲」などは，多くは脾虚が原因で生じます。わかりやすく言うと「腹部が冷えやすい」ということです。乾姜は，腹部を温め，腹部に溜まった水飲を治療する薬です。

4　循環器系疾患

●1．冠状動脈疾患

［証候］………痰湿証を呈する冠状動脈疾患
　　　　　　　心臓部の突発性疼痛（1日数回，緊張すると発作が起こりやすい），（寒いときにも発作が起こりやすい），胸悶，動悸，目眩，頭痛，食欲不振，舌脈不明
［方薬］………・温胆湯に遠志・石菖蒲・党参・製南星・鬱金・厚朴・川芎を加える。
［解説］………・遠志・石菖蒲・鬱金は，痰を排除し，心の機能を回復させる作用のある薬です。
　　　　　　・製南星は化痰作用を強めます。
　　　　　　・党参は心気を強めるものです。
　　　　　　・厚朴・川芎という2味の温性薬は，芳香行気による燥湿作用のある薬です。

●2．高血圧症

［証候］………痰熱証を呈する高血圧症
　　　　　　　目眩，食欲不振，口が苦い，目やにが多い，煩躁，熟睡できない，濃尿，舌紅・舌苔中部厚，脈弦滑
［方薬］………・温胆湯に蒼朮・山梔子・黄柏を加える。
［解説］………・舌苔の中部が厚いということは，体の中部に痰湿（痰濁）が溜まっていることを示しています。蒼朮は芳香理気，燥湿作用のある薬です。
　　　　　　・山梔子・黄柏は清熱燥湿・利尿作用のある薬です。

5　婦人科疾患

●1．更年期障害（その1）

[証候]………胆胃不和証（肝胆気鬱・胃気不和）を呈する更年期障害
　　　　　　胸悶，脇が張る，煩躁，ため息が多い，腹張，食欲不振，夢でうなされやすい，せっかち，短気，舌苔薄黄膩，脈弦実
[方薬]………・温胆湯に鬱金・青皮・浮小麦を加える。
[解説]………・鬱金は，肝胆に作用する，解鬱作用をもつ行気活血薬です。湿熱による黄疸などにも多用される薬なので，痰熱証にも適しています。
　　　　　　・青皮は疏肝作用をもつ破気散結薬です。鬱金などとの組みあわせで，脇の張り（とくに痰証）治療に多用されます。
　　　　　　・浮小麦は養心除煩作用（心を強め，「こころ」を落ち着ける作用）があります。

●2．更年期障害（その2）

[証候]………胆胃不和証（肝胆気鬱・胃気不和）を呈する更年期障害
　　　　　　緊張しやすい，煩躁，短気，夢が多い，驚きやすい，腹張，ため息が多い，食欲不振，顔がほてる，舌苔黄膩，脈弦実
[方薬]………・温胆湯に鬱金・柴胡・黄芩を加える。
[解説]………・1とほぼ同じ状況ですが，「顔がほてる」という自覚症状から判断すると，1より少し熱の強い証といえます。
　　　　　　・鬱金は1と同じです。
　　　　　　・柴胡・黄芩は小柴胡湯の君薬ペアです。清疏肝胆を行う，最も古典的で基本的な薬対です。1よりも熱が強いので，鬱金・青皮という寒熱併用ではなく，鬱金・柴胡・黄芩という辛苦寒薬群が使われています。

附・その他の温胆湯

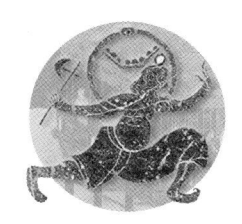

●解説

温胆湯の適応証である,胆胃不和による痰熱証は,温胆湯「3 疾患・病証別使用例」(86頁)をみてもわかるように,さまざまな疾患を含みます。各疾患の特徴にあわせて,適切な加減を行うことで,さらに効果を高めることができます。

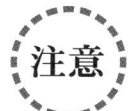

注意 以下の【組成】は,わかりやすくするため「温胆湯+○○」という書き方をしています。この「温胆湯」は,温胆湯と組成が一致するという意味で,用量や炮製法などは,必ずしも一致しません。

消化器系疾患

1. 加味温胆湯（出典：『医宗金鑑』）
【組成】　温胆湯より生姜・大棗を除き,黄連・麦門冬を加える。
【作用】　清熱化痰・降逆和胃
【適応証】胃熱による身熱・嘔吐・のどが渇く（冷たいものを飲みたがる）・尿色が濃いなど。

2. 蘇朴温胆湯（経験方）
【組成】　温胆湯+紫蘇・厚朴
【作用】　清熱化痰・理気寛胸
【適応証】気鬱の顕著な痰熱証で,主症として胸腹満・げっぷ・しゃっくりなどがみられるもの。

精神疾患

1. 参胡温胆湯（出典：『雑病源流犀燭』）
【組成】　温胆湯+香附・人参・柴胡・麦門冬・桔梗
【作用】　清疏肝胆・益気養心
【適応証】心肝両虚証を呈する善悲（めそめそしやすい,悲観的になりやすい）。

2．加減温胆湯（出典：『増補万病回春』）
　　【組成】　温胆湯＋炒梔子・白朮・黄連・当帰・炒棗仁・人参・麦門冬・朱砂・竹瀝・烏梅
　　【作用】　清熱化痰・開竅醒神
　　【適応証】痰火擾心による煩躁・失志など。

3．加味温胆湯（王季儒）
　　【組成】　温胆湯より甘草・生姜・大棗を除き，遠志・九節菖蒲・礬鬱金・天竺黄・磁石生竜歯・生牡蛎・胆南星・朱砂を加える。
　　【作用】　疏肝寧心・化痰開竅
　　【適応証】痰熱擾心による，黙り込んでほとんど話をしない・ぶつぶつ独り言を言うなど。

神経系疾患

1．黄連温胆湯（出典：『六因条弁』）
　　【組成】　温胆湯より大棗を除き，黄連を加える。
　　【作用】　清熱瀉火・燥湿化痰
　　【適応証】痰熱による不眠・心煩・目眩など。

2．十味温胆湯（出典：『世医得効方』）
　　【組成】　温胆湯より竹筎を除き，炒棗仁・遠志・五味子・熟地黄・人参を加える。
　　【作用】　補益心胆・寧心安魂
　　【適応証】心胆気虚による恐怖感・不眠・驚きやすい・動悸など。

3．珍珠温胆湯（蒲輔周）
　　【組成】　温胆湯より生姜・大棗を除き，珍珠母・九節菖蒲・夏枯草・香附・白芍・玄明粉を加える。
　　【作用】　養肝陰・解鬱熱・降痰火
　　【適応証】痰熱（痰火）による目眩・耳鳴り・記憶力減退・嘔吐・動悸など。

循環器系疾患

1．加減十味温胆湯（蒲輔周）
　　【組成】　温胆湯より甘草・生姜を除き，西洋参・酸棗仁・遠志・川芎・丹参・柏子仁・九節菖蒲を加える。
　　【作用】　通心気・化痰湿
　　【適応証】痰湿証を呈する冠状動脈疾患（狭心症）。

2．菖志温胆湯（蒲輔周）

【組成】　温胆湯より大棗を除き，菖蒲・炙遠志・炒白芥子を加える。
【作用】　清胆利湿・和胃化痰
【適応証】胆胃不和による痰熱証を呈する洞性不整脈。

四物湯

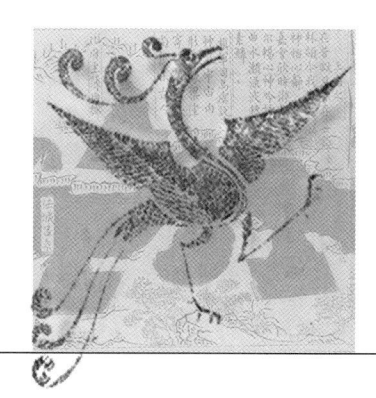

血虚証治療の基本方剤
婦人科疾患に多用される

●なりたち

　もとは，唐代・藺道人の『仙授理傷続断秘方』（略記『理傷続断方』）という骨傷科の専門書に載せられていた方剤です。**重度の外傷によって，腸内に瘀血が生じている状態を治療する方剤**とされていました。

　これが，宋代・『大平恵民和剤局方』（略記『局方』）では9巻「治婦人諸疾」のなかに収められ，衝任虚損による**各種婦人科疾患（生理不順・生理痛など）を治療する方剤**とされました。

　明代には，雑病（主に急性感染症以外の内科疾患）の病機を「気」「血」「痰」「鬱」の4種に大別する方法が生まれました。これは元代・朱丹渓の方法を，その弟子である戴思恭や，さらに後世の王綸がまとめたものです。そして**「血」に属する疾患には四物湯**を使うとしました。

　清代には，『局方』や王綸の認識が広く普及しました。たとえば汪昂『医方集解』は四物湯を，「治一切血虚，及婦人経病」（あらゆる血虚証と，月経に関する疾患を治療する）と紹介しています。

　現在では，これらの認識を受けて，四物湯は**補血の基本方剤・調経の基本方剤**とされています（調経とは，「月経を調える」という意味）。

　また，血は肝にたまり（肝蔵血），目は肝と対応している（肝開竅於目）ことから，血虚証を呈する眼病の治療にも，多用されます（杞菊地黄丸「肝と目」34頁参照）。

1 基本を押さえる
製剤の使い方

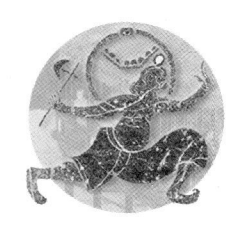

1 どのような患者に使うのか？
四物湯の適応証＝営血虚滞証・衝任虚損を理解する

●営血虚滞証とは

営血虚滞証とは，**血が足りないせいで血のめぐりが悪くなっている状態（血虚→血滞）**のことです。核心は「血が足りない」ことです。ここでいう「血のめぐりが悪い」とは，主に「十分に行き届かない」という意味です。いわゆる血瘀とは違うので，血滞と呼んでいます。

四物湯の適応証としての営血虚滞証
・顔色が白く（赤みが少ない），つやがない　　・まぶたや唇が蒼白
・爪が白い（赤みが少ない）　　・めまい　　・動悸
・生理不順（量が少ない，程度の重い場合は続発性無月経）　　・生理痛
主要な表現は上のとおりです。舌脈は，舌淡・脈細（細弦・細渋など）となります。そのほか以下のような症状もみられます。
・手足の痺れ　　・不眠　　・健忘　　・目がかすむなど。

●衝任虚損とは

衝任とは，衝脈と任脈のことです。中医学は，人体の気血の流れ道を経絡（杞菊地黄丸「肝と目」34頁参照）と呼んでいます。主要な経脈としては「十二正経」のほか，「奇経八脈」と呼ばれるものがあります。**衝脈と任脈は，この奇経八脈に属する**ものです。

衝脈・任脈は，ともに子宮とつながっているので，**中医学が婦人科疾患の病機を説明する場合，多くは衝任の問題ととらえます。**さまざまな原因が，直接または間接的に衝脈・任脈に影響した結果，各種婦人科疾患が起こると考えるわけです。

四物湯の適応証としての「衝任虚損」とは，**血虚によって全身の血が不足した結果，衝脈・任脈の気血も不足し，衝脈・任脈が正常に機能できなくなっている状態**を指します。

前述した「月経の量が少ない」「ひどい場合は続発性無月経」という症状は，衝脈・任脈の気血が不足した結果です。

● どんな疾患に使えるのか

前述した適応証に当てはまるという前提で，四物湯は，以下のような疾患に多用されます。

> 生理不順・生理痛・各種産科疾患・各種骨傷科疾患・じんましん・乾癬・松皮癬・（皮膚）黒色症・アレルギー性紫斑・貧血症・頭痛など。

2 四物湯とはどんな薬か？
四物湯の構造と作用を理解する

　四物湯の組成は，地黄・芍薬・当帰・川芎です。一般に，ただ四物湯といった場合，地黄は熟地黄を，芍薬は白芍を指します。**これを熟四物湯（または陽四物湯）**と呼びます。『理傷続断方』の四物湯は，熟四物湯です。

　これに対し，地黄は生地黄を，芍薬は赤芍を使ったものは**生四物湯（または陰四物湯）**と呼ばれます。

　また『局方』の四物湯は，両者の中間に位置するもので，地黄は，熟地黄・生地黄の併用となっています（芍薬は白芍）。

> 私は，いくつかの理由から『理傷続断方』の四物湯は，生四物湯であったという仮説を立てていますが，ここでは現在の流通本にしたがい，熟四物湯ということにしてあります。

1　熟四物湯（陽四物湯）

● 基本構造

```
・熟地黄 ─┐
・白芍　 ├── 「陰血」を補う（滋陰養血作用）
・当帰　 ┘
（当帰） ┐
・川芎　 ┴── 「気血」の流れをよくする（活血行気作用）
```

四物湯　97

●解説

　熟地黄・白芍は，すぐれた養血薬ですが，活血作用はありません。養血だけでは補強された血が体内に溜まり，気血の流れが滞ってしまいます。そこで当帰・川芎という活血作用のある薬を併用しこの副作用が生じるのを防いでいます。

　このように**「養血・活血併用」**つまり**「静動併用」**という構造をもっているので，①養血によって気血が滞ってしまうのを防ぐ，②活血によって血が損傷を受けるのを防ぐ，という２種類の副作用防止効果があります。

2　生四物湯（陰四物湯）

●基本構造

- ・生地黄 ┐
- ・赤芍　 ┘「血」を冷ます（涼血作用）
- ・（生地黄）┐
- ・当帰　　 ┘「陰血」を補う（養血作用）
- ・川芎 ──「気血」の流れをよくする

「気血」の流れをよくする（活血化瘀作用）

●解説

　生地黄・赤芍ともに，涼血作用のある寒性薬なので，熟四物湯と比較すると，**寒性が強く**なっています。また赤芍は活血作用もあるので，当帰・川芎とあわせて，熟四物湯より**活血化瘀作用も強く**なっています。

3　『局方』の四物湯

　『局方』の四物湯は，生地黄・熟地黄併用なので，方剤の性質や作用は，**熟四物湯と生四物湯の中間**にあるものといえます。

　『局方』四物湯の芍薬は白芍ですが，これを赤芍に変えれば，方剤の性質はより生四物湯に近づくことになります。

3 どのように使うのか？

●熟四物湯と生四物湯の使い分け

（以下の使い分け方は，あくまで原則であり，絶対的なきまりではありません。）

①営血虚滞証	**血虚**が主──→**熟四物湯**を使う。 　　（一般）当帰・熟地黄の用量を多めにする。 　　（**血虚が重い場合**）川芎の量を減らす，または使わない。 **血滞**が主──→**生四物湯**を使う。 　　（一般）当帰：川芎＝１：１にする。 　　（**血熱が生じている場合**）生地黄の用量を多めにする。 　　（**血滞が血瘀に発展している場合**） 　　　　　　当帰は，当帰尾を使う。 　　　　　　赤芍の用量を多めにする。 　　　　　　生地黄の用量は少なめにする。
②衝任虚損証	**生理不順**に使う場合 　　月経前期（月経期＋増殖期）→**生四物湯**を使う。 　　月経後期（分泌期）→**熟四物湯**を使う。

●基本的加減法

・気虚（疲労感・脱力感など）を兼ねる場合──→黄耆・人参などを加える。
・寒象（手足の冷え・腹部の冷え・下痢など）を兼ねる場合──→肉桂・炮姜・呉茱萸などを加える。
・血瘀による痛み（刺痛，部位が固定している）がみられる場合──→桃仁・紅花などを加える。
・崩漏（子宮の出血）がみられる場合──→阿膠・焦艾葉などを加える。

●使用上の注意

・陰虚火旺証には使いません。
・妊婦に四物湯を使う場合，川芎の用量には細心の注意が必要です。用量を減らすか，または使用をひかえます。
・四物湯は，補血剤ですが，この補血とは「緊急時の輸血」とはまったく意味の違うものです。緊急の処置が必要な，大量出血などの状況には向いていません。
・補血剤（薬）や補陰剤（薬）は，一般に非常に消化しにくいものです。普段から食欲がなく，大便もゆるいという脾虚体質の人が服用する場合は，適切な加減が必要となります。
・消化機能に負担をかけるので，下痢をしている場合は服用できません。

2 応用のための基礎知識
四物湯の背後にある中医理論

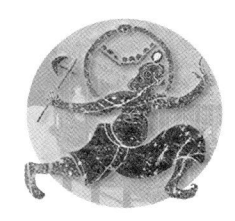

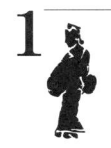

1 基礎理論

●月経とは？

　中医学は，**女は14歳，男は16歳で性的な成熟を迎える**（子供をつくる能力が備わる）と考えます。そして，この性的成熟の前提となるのが，**「腎気」の充実**です。生まれてから14〜16年の間に「腎気」が十分に養われると，体内に**「天癸」**と呼ばれる特殊な陰精（下記参照）が生じます。ここまでは男女共通です。

　「腎気」が充実し，体の気血が旺盛な状態に「天癸」が生じると，女性の場合，**衝脈と任脈の気血が満たさ**れます。衝脈と任脈は，ともに子宮に通じているので，衝脈・任脈に満たされた**気血は，一定周期で「子宮」に溢れ**ます。これが中医学の考える「月経」です。

■月経発生のシステム

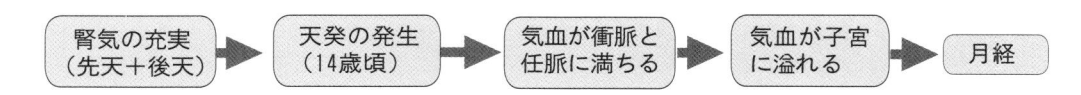

腎気の充実（先天＋後天） → 天癸の発生（14歳頃） → 気血が衝脈と任脈に満ちる → 気血が子宮に溢れる → 月経

■天癸とは？

①体の成長・発育を促進し，とくに性機能の発生・維持・衰退と密接な関係のある特殊な陰精。
②肉眼では見ることのできない，体内に微量に存在する「無形の水」。
③男女ともにある。
④女性の「初潮」「閉経」，男性の「精液の生産」などは皆，天癸が作用した結果である。

　つまり正常な月経の維持には，「腎気」「天癸」「衝脈・任脈」「気血」などが関係しています。「腎気」「天癸」に問題はなくても，「気血」が不足し，「衝脈・任脈」の気血も枯渇すると，当然月経に影響します。四物湯は，このような状態に使用できる方剤です。

●婦人科疾患と奇経と四物湯

前述した**衝脈・任脈**のほか，**督脈**も子宮に通じる奇経です。またこれら3経を束ねる奇経として帯脈があります。子宮と頭部をつなぎ，腰部・下腹部・会陰部・性器周辺を通るこれら諸経は，各種婦人科疾患と非常に密接な関係があります。そこで中医学が婦人科疾患をみる場合，臓腑・気血などのほか，奇経との関連を重視します。

なかでもとくに重要なのが，衝脈と任脈です。たとえ病因が何であっても，最終的には直接または間接的に衝脈・任脈が損傷を受けるので子宮の機能に影響すると考えます。**「経・帯・胎・産」（月経・おりもの・妊娠・産後）の各種疾患は，すべて衝脈・任脈が関係している**とみるわけです。

四物湯は，衝任虚損を治療する方剤なので，月経病に限らず，さまざまな婦人科疾患の治療に使われます。

たとえば中国・江蘇地方の名医・姜春華氏は，更年期障害には，腎水不足・衝任失調のタイプが多見されるとして，このタイプの治療に四物湯（地黄は生地黄，芍薬は白芍）と二仙湯の合方を使用しています。

また中国・安徽省の名医・徐志華氏は，血瘀気滞がみられる各種月経異常を治療する場合，衝脈・任脈の機能を調節し，気血を和すことが重要であるとし，二丹四物湯（四物湯＋丹皮・丹参など）（地黄は生地黄，芍薬は白芍）という方剤を作り出しました。

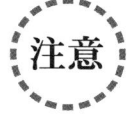

注意　ここでは，衝任虚損を四物湯で治療するという例ばかりをとりあげましたが，これは1つの方法にすぎません。ほかにも非常に多くの方法があります。たとえば清代・葉桂が提出した「血肉有情之品」と呼ばれる虫薬・動物薬を多用する方法も主要な治療法の1つです。また「奇経」治療とは，経脈の治療なので，湯液（飲み薬）よりも針灸治療の方が，効果が高いという見方もあります。

●血虚（中医）と貧血（西医）

血虚と貧血は，**絶対に同一視してはならない，まったく異なる2つの概念**です。言葉は似ていますが，それぞれ異なる医学体系に属する用語です。

四物湯は，補血の代表方剤なので，貧血治療には四物湯を使う，などという考えは絶対に成り立ちません。また，以下「補血のいろいろ」（103頁）にあるように，四物湯自体が，すべての血虚証に使えるわけではありません。

1　中医からみた貧血

貧血といってもいろいろありますが，簡単な対応表をつくると以下のようになります。表を作った目的は，**中医の方法で貧血をみた場合，単純な「血虚」ではないことを示すため**です。下にあげた証型は，あくまでも多見されるものにすぎません。

貧血の種類	対応する中医の疾患	多見される証型
急性出血性貧血	血枯	（1）外因：外傷損脈・傷絡血溢 （2）内因：①実証：血熱迫血妄行 　　　　　②虚証：気虚不能摂血
鉄欠乏性貧血	（各種）黄病	脾虚肝旺
	虚労	①脾気虚（脾陽虚） ②気血両虚 ③脾腎陽虚
再生不良性貧血	血痹虚労	①脾腎陽虚 ②陰虚内熱 ③肝腎両虚
巨赤芽球性貧血	虚損	脾虚血虧
悪性貧血	虚損	脾失健運・気血両虚
溶血性貧血	虚黄・癥瘕	（1）外因：邪気外襲・営分鬱熱 （2）内因：①脾腎両虚 　　　　　②気血両虚 　　　　　③湿熱内蘊
遺伝性球状赤血球症	虚黄・癥瘕	陰虚内熱・営分瘀熱

　表を見れば，**西医の貧血は，中医の「気虚」「血虚」「気血虚」など多くの証を含むもの**であることがわかります。現在では，貧血治療のための方剤も作られていますが，それらのほとんどは気血両補の方剤です。また**単純な虚証であるとも限らず，虚実挟雑のタイプも多く**みられます。

2　西医からみた血虚

　中医弁証で「血虚」とされた患者のうち，西医の貧血の基準に当てはまる例は，全体の6割程度であるという報告があります。
　中医の血虚には，貧血のほか，冠状動脈疾患，不整脈，ウイルス性心筋炎，低血圧，低血糖，健忘症，など多くの疾患が含まれています。

2 臨床応用

●補血のいろいろ

補血は，血虚証を治療する主要な方法ですが，血虚といっても「血虚証」「心血虚証」「肝血虚証」「心肝血虚証」などを含みます。

血と関係の深い臓は「心」と「肝」です（心主血，肝蔵血）。また，肝血は肝陰の1部分であり肝陰と腎陰は同源の関係にあります（杞菊地黄丸「腎陰と肝陰」33頁参照）。**このことから補血を行う場合，「心」「肝」「腎」からの治療が中心**となります。そして四物湯は，肝血腎陰を補う方剤なので，「補血の主要方剤」とされているのです。

ただし中医の補血法は，ほかにもいろいろな方法があります。簡単に分類すると以下のようになります。

方法①：「血」と関係の深い臓の「（陰）血」を補う（補血・養血）。

　　四物湯（肝・腎・衝任），補肝湯（肝），小営煎（肝・腎）などがあります。

方法②：「気は血を生む」ので，気を補うことで血の生成を促進する（補気生血）。

　　比較的急性のものには当帰補血湯を，慢性のものには八珍湯などを使います。聖愈湯は，両者の中間に位置するものといえます。

方法③：腎は「水火之臓」なので，補腎陽を通して，腎陽→腎陰→肝陰（血）の順で作用を及ぼす（温腎補血）。

　　血虚と同時に，陽虚がみられる場合の方法です。ふさわしい補血方剤に補腎陽薬を加えます。

方法④：「精は血を生む」ので，精を補うことで血の生成を促進する（塡精補血）。

　　補精薬は，髄類・血液類・膠類に分類されます。

　　（1）髄類：大補陰丸では「ブタの骨髄」が使われていますが，そのほかにも牛の骨髄，羊の骨髄などを使います。

　　（2）血液類：ブタの血，蛇の血，ガチョウの血，スッポンの血などを使います。

　　（3）膠類：最も多用されるのは阿膠ですが，そのほかにも亀膠，鹿膠などがあります。そのほか，紫河車（人の胎盤）なども使われます。

方法⑤：「瘀血」のために新しい血の生成が妨げられ，血虚が生じている場合，瘀血を取り除くことで，血の正常な生成を復活させる（活血生血）。

　　補血剤に活血化瘀薬を加えます。桃紅四物湯などがあります。

●劉完素の四物湯使用法

金代・劉完素は『素問病機気宣保命集』で，四物湯を使用する際の，季節変化に応じた2種類の加減法を提示しています。

1 組成薬内での変化

春──→川芎の用量を倍にする。
夏──→芍薬の用量を倍にする。
秋──→地黄の用量を倍にする。
冬──→当帰の用量を倍にする。

2 ほかの薬を加える

春──→防風を加え，川芎の用量を倍にする（防風四物湯）。
夏──→黄芩を加え，芍薬の用量を倍にする（黄芩四物湯）。
秋──→天門冬を加え，地黄の用量を倍にする（天門冬四物湯）。
冬──→桂枝を加え，当帰の用量を倍にする（桂枝四物湯）。

春だというだけで，患者の個人的状況を無視して，川芎のような燥性の強い薬の量を倍増してしまうのは乱暴すぎますが，**「同じ方剤でも，季節変化に応じた使い方を考慮する」という教訓**，と受けとめれば，非常に意義のあるものだと思います。

『素問』四気調神大論が述べているように，中医学は**季節変化に応じた生活法**を重視します。**服薬は食生活の延長**であり，生活の1部分です。「春は気を発散させ（生），夏は気を充実させ（長），秋は気を収め（収），冬は気をしまいこむ（蔵）」という，**季節に応じた「気のあり方」**を重視することは，中医学の根本思想の1つです。『素問』陰陽応象大論が，「治不法天之紀，不用地之理，則災害至矣」といっているように，**治療を行う場合，季節・地域など自然界の特徴を無視してはならない**と，中医学は考えています。

●朱丹渓の四物湯使用法

元代・朱丹渓は，滋陰派の代表として知られています。そして朱氏が自ら作り出した大補陰丸が，彼の補陰法の代表方剤であるとされています。

朱氏の行ったさまざまな治療法は，後世，非常に安易に理解される傾向にあります。冒頭の95頁で触れている，「気」「血」「痰」「鬱」による雑病治療法などもそうですし，また補陰法についてもそうです。

現存している医案をみるかぎり，朱氏が補陰を行う際，大補陰丸ばかりを使用していたわ

けではありません。朱氏には，大補陰丸のほかにも，大補丸・三補丸・滋陰大補丸など自作の補陰剤が多くありますし，また四物湯を非常に多用しました。現代の理論でいえば，陰精虚には大補陰丸を，陰血虚には四物湯を，という使い分けをしていました。

朱氏の四物湯使用法を理解する前提として，まず認識しておく必要があるのは，**古代の中医学では「陰」と「血」の概念が，まだ未分化状態にあった**，ということです。たとえば『傷寒論』385条にある「亡血」は，現在の概念では，「血」ではなく，むしろ「津液」「陰」と理解すべきものです。

朱氏の四物湯使用法を，大まかにまとめると，以下のようになります。

1 弁証からみた使用法

①陰虚証への使用
  ⅰ）同時に痰がある場合――→枳殻・半夏・竹瀝・生姜汁などを加える。
  ⅱ）陰虚火旺証――――――→黄芩・山梔子・童便などを加える。
  ⅲ）熱証が顕著な場合――→黄柏・黄芩・亀板などを加える。
  　　　　　　　　　　　　重度の場合は，大承気湯と併用する。

②血熱証への使用
  ⅰ）熱証が顕著な場合――→黄柏・黄芩・山梔子などを加える。
  ⅱ）気滞がみられる場合――→香附・牛膝などを加える。

③血虚証への使用
  ⅰ）気虚がみられる場合――→白朮の用量をふやす。気虚が顕著な場合は四君子湯と併用する。
  ⅱ）血熱がみられる場合――→黄連・黄柏などを加える。
  ⅲ）気滞がみられる場合――→香附・木香などを加える。
  ⅳ）血瘀がみられる場合――→桃仁・紅花・陳皮・牛膝・五霊脂などを加える。
  ⅴ）痰瘀交阻がみられる場合――→枳殻・茯苓・通草・陳皮・桃仁・黄芩・甘草生姜汁などを加える。

2 疾患からみた使用法

①痺（通風）への使用
  ⅰ）血虚→血瘀の場合――→桃仁・紅花・陳皮・牛膝・生草・生姜などを加える。
  ⅱ）血瘀→血虚の場合――→桃仁・紅花・陳皮・牛膝・生草・黄芩などを加え，さらに委中をとる（針刺治療）。

②血証（出血症）
  ⅰ）血虚→気滞血瘀による鼻血――→香附・側柏葉などを加える。
  ⅱ）虚損による血便――→藕汁・紅花・蒲黄・白芷・升麻・槐花などを加える。

③疝気（ヘルニアなど）

ⅰ）気血陰陽両虚によるもの──→小茴香・呉茱萸・葫芦巴・青皮・山楂子などを加える。

④癧疽（化膿性リンパ節炎など）

ⅰ）燥熱によるもの──→桔梗・香附・生姜などを加える。

3 疾患・病証別使用例
治癒例のまとめ

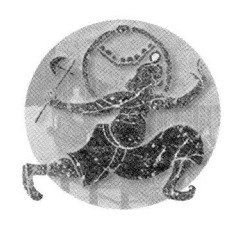

1 婦人科疾患

●1．生理不順

[証候]………血虚と同時に（肝胆）気鬱がみられる生理不順

前述した「血虚証」の表現のほか，胸〜脇の張り（張るせいで少し息苦しい感じを伴う），口が苦い，悪心，めまい，など「肝胆気鬱証」の表現もみられる。

月経周期は，長くなったり，短くなったり一定しない。月経期は，目のかすみ，めまいがみられる。舌苔薄白，脈弦細。

[方薬]………・陽四物湯と，小柴胡湯を併用する。

[解説]………・この証は，臓腑弁証では，病機の中心は「肝」にあります。
・血を貯蔵する場所である肝の血が不足し，さらに肝の気の通りも悪くなっている状態です。
・四物湯で肝の血を増やすことで「肝陰」を補い，小柴胡湯で「肝陽」の機能を助長します。
・つまり肝臓の本体を養いながら，さらにその機能を強めていくという方法です。

●2．生理痛

[証候]………血虚のほか，体質としての冷え性（この場合は脾腎陽虚）がみられる慢性的な生理痛

「血虚証」のほか，平素より食欲不振，軟便，腰がだるい，おりものの量が多い（色は白，とくに粘度は高くない），疲れやすい，脱力感，などの脾腎陽虚がみられる。

月経周期に異常はなく，量は少なめ。月経期に腹痛，腰痛，悪心がみられる。痛みは温めると軽減する。舌淡紅，周辺に瘀斑，脈細滑。

[方薬]………・四物湯（生地黄・熟地黄併用，赤芍・白芍併用）に，艾葉・香附・橘核・荔枝核・蒼朮・白朮・柴胡・白蒺藜・続断・枸杞子を加える。

[解説]………・たんなる血虚証ではなく，脾腎陽虚という体質によって，体内で生じた寒邪が，下腹部・子宮の気血の通りを悪くしている状態です。

- これは「気滞血瘀・寒凝胞脈」と呼ばれる証で，生理痛に多見されます。
- 香附・橘核という行気止痛薬に，艾葉という温経散寒薬を加え，下腹部・子宮を温め，気血の通りをよくし，痛みを止めます。
- 蒼朮・白朮は健脾燥湿薬です。
- 柴胡・白蒺藜は疏肝解鬱薬です。肝には「蔵血作用」と，「血の流れを調節する作用」があります。この２つの作用は月経と密接に関わっています。肝に十分な血が貯えられ，肝経の気血が正常に流れている，ということは正常な月経の前提となります。
- 続断・枸杞子は補肝腎薬で，四物湯の作用を補強します。

● 3．月経期のカゼ

[証候]………月経期にカゼをひき，発熱・悪寒・身体の痛み・鼻水などがみられる
[方薬]………・『局方』の四物湯に症状に応じた解表薬を加える。
[解説]………・中医学は，月経期を「血室空虚」ととらえます。血室とは子宮のことです。月経期は，子宮から出血がみられるので，子宮の気血が失われ，相対的に虚弱になっている状態ということです。
- つまりこの時期にカゼをひくと，外から入ってきた邪気は，子宮へと入って行きやすいのです。
- これを防ぐためには，相対的な正気虚をもたらした原因である，気血を補う必要があります。四物湯は，そのために使われます。
- さらに弁証にしたがって，ふさわしい解表薬を加えます。

2 眼科疾患

● 1．ものもらい（麦粒腫）

[証候]………外感風熱証に属するものもらい
　　　　　　局部症状として，赤く腫れ，痒みが強い，乾燥している。舌脈は，舌淡，苔薄白，脈浮数がみられる。
[方薬]………・生四物湯に花粉・薄荷・荊芥・防風・牛蒡子・苦参・連翹を加える。
[解説]………・生四物湯の養血に花粉を加え，潤燥作用を強めています。
- 全身症状としての血虚証は顕著ではありませんが，局部が乾燥し，痒みが強いということが，四物湯を使用する根拠となります。
- 薄荷・荊芥・防風・牛蒡子は去風薬です。去風によって痒みを止めます。
- 苦参・連翹の清熱瀉火作用で，熱（赤く腫れる）を除きます。

●2．流涙症

[証候]………血虚証を呈する流涙症
[方薬]………熟四物湯に防風・白芷・細辛を加える。
[解説]………・血虚証がみられるので，四物湯を使います。
　　　　　　　・流涙症は，風にあたると涙が出る，という特徴があります。そこで防風・白芷・細辛という去風薬を加えます。

●3．（ヘルペス性）角膜炎

[証候]………肝肺虚熱を呈する（ヘルペス性）角膜炎
　　　　　　　角膜炎の症状（角膜浅層に点状に出現する炎症）のほか，目の症状としては，乾燥，痒み，熱感がみられる。また球結膜の充血は，ときによって程度が重かったり軽かったりする。舌脈は，舌淡紅，少苔または無苔，脈虚数。
[方薬]………・四物湯（生地黄・白芍）に，生桑白皮・地骨皮・黄芩・桔梗・菊花・蟬蛻・白茅根・生甘草を加える。
[解説]………・四物湯の使用根拠は「1．ものもらい」と同じです。
　　　　　　　・また中医眼科には「五輪学説」という考え方があり，黒睛（角膜）は肝と対応します。
　　　　　　　・そして球結膜は，中医眼科では白睛と呼ばれ，肺と対応します。そこで球結膜の充血は，外邪が肺経に入り，化熱した結果，熱が上に昇ってきた結果であると考えます。
　　　　　　　・生桑白皮・地骨皮・甘草は，瀉白散という肺熱を冷ます方剤の主要な薬です。
　　　　　　　・黄芩・桔梗・蟬蛻・白茅根も，同様に肺経に入る去風清熱薬です。この証は充血という一種の「血証」が存在するので，黄芩・桔梗・蟬蛻という気分薬に白茅根という血分薬を加えています。

●4．（外傷性）白内障

[証候]………外傷を原因とする白内障（外傷はすでに治癒したもの）
[方薬]………・生四物湯に桃仁・紅花・劉寄奴・蘇木・檳榔片・茺蔚子・密蒙花・甘菊花を加える。
[解説]………・外傷が治癒した後も，水晶体に濁りが残っている状態を，外傷による経脈の損傷によって，目に営養が行きとどかないためであると考えます。つまり局所的な「血虚」とみなし四物湯を使います。
　　　　　　　・また，たんなる血虚ではなく，外傷を原因とする疾患であることから，瘀血が存在するために，気血が目にとどかなくなっていると考えます。そこで桃仁・紅花・劉寄奴・蘇木・檳榔片などの行気活血化瘀薬を加えます。

- 茺蔚子・密蒙花・菊花は，肝経に入る薬のなかでもとくに強く目に作用するものです。明目作用のある薬です。

3 神経系疾患

●1．偏頭痛（片頭痛）

[証候]………気血両虚証を呈する慢性の偏頭痛

断続的な偏頭痛（多くは，疲労や睡眠不足が誘因となる），疲れやすい，身体に力がみなぎらない，めまい，動悸，月経が止まらず，断続的に子宮より出血がある。舌体胖大，舌質暗淡，脈細弦。

[方薬]………・『局方』の四物湯と補中益気湯を併用し，さらに続断・枸杞子・菟絲子・肉蓯蓉・元胡・烏薬を加える。

[解説]………・本証は気血両虚証ですが，標としての主訴は偏頭痛です。これは気血両虚によって，陽気が頭部に至らないためであると考えます。
- そこで，八珍湯（四物湯＋四君子湯）のような単純な気血両補ではなく，四物湯に，益気昇陽作用のある補中益気湯をあわせています。
- また，子宮の出血という婦人科疾患も同時にみられる虚証なので，さらに続断・枸杞子・菟絲子・肉蓯蓉を加え，補肝腎（陰陽双補）も行っています。
- 元胡・烏薬は，行気・散寒による止痛作用のある薬です。

●2．多発性硬化症

[証候]………血虚証を呈する多発性硬化症

血虚証の一般的な症状に加えて，目のかすみ，視力減退，手足の痺れ，筋肉の硬直，痙攣などがみられる。

[方薬]………・熟四物湯に天麻・全蠍・蜈蚣・枸杞子・石斛・菊花を加える。

[解説]………・血虚証に加えて，痙攣という風証（杞菊地黄丸36頁参照）が起こっているので，天麻・全蠍・蜈蚣など去風止痙作用のある薬を加えています。
- 多発性硬化症で，最も多い併発症は球後視神経炎ですが，ここでも目の症状が現れています。そこで枸杞子・石斛・菊花という，明目作用のある薬を加えています。

4　アレルギー疾患

●1．アレルギー性鼻炎

［証候］………アレルギー性鼻炎（血虚証は，必ずしも顕著ではない）

［方薬］………・生四物湯に蒼耳子・辛夷・荊芥・蟬蛻・麻黄・細辛・生黄耆・白朮・防風・桃仁を加える。

［解説］………・各種アレルギー疾患を，中医学は「虚しているために，ある特定のものに対する抵抗力がなくなり，過敏になっている状態」ととらえます。つまりアレルギー疾患の本質は「虚」であるということです。
・アレルギー性鼻炎の場合，カゼの症状に似た，中医学でいう肺衛証や表虚証などがみられます。
・つまり「衛虚不固」なので，益気固表作用のある玉屏風散（生黄耆・白朮・防風）を加えています。
・またアレルギー性鼻炎の主訴である「鼻水」「鼻づまり」に対し，開鼻竅作用のある蒼耳子散より蒼耳子・辛夷を加えています。
・荊芥・蟬蛻・麻黄・細辛は，去風宣肺作用のある薬です。
・アレルギー性鼻炎は「痒み」の症状も顕著です。中医学はこれを「血虚＋風」ととらえます。そこで前述した多くの気薬・風薬に加え，さらに四物湯を使います。桃仁は，四君子湯の活血作用を強めるものです。

●2．じんましん（蕁麻疹）

［証候］………慢性のじんましん（血虚証は，必ずしも顕著ではない）

［方薬］………・生四物湯に桃仁・紅花・僵蚕・蟬蛻を加える。

［解説］………・じんましんもまた，「痒み」を呈するアレルギー疾患です。病機分析は「1．アレルギー性鼻炎」同様「血虚＋風」となります。
・そこでやはり四物湯の基礎のうえに，僵蚕・蟬蛻という去風薬を加えています。
・この証は慢性疾患なので，中医学の「久病必瘀」（長期に渡る疾患では，必ず血瘀が存在する）という考えにもとづき，四物湯に桃仁・紅花という活血化瘀薬を加えています。

附・その他の四物湯

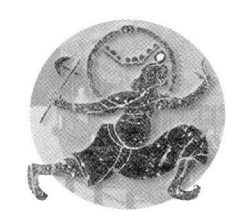

●解説

　四物湯の適応証である営血虚滞証は，それ自体で1つの病証ですが，一種の体質ととらえた場合，多くの疾患の基盤となるものです。そこで営血虚滞という体質のうえに起こった，さまざまな疾患に対しては，四物湯を基礎とし，さらに必要に応じた薬を加味することで治療を行うことができます。

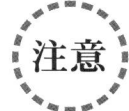

注意　以下の【組成】は，わかりやすくするため「四物湯＋○○」という書き方をしています。この「四物湯」は，四物湯と組成が一致するという意味で，用量や炮製方などは必ずしも一致しません。

婦人科疾患

1．六合湯（出典：『易簡方』）
- 【組成】　四物湯（生地黄・白芍）＋官桂・炮莪朮
- 【作用】　養血活血・化瘀止痛
- 【適応証】血虚証・血瘀証のみられる生理不順，生理痛。

2．増損四物湯（出典：『東垣試効方』）
- 【組成】　熟四物湯＋広茂・京三棱・肉桂・乾漆
- 【作用】　養血活血・化瘀止痛
- 【適応証】婦人血積。

3．表実六合湯（出典：『医塁元戎』）
- 【組成】　熟四物湯＋麻黄・細辛
- 【作用】　養血・温経・発表
- 【適応証】妊婦の傷寒表実証。

4．表虚六合湯（出典：『医塁元戎』）
- 【組成】　熟四物湯＋桂枝・地骨皮
- 【作用】　養血・解肌・発表

【適応証】妊婦の傷寒表虚証。

5．升麻六合湯（出典：『医塁元戎』）
　　　【組成】　熟四物湯＋升麻・連翹
　　　【作用】　養血清熱・解毒発斑
　　　【適応証】妊婦の傷寒で，皮膚に斑点のみられるもの。

6．柴胡六合湯（出典：『医塁元戎』）
　　　【組成】　熟四物湯＋柴胡・黄芩
　　　【作用】　養血・和解少陽
　　　【適応証】妊婦の傷寒（少陽証）。

7．益母勝金丹（出典：『医学心悟』）
　　　【組成】　熟四物湯＋牛膝・白朮・香附・丹参・茺蔚子・益母草・酒・蜜
　　　【作用】　活血調経
　　　【適応証】気血不和による生理不順。

8．桃紅四物湯（出典：『医宗金鑑』）
　　　【組成】　生四物湯＋桃仁・紅花
　　　【作用】　活血調経
　　　【適応証】血瘀証を呈する生理不順，生理痛。

9．四二五合方（劉奉五）
　　　【組成】　熟四物湯＋二仙（仙茅・仙霊脾〈淫羊藿〉）＋五子衍宗丸＋牛膝
　　　【作用】　養血益陰・補腎生精
　　　【適応証】血虚精虧証を呈する続発性無月経または，Sheehan症候群。

10．加味四物湯（馮済卿）
　　　【組成】　四物湯（生地黄・白芍）＋艾葉炭・香附・阿膠珠・炙甘草
　　　【作用】　和気血・調経
　　　【適応証】（寒象・熱象・気虚が顕著でない気血不和による）生理不順。

11．養血調経湯（斑秀文）
　　　【組成】　熟四物湯＋鶏血藤・丹参・続断・益母草・炙甘草
　　　【作用】　補肝腎・養血調経
　　　【適応証】肝腎不足，血虚証を呈する生理不順。

眼科疾患

1. **四物竜胆湯（出典：『医壘元戎』）**
   - 【組成】 熟四物湯＋竜胆草・防已・羌活・防風
   - 【作用】 清肝瀉火・養血疏風
   - 【適応証】肝経風熱・肝胆火旺による突発的な目の充血，陰影，激痛など。

2. **除風益損湯（出典：『元機啓微』）**
   - 【組成】 熟四物湯＋藁本・前胡・防風
   - 【作用】 養血調血・去風止痛
   - 【適応証】眼部外傷による頭痛・目の痛み。

3. **当帰養栄湯（出典：『元機啓微』）**
   - 【組成】 熟四物湯＋防風・羌活・白芷
   - 【作用】 養血調血・去風止痛
   - 【適応証】血虚証を呈する目の痛み。

4. **加減四物湯（出典：『審視揺函』）**
   - 【組成】 生四物湯＋苦参・黍粘子・連翹・天花粉・防風・荊芥穂・薄荷
   - 【作用】 養血去風・清熱除湿，止痒
   - 【適応証】実熱目瘡（風熱または，風熱挟湿による眼瞼縁炎など）。

5. **四物五子丸（出典：『審視揺函』）**
   - 【組成】 熟四物湯＋地膚子・菟絲子・枸杞子・覆盆子・車前子
   - 【作用】 滋陰養水・抑火
   - 【適応証】心腎不足による乾渋昏花症（目の乾燥・かすみによる不快感など）。

6. **加味四物湯（出典：『審視揺函』）**
   - 【組成】 熟四物湯＋荊芥・防風
   - 【作用】 養血・活血化瘀
   - 【適応証】目のうちみ，外傷。

7. **四物退翳湯（韋文貴）**
   - 【組成】 生四物湯＋青葙子・密蒙花・木賊草・白蒺藜・谷精草
   - 【作用】 滋陰活血・退翳明目
   - 【適応証】風熱＋陰血耗傷による脈絡瘀滞を原因とする黒睛翳障（角膜の陰影）。

皮膚科疾患

1．生料四物湯（出典：『証治準縄』）
- 【組成】　生四物湯＋防風・黄芩
- 【作用】　去風解毒・補血活血
- 【適応証】血熱による瘡（全身にみられる痒み・腫れを呈する皮膚の炎症）。

2．四物消風飲（出典：『外科証治全書』）
- 【組成】　生四物湯＋荊芥・薄荷・蝉蛻・柴胡・黄芩・生草
- 【作用】　養血清熱・去風止痒
- 【適応証】血虚＋風熱による湿疹。

四君子湯

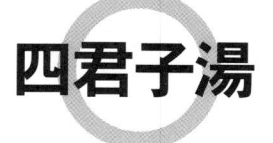

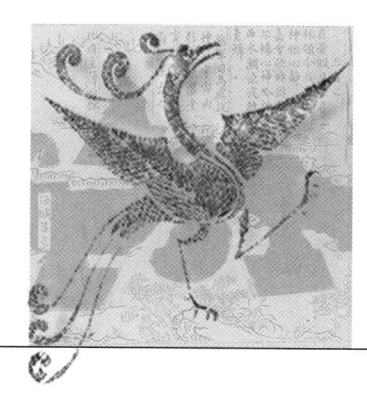

気虚証治療の基本方剤

●なりたち

もとは，宋代『太平恵民和剤局方』（略記『局方』）3巻に，「新添諸局経験秘方」の1つとして収められていたものです。栄衛気虚・臓腑怯弱による腹張・食欲不振・下痢・嘔吐などを治療する方剤とされていました。**（脾）気が虚しているため，消化・吸収機能が衰え，お腹が冷えやすくなっている状態**です。

原文に「常服温和脾胃，進益飲食……」とあり，当時から**一種の体質改善薬として長期服用されていた**ことがうかがえます。

●なぜ"君子"なのか？

四君子湯を構成する4種の薬が，なぜ「君子」と呼ばれるのかについては，主に3種の見解があります。

1 「厚徳載物」説

『易経』坤卦に「君子黄中通理,正位居体,美在其中,而暢於四支」という記載があります。「君子とは，常に中心にあり，徳を備え，道理をわきまえ，その影響力をすみずみにまで行き渡らせる」という意味です。

人体の中では，まさに「気」がこの働きをしています。中焦脾胃の気は，中央にあり，そして四肢まで行き渡ります。

そこで，補脾胃・益気作用を発揮する4種の薬を「四君子」と呼んだのです。

2 「中和」説（「中庸」説）

四君子湯の4種の薬は，どれも性質の穏やかな薬です。この性質は，『中庸』第2章が孔子の言葉として紹介している「君子中庸……」と通じるということです。

3 「沖和之徳」説

『老子』42章に「万物負陰而抱陽，沖気以為和」という記載があります。「すべての物は，陰陽の相互作用のなかにあり，そこでは"沖和之気"と呼ぶべき，動態で存在する均衡状態がたえず生じ続けている」という意味です。

そしてこの均衡状態をもたらすことのできる者は，ただ君子のみであると考えます。四君子湯のもつ，補脾胃・益気作用は，これに通じるものであるということです。

1 基本を押さえる
製剤の使い方

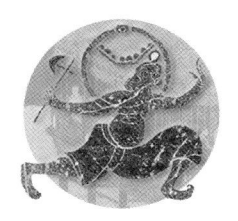

1 どのような患者に使うのか？
四君子湯の適応証＝脾胃気虚証を理解する

●脾胃気虚証とは

四君子湯の適応証は，一般に脾胃気虚証とされていますが，**核心は「脾気虚」**です。中医学では，**脾は「後天の本」**と呼ばれています。これは，腎を「先天の本」と呼ぶことと対応しています。

人間は，生まれると「オギャー」と泣きますが，泣くためには「気」が必要です。まだ何も食べていない赤ん坊が，元気に泣けるのは，生まれもった「気」があるからだと，古代の人は考えました。そして，この「先天の気」は腎が主っているとしました。

これに対し「後天の気」は，主に呼吸や飲食によって得られる「気」を指します。とくに，消化吸収という大作業によって得られるエネルギーは大切であると考え，その主役は脾であるととらえました。

消化活動の中心は中焦（肝胆脾胃）ですが，さらにその中心は「脾胃」であり，さらにその核心は「脾」であるということです。

脾虚といっても，脾気虚・脾陽虚・脾陰虚などを含みますが，四君子湯の適応証は，脾気虚です。**消化吸収機能が弱り，その結果「気」が不足している状態**です。

脾（胃）気虚証

・食欲不振　　・食後に膨満感　　・軟便，または下痢
・顔色はつやがなく白っぽい（または，黄色がかっている）
・悪心，嘔吐
舌質は淡，舌苔は薄白，脈は虚（虚弱・細・細弱・緩弱など）です。このほか，以下のような症状も多見されます。
・脱力感，元気がない，やる気が出ない
・声に力がない　　・肢体の浮腫　　・小便不利

● **どんな疾患に使えるのか**

前述した適応証に当てはまるという前提で，四君子湯は，以下のような疾患の治療に多用されます。

> 消化不良・胃腸機能障害・慢性胃炎・胃潰瘍・十二指腸潰瘍・慢性腸炎・慢性肝炎・慢性膵炎・不整脈・子宮筋腫・貧血・神経衰弱・じんましん・メニエール病・慢性気管支炎，など。

2 四君子湯とはどんな薬か？
四君子湯の構造と作用を理解する

● **基本構造**

```
・人参         ┐
・炙甘草       ┘──「気」を補う（脾胃の気を補う）

・白朮         ┐
・茯苓         ┘──「湿」をとる（脾を強め，体内の湿邪を解消する）
                    白朮→脾の機能を強めることで「湿」を解消する
                    茯苓→利尿を通して体内の「湿」に出口を与える

・（炙甘草）────方剤全体を調える
```

● **解説**

4味とも健脾益気作用のある薬ですが，人参・甘草は，足りなくなった「気」を補うもの，白朮・茯苓は，弱った脾の機能を助け，体内の湿気を解消するもの，というニュアンスの違いがあります。

そして茯苓による利尿作用は，補気による副作用を防ぐという大切な役割も果たしています。補気薬だけを服用すると，補われた気が体内にたまってしまい，そのために気血の流れが悪くなってしまうという副作用が起こることがあります。茯苓のような，気を動かす（この場合は「下にさげる」）薬を併用すれば，気がたまりにくくなるわけです。

六味地黄丸の「補瀉併用」と原理は同じです（六味地黄丸4頁参照）。

3 どのように使うのか？

●副作用の防止

　前述したように，補気薬の欠点の1つは，補われた気によって，新たな気滞が生じてしまうことです。組成薬中の茯苓は，これを防ぐ働きをしていますが，さらに1～2味の行気薬を加えることで，この作用をさらに強めることができます。

　これに多用されるのは陳皮・香附などです。木香・藿香・砂仁などを使うこともできますが，内湿（脾の機能が弱った結果，体内で生じた病理産物としての湿邪）が顕著でない場合，あえてこのような燥性の強い薬を選ぶ必要はありません。温燥薬による津液の損傷という，新たな副作用を生んでしまう恐れがあります。

●基本的加減法

- 嘔吐がみられる場合（胃気上逆）────→半夏を加える。
- 下痢がみられる場合（脾虚瀉）────→方法①：車前子・肉豆蔲・白芍などを加える。
　　　　　　　　　　　　　　　　　　　方法②：木香・葛根・藿香などを加える。
- 消化不良が顕著な場合（脾虚食積）────→麦芽・神麯・山楂などを加える。
- 不眠がみられる場合（兼心気虚）────→酸棗仁・柏子仁・遠志などを加える。
- 眩暈がみられる場合（兼風痰）────→黄耆・天麻・川芎・白芷などを加える。
- 浮腫がみられる場合（兼肺気虚）────→五皮飲と併用する。
- 寒気，手足が冷たい，腹部の冷痛などがみられる場合（脾陽虚）
　　　　　　　　　　　　────→乾姜を加える（重い場合は，附子も加える）。

●使用上の注意

- 補気剤には前述したような副作用があります。使用に際しては，配伍だけではなく用量にも，十分な配慮が必要です。服用は少量から始めます。
- 陰虚証には使いません。

2 応用のための基礎知識
四君子湯の背後にある中医理論

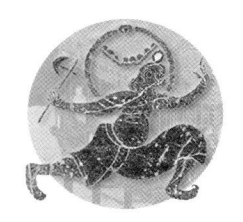

1 基礎理論

●呉鞠通の解釈

呉鞠通は清代の有名な医師で，温病派と呼ばれる学派を代表する人物の1人です。著書は『温病条弁』が最も有名ですが，ここで紹介する解釈は『医医病書』という本に書かれているものです。

1 方剤の大意について

四君子湯の補気作用は，五行学説の**「虚則補其母」**（虚証を治療する場合は，その母を補うことで子を強める）という治則による，**「培土生金」**法（金［肺］の母である土［脾］を強めることで，間接的に子を強める）であると理解しています。

五臓のなかで，気を主っているのは「肺」なので，補気を行う場合，補肺が基本であると呉鞠通は考えています。しかし四君子湯の作用は，主に補脾胃です。そこで，このような説明をしたわけです。

2 組成薬の解説

まず四君子湯の組成薬のうち，**甘草と白朮は「脾経守薬」，人参と茯苓は「胃経通薬」**と分けます。脾は「臓」なので「蔵而不瀉」という特性があります。だから「脾経守薬」となります。胃は「腑」なので「瀉而不蔵」という特性があります。だから「胃経通薬」となります。

次に「脾経守薬」のなかの，**甘草は「守中の守薬」，白朮は「守中の通薬」**と分けます。そして「胃経通薬」のなかの，**人参は「通中の守薬」，茯苓は「通中の通薬」**と分けます。

つまり多層的な「守通併用」構造をもつ方剤であると理解しています（次頁参照）。

■四君子湯の多層的な「守通併用」構造

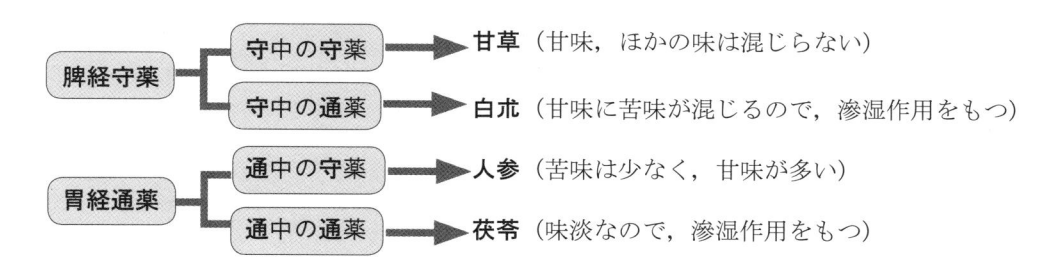

```
脾経守薬 ─┬─ 守中の守薬 ──→ 甘草（甘味，ほかの味は混じらない）
          └─ 守中の通薬 ──→ 白朮（甘味に苦味が混じるので，滲湿作用をもつ）
胃経通薬 ─┬─ 通中の守薬 ──→ 人参（苦味は少なく，甘味が多い）
          └─ 通中の通薬 ──→ 茯苓（味淡なので，滲湿作用をもつ）
```

ここでいう「守通併用」は，六味地黄丸の「補瀉併用」（4頁参照）に通じる概念ととらえるとわかりやすいと思います。

また第1層目と第2層目とでは，「守」と「通」の意味が違っています。第2層目では「守」は，脾という「臓」の性質を，「通」は胃という「腑」の性質を指しています。これに対し，第2層目の「守」と「通」は，薬の作用特性を示しています。まとめると以下のようになります。

■四君子湯の構造

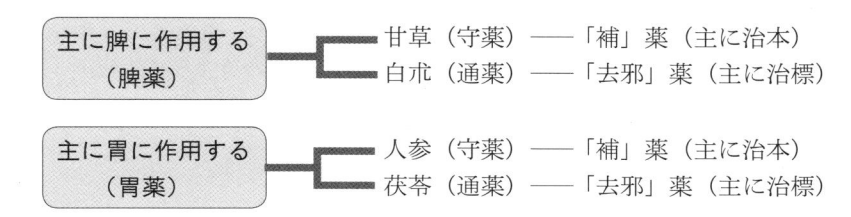

```
主に脾に作用する ─┬─ 甘草（守薬）──「補」薬（主に治本）
（脾薬）         └─ 白朮（通薬）──「去邪」薬（主に治標）
主に胃に作用する ─┬─ 人参（守薬）──「補」薬（主に治本）
（胃薬）         └─ 茯苓（通薬）──「去邪」薬（主に治標）
```

呉鞠通の四君子湯理解の要点は，以下のようにまとめることができます。

（1）補気薬には，気滞を生じやすいという欠点があるので，これを防ぐために白朮・茯苓という，気を動かす作用のある薬が組み込まれている。

（2）四君子湯は，補気剤の代表であり，補剤であるが，その構造は，「ゆるやかな攻補兼施」と呼べるようなものになっている。

3 応用法

上の分析を踏まえたうえで，「守」と「通」は，自由に操作できるとしています。

つまり「合わせることも，分けることも」（**合分**），「加えることも，減らすことも」（**加減**），「軽くすることも，重くすることも」（**軽重**）できるということです。そして，その操作をうまく行えば，短期的に使用することも，長期服用することも可能だとしています（**暫久**）。

具体的には，「2．組成薬の解説」の認識を踏まえて，状況に応じて用量のバランスを変えたり，または加減を行ったりするということです。

●四君子湯と補中益気湯

四君子湯と補中益気湯は，どちらも代表的な補気剤です。両者の違いは，一般に以下のように説明されます。

	四君子湯	補中益気湯
適応証	脾胃気虚証	脾胃気虚証・気虚下陥証・気虚発熱証
作用	益気健脾	補中益気・昇陽挙陥・甘温除熱

また，このほかにも，四君子湯の補気は「補脾胃気」で，補中益気湯の補気は「補肺脾気」であるという区別もされます。そのほか補中益気湯には当帰が含まれるので，和血作用があるが，四君子湯にはないともいわれます。

これらの説明は，大まかにいえばそのとおりなのですが，しかし，これでは最も重要な問題が説明されていません。

これは20世紀中葉，中国中医界の五老の1人であった秦伯未氏が，生前強調されていたことですが，**「脾胃虚弱」と「中気虚弱」は，異なる概念**です。そして四君子湯の適応証としての「気虚」は「脾胃虚弱」であり，補中益気湯の適応証としての「気虚」は「中気虚弱」だとしています。つまり「気虚」といっても，内容が少し違っているわけです。そしてこの違いが，人参（党参）と黄耆の違いであると強調されています。

先師の教えを理解・発展させると，以下のようになります。

	適応証	特性	病機理解
四君子湯	脾胃気虚	腹部の問題 （が中心）	・「気」の機能のなかでも，とくに「温める」作用が弱っているタイプの「気虚」。 ・だから適応証として，腸鳴泄瀉（腹部がゴロゴロ鳴る下痢）・食欲不振・腹張・嘔吐など，「腹部の冷え」によるものがあげられる。 ・つまり「（脾）気虚→（脾）陽虚」に発展しやすいタイプの気虚（四君子湯の茯苓を，乾姜に変えると理中丸になる）。
補中益気湯	中気虚	全身の問題 （が中心）	・「気」の機能のなかでも，とくに「昇提」作用と，「固表」作用が弱っているタイプの「気虚」。 ・だから適応証も，発熱・全身の倦怠感・話をするのがおっくう・自汗など，「全身状態としての虚」があげられる。 ・つまり「気虚→気陥（→陰火上衝）」または，「気虚→表虚」に発展しやすいタイプの気虚。

●人参のいろいろ

中医では，人参を分類するための「○○参」という語や，または人参の仲間としての「○

○参」という薬が多くあります。簡単にまとめると以下のようになります。

◆1 栽培法による分類

野山参：野生の人参。
　強力な補気作用をもつが，非常に高価で，入手が困難。なかでも有名なのが「長白山野山参」。
園参：人工的に栽培された人参。
　補気作用は，野山参には及ばないが，比較的廉価で，簡単に入手できる。「吉林人参」「高麗人参」などがある。
移山参：人工栽培によるものを，山に移植したもの。
　補気作用は，園参より強く，野山参より弱い。

◆2 加工法による分類

生晒参：採取後，よく洗ってから，日干しにしたもの。
　一般に「人参」といった場合は，これを指している。「気虚」「気陰両虚」に使われる。
糖参（白参）：お湯に浸した後，冷水に浸し，特殊な針で小さな穴をたくさん開けてから，糖水に漬け込み，取り出して日干しにしたもの。
　あまり使われないが，滋陰作用が強まるとされている。
紅参：蒸してから日干しにしたもの。または炙って乾かしたもの。
　温性が強まるので「気虚陽虚」に使われる。

◆3 産地による分類

別直参：中国国内で生産される人参に対し，「高麗人参」や「朝鮮人参」など，主に朝鮮半島で生産される人参を指す呼称。

◆4 人参の仲間（比較のため人参も書いてあります。）

人参：補肺益脾，大補元気，益胃生津。温性が強い。
党参：作用は人参に似ているが補気作用は弱い。ただし温性も弱いので比較的広範囲に使用できる。
須参：人参の本体に附着している「ヒゲ」（細い根）のこと。非常に弱い補気作用をもつ。
　虚弱すぎて人参の「補気」作用さえ受けつけられない場合に使う。
太子参：補気作用は非常に弱く，主に生津作用。温性は，党参よりさらに少ない。
西洋参：補気作用，生津作用のほか，清虚火作用があるので，陰虚または陰虚火旺証にも使える。
沙参：補気（肺気）作用のほか，顕著な養胃陰作用がある。陰虚胃燥のタイプに多用される。

2 臨床応用

●補気のいろいろ

　中医がいう「気」は，非常に大きな概念です。ただ「気虚」といった場合，そこにはさまざまな状況が含まれます。補気剤の代表とされる四君子湯を理解するには，そのさまざまな状況の全体像と，そのなかにおける四君子湯の位置づけを知っておく必要があります。

　一般に，気と関係の深い臓は，「肺」（肺主一身之気）と「脾」（気血生化之源：後天之本）です。そこで**補気を行う場合，「肺」「脾」からの治療が中心**となります。なかでも「後天之本」である脾は重要です。そして四君子湯は，補脾胃を通して補気作用を実現する方剤です。だから四君子湯は，補気の代表方剤とされているのです。

　ただし，中医の補気法には，ほかにもさまざまな方法があります。簡単にまとめると以下のようになります。

１　整体機能としての「気」

①気の「固表」作用が弱ったタイプの「気虚」
　　つまり「衛気虚」です。治法は実衛固表となります。
　　玉屛風散・牡蛎散・桂枝加附子湯などが使われます。
②気の「昇清」作用が弱ったタイプの「気虚」
　　つまり「中気虚」です。治法は補中益気（昇陥）となります。
　　補中益気湯・昇陥湯・挙元煎などが使われます。
③気の「摂血」作用が弱ったタイプの「気虚」
　　つまり気虚による出血証です。治法は益気摂血（止血）となります。
　　人参飲子・側柏散・巻柏丸などが使われます。
④気脱証
　　一般に気脱証は，気虚証と区別して説明されますが，その実質は「気虚の極み」といえます。治法は益気固脱となります。独参湯・参附湯などが使われます。

２　臓の機能としての「気」

①肺気虚
　　治法は補益肺気です。人参蛤蚧散・人参定喘湯などが使われます。
②脾気虚

治法は補気健脾です。四君子湯・参苓白朮散などが使われます。

③心気虚

治法は補益心気です。妙香散・定志小丸・補心茯苓丸などが使われます。

③肝気虚

　　現在の『中医基礎理論』や『中医診断学』では，肝気虚・肝陽虚はとりあげられませんが，歴代受け継がれてきた概念です。また中薬による慢性肝炎・肝硬変などの治療を行う場合，不可欠な概念の1つです。たとえば清代・王旭高の『西渓書屋夜話録』には，「治肝三十法」という有名な論述がありますが，このなかでは，補肝気薬として，天麻・白朮・菊花・生姜・細辛・杜仲・羊肝があげられています。

　　現在では，黄耆を君薬とした益気補肝湯などが作られています。

⑤腎気虚

　①腎気の「固精」作用が弱ったもの

　　治法は固腎渋精です。金鎖固精丸・桑螵蛸散・玉鎖丹などが使われます。

　②腎気の「固衝」作用が弱ったもの

　　治法は補腎固衝です。寿胎丸・補腎安胎飲・固衝湯などが使われます。

　③腎気の「納気」作用が弱ったもの

　　治法は補腎納気です。人参胡桃丸・都気丸などが使われます。

　また，気と血は非常に密接な関係にあり，気血両虚という状況も多見されます。そこで補気を行う場合，**補血薬と併用**することも多いです。

　気虚が原因で血瘀が生じることもあります。その場合は，補気薬と**行気活血薬を併用**します。

　また気虚は，程度がすすむと，多くの場合，陽虚になります。そこで補気を行う場合，**扶陽薬と併用**することも多いです。

●人参と茯苓

　胃不和による心神不寧（不安定な精神状態）を治療する際，人参・茯苓の薬対は多用されます。『神農本草経』に，「人参……，安精神，定魂魄……」とあり，「茯苓……，久服安魂養神……」とあることから，一般に，両者には寧心安神作用があるから，と説明されます。

　これは，もちろんそのとおりなのですが，しかし，これだけでは両者を併用した意味が，説明されきっていません。**人参の「補（気）」に，茯苓の「滲透」をあわせることで，人参の作用を強める**働きがあるのです。これが両者を併用した意味です。

　これは20世紀，中国中医界の五老の1人であった陳慎吾氏が，生前強調されていたことです。

　人参には，回胃陽・回胃陰および強心作用がありますが，滲透性に欠けるという欠点があります。これを補うのが茯苓だということです。人参を使用する際には，茯苓と併用するとよい，と教えられていました。ただし気脱証の際は，独参湯（人参のみ）を使います。気脱証では，大出血が起こっています。これは，体自体が滲透性過剰になっている状態なので，

人参だけを服用しても，その体自体の滲透性に導かれて，人参の作用はすばやく全体に行き渡ることができるのです。

この人参・茯苓併用の手本は『傷寒論』69条の茯苓四逆湯です。「煩躁」のみられる証です。四逆湯による回陽（先天と後天）に，人参による回胃陰作用を加えていますが，その際，茯苓とあわせて使用しています。

●四君子湯－脾陰虚証への応用

四君子湯の適応証は，脾気虚証で，脾陰虚証ではありません。しかし，脾陽虚だけでなく，脾陰虚もまた，多くの場合，脾気虚を内包しています。そこで，四君子湯に加減を施すことで，脾陰虚証への応用も可能となります。

1 清代・王宮内の方法

この方法を多用していたのが清代の御医たち（王宮内の医師）です。四君子湯に，白芍・石斛・薏苡仁・扁豆・生穀芽を加えたものが基本方剤です。陰虚が強い場合は，人参を沙参に換えていました。また，熱が強い場合は羚羊角を加えています。

沙参は，脾陰虚証治療の要薬といえます。四君子湯を脾陰虚証に使う場合には，人参を沙参に換えることは基本としたほうがよいと思います（または状況によって，人参・沙参の併用にする）。脾陰虚治療の代表的な方剤としては六神散があります。また20世紀の著名な老中医であった索延昌氏の創作である滋脾飲もあります。どちらも沙参を主要薬としている方剤です。

2 岳美中氏の方法

長期的に微熱が続く，という疾患を治療する場合，その多くを中医は「陰虚」ととらえます。一般的には腎陰虚によるものとして，六味地黄丸（またはその加減方）などを使って治療を行う場合が多いです。

20世紀の著名な老中医であった岳美中氏は，ここに脾陰虚証という新しい証型をつけ加え，その治療に四君子湯加山薬湯を提示しました。四君子湯による補脾気に，山薬による滋脾陰作用を加えたものです。

脾陰虚による持続的な微熱は，小児に多見されますが，近年でも，この岳氏の方法による治癒例が報告されています。

3 疾患・病証別使用例
治癒例のまとめ

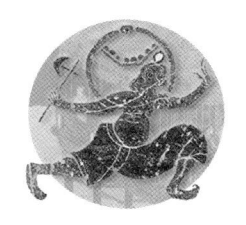

1 消化器系疾患

● 1．慢性腸炎

[証候]………脾気虚証を呈する慢性腸炎

下痢，腹痛，食欲不振，全身倦怠感など

舌淡，苔白，脈沈細

[方薬]………・四君子湯から茯苓を除き，黄耆・薏苡仁・焦山楂を加える。

[解説]………・脾気虚と同時に中気虚もみられるので，黄耆を加えています。
- 山楂は消食薬ですが，止瀉作用もあります。
- 薏苡仁は，健脾作用のある利尿薬という意味では茯苓と同じです。薏苡仁は，さらに清熱排膿作用もあるので，茯苓を薏苡仁に換えています。
- 西医における「慢性腸炎」という概念は，非常にあいまいなものですが，西医からみて腹痛・下痢の原因が何であろうと，気虚証がみられれば，この例のような使い方をすることができます。

● 2．食欲不振

[証候]………脾気虚証を呈する食欲不振

食欲不振，食べたものがなかなか消化されず腹がもたれる，元気がない，精神状態も振るわない，舌淡白，苔薄，脈細弱

[方薬]………・四君子湯に焦三仙・鶏内金・清半夏・砂仁を加える。

[解説]………・焦三仙・鶏内金は消食薬です。
- 清半夏・砂仁はどちらも芳香燥湿薬です。脾気虚の結果，脾胃に停滞している湿気を取り除きます。
- また芳香薬には，「醒脾」作用という，弱っている脾の機能を回復させる作用もあります。

2　神経科疾患

●1．脊髄空洞症

[証候]　………脾腎陽虚証を呈する脊髄空洞症

四肢無力（痛みを伴うこともある），腰や膝がだるい，関節の腫れ，皮膚の感覚障害（痛覚の減退または消失），腹張，軟便，倦怠感，悪寒，四肢が冷たい，舌体胖嫩，舌質淡，苔薄白，脈微弱

[方薬]　………・四君子湯と右帰丸（山茱萸・菟絲子は除く）を併用し，さらに黄耆を加える。

[解説]　………・脾虚だけでなく，腎陽虚も存在するので，温補腎陽剤である右帰丸との併用になっています。

・黄耆は補気作用を強めるものです。脊髄空洞症では，運動障害や感覚障害が多見されます。黄耆には，『日華子本草』がいうように「助気，壮筋骨」作用もあり，また外科疾患に多用されるように皮表に強く作用する補気薬です。気虚型の脊髄空洞症には，欠かせない薬といえます。

・山茱萸・菟絲子は，どちらも渋薬と呼ばれる収斂作用をもつ薬です。この症例では，気をしっかりと末端まで送り届けることが治療目的の１つです。渋薬はこれに反するので除いたものと思われます。

●2．重症筋無力症

[証候]　………脾腎陽虚，衛表不固証を呈する，重症筋無力症

眼瞼下垂，咀嚼障害，嚥下障害，以上の症状は午後や，疲労時に顕著。

階段の上り下りができない，自汗，感染しやすい，舌淡，舌尖暗，脈沈滑

[方薬]　………・四君子湯と保元湯を併用し，さらに桂枝・白芍・菟絲子・女貞子・肉蓯蓉・巴戟天・淫羊藿・鶏血藤を加える。

[解説]　………・四君子湯と保元湯を併用することで，補気作用を強めています。

・腎陽虚を兼ねるので，菟絲子・女貞子・肉蓯蓉・巴戟天・淫羊藿などの補腎陽薬を加えています。

・桂枝・白芍を加えるということは，桂枝湯との併用という意味です。自汗・感染しやすい，という状況を営衛不和とみているので，桂枝湯の調和営衛作用をあわせます。

・鶏血藤は補血作用のある活血化瘀薬です。眼瞼は，五輪学説では脾に属するので，眼瞼下垂を主症とする，重傷筋無力症の治療は，補気が中心となります。ただし「目」は，五臓六腑の精気が集まる場所であり，気血の精華であるといえます。治療のさいには，「気」だけではなく，「血」も考慮しています。

3　泌尿器系疾患

●薬物性血尿

[証候]　　　　脾気虚証を呈する薬剤性腎障害（血尿を主とする）
　　　　　　　顎下リンパ節炎の治療で，消炎薬を服用した結果，炎症消失後に無痛性の血尿がみられた。尿量は正常，頻尿や尿意の切迫はみられない。血圧は正常。全身に浮腫や出血点はみられない。
　　　　　　　各所表在リンパ節の触診正常。両側腎区の圧痛もみられない。
　　　　　　　出血，凝固関連の各種血液検査正常。腎臓，膀胱，尿管の超音波検査正常。
　　　　　　　全身倦怠感，食欲不振，舌淡，舌苔薄白
[方薬]　　　　・四君子湯に沢瀉を加える。
[解説]　　　　・この症例を，中医学は，もともと脾の弱い人が，消炎薬を服用した結果，脾を傷め，脾の摂血機能が弱り，血が脈外にあふれたものとみます。
　　　　　　　・治法は益気健脾，摂血となります。
　　　　　　　・そこで四君子湯の補気を中心とし，さらに沢瀉の利尿作用をあわせています。

4　アレルギー疾患

●1．気管支喘息（発作の防止）

[証候]　　　　平素，脾虚証を呈する気管支喘息患者
[方薬]　　　　・四君子湯に半夏・陳皮・蒼朮・厚朴を加える。
[解説]　　　　・中医の喘息治療は，まず「発作期」「緩解期」に分けます。この症例は，「緩解期」の治療法の1つです。
　　　　　　　・方剤は六君子湯＋平胃散とみることができます。
　　　　　　　・「温」＋「補（気）」＋「燥」＋「行（気）」の併用になっています。
　　　　　　　・かなり燥性の強い方剤なので，継続して使用する際には，細心の観察が必要です。

●2．紫斑病性腎炎

[証候]　　　　脾腎両虚証を呈する紫斑病性腎炎
　　　　　　　血尿，蛋白尿，Shönlein-Henoch 紫斑病，腰痛，腰がだるい，食欲不振，脱力感，舌淡，周辺に歯痕あり，脈沈細無力
[方薬]　　　　・四君子湯に生黄耆・沢瀉・山薬・杜仲・桑寄生・車前子を加える。
[解説]　　　　・蛋白尿（精微物質の流失）＋浮腫は，中医からみると，脾腎両虚ということになります。

- 補気剤の四君子湯に，黄耆・山薬を加えて，補気作用を強めています。
- 杜仲・桑寄生・山薬は補腎作用のある薬です。
- 浮腫がみられるので，利尿作用のある沢瀉・車前子を加えています。

5 外科疾患

●脂肪種

[証候]………脾気虚証を呈する全身性の脂肪種
[方薬]………・四君子湯に陳皮・半夏・木香・貝母を加える。
[解説]………・脾気虚証を呈する脂肪種を，中医学では，脾虚によって体内に内湿が生じ，長期化するに及んで，内湿が痰となり局部で凝固しているものであると考えます。
- 治療は，治本としての補気健脾，治標としての順気化痰の併用となります。
- 四君子湯に半夏・陳皮を加えると六君子湯ですが，その実際は，補気の代表方剤である四君子湯と，化痰の代表方剤である二陳湯の合方です。
- 木香は順気作用を強めるものです。
- 貝母は散結作用のある化痰薬です。

附・その他の四君子湯

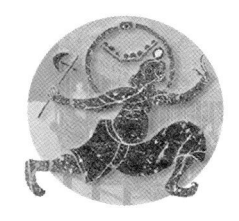

●解説

脾胃気虚証は，それ自体1つの独立した証ですが，さまざまな本虚標実証の，「本虚」ともなります。このような状況には，四君子湯をもとにして加減を行うことで，多くの標本同治の方剤を作り出すことができます。

また，ある種の疾患に対しては，四君子湯の補気作用を通じて，一種の「扶正去邪」作用を実現させることも可能です。これは外科疾患の治療に多用される方法です。

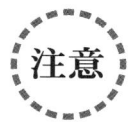

注意 以下の［組成］は，わかりやすくするため「四君子湯＋○○」という書き方をしています。この「四君子湯」は，四君子湯と組成が一致するという意味で，用量や炮製法などは，必ずしも一致しません。

消化器系疾患

1．異功散（出典：『小児薬証直訣』）
【組成】　四君子湯＋陳皮・（生姜・大棗）
【作用】　温中和気
【適応証】脾虚湿滞証による嘔吐・下痢・食欲不振など。

2．白朮散（出典：『小児薬証直訣』）
【組成】　四君子湯＋藿香・木香・葛根
【作用】　健脾止瀉
【適応証】脾胃久虚・津液内耗による嘔吐・下痢・煩渇など。

3．八珍散（出典：『瑞竹堂経験方』）
【組成】　四君子湯＋四物湯＋（生姜・大棗）
【作用】　調暢営衛・滋養気血
【適応証】気血両虚・営衛不和による腹痛・食欲不振・下痢，悪寒・発熱（断続的），生理不順など。

現在，気血両虚証に多用される八珍湯は『正体類要』に載せられている方剤ですが，『正体類要』

の八珍湯は，この『瑞竹堂経験方』の八珍散を元に，湯剤に変えたものです。

4．六君子湯（出典：『校注婦人大全良方』）
【組成】　四君子湯＋陳皮・半夏・(生姜・大棗)
【作用】　健脾補気・和中化痰
【適応証】脾虚・痰湿内停による咳・嘔吐・食欲不振など。

5．補気運脾湯（出典：『証治準縄』）
【組成】　四君子湯＋橘紅・黄耆・砂仁・生姜・大棗
【作用】　補気運脾
【適応証】脾虚不運による胸部・喉部の閉塞感など。

6．帰芍異功散（出典：『医宗金鑑』）
【組成】　四君子湯＋陳皮・白芍・当帰・灯心
【作用】　理気健脾・燥湿止瀉
【適応証】脾胃虚弱による水様下痢など。

7．丁沈四君子湯（出典：『医宗金鑑』）
【組成】　四君子湯＋丁香・沈香
【作用】　健脾和胃・理気止嘔
【適応証】脾胃虚弱による食欲不振・嘔吐など。

小児科疾患

1．六神散（出典：『世医得効方』）
【組成】　四君子湯＋炒山薬・炒扁豆・生姜・大棗
【作用】　温中健脾止瀉
【適応証】脾気虚・脾陽虚による腹痛・下痢・食欲不振・手足の冷えなど。

2．生附四君子湯（出典：『証治準縄』）
【組成】　四君子湯＋附子・木香・橘紅・生姜・大棗
【作用】　温中健脾・行気燥湿
【適応証】脾虚湿滞による嘔吐・下痢・食欲不振など。

呼吸器系疾患

1. 寧肺湯（出典：『医学発明』）
    - 【組成】四君子湯＋当帰・熟地黄・川芎・白芍・五味子・麦冬・桑白皮・阿膠・生姜
    - 【作用】補気養血・斂肺止咳
    - 【適応証】栄衛倶虚による発熱・自汗・喘息・咳嗽など。

2. 人参五味子湯（出典：『幼幼集成』）
    - 【組成】四君子湯＋五味子・麦冬・生姜・大棗
    - 【作用】補気健脾・斂肺止咳
    - 【適応証】脾虚による（小児の）久嗽など。

咽喉科疾患

1. 黄耆補中湯（出典：『医学発明』）
    - 【組成】四君子湯＋黄耆・蒼朮・橘皮・沢瀉・猪苓
    - 【作用】健脾補中・理気化痰
    - 【適応証】脾虚痰湿内停による胸部・咽部の不快感，不通感など。

2. 咽燥健脾湯（干祖望）
    - 【組成】四君子湯（太子参を使用）＋扁豆・山薬・桔梗・馬勃・玄参・金銀花
    - 【作用】健脾益気・清熱養陰
    - 【適応証】脾気虚・陰虚内熱による慢性咽頭炎など。

外科疾患

1. 託裏益気湯（出典：『医学入門』）
    - 【組成】四君子湯＋貝母・陳皮・香附・芍薬・当帰・熟地黄・桔梗
    - 【作用】補益気血・毒外出
    - 【適応証】癰腫中期，局部が破潰した後，なかなか癒合しないもの。

2. 託裏消毒散（出典：『外科正宗』）
    - 【組成】四君子湯＋川芎・芍薬・当帰・金銀花・黄耆・白芷・桔梗・皂角刺
    - 【作用】補益気血・活血解毒・託毒外出
    - 【適応証】癰疽中期，すでに内消法の適応時期を過ぎたもの。

3．人参固肌湯（出典：『張氏医通』）
   【組成】　四君子湯＋黄耆・当帰・酸棗仁・金銀花・連翹
   【作用】　補益気血・活血解毒・固表
   【適応証】瘡瘍中期，局部が破潰した後，なかなか癒合しないもの。

4．託裏排膿湯（出典：『医宗金鑑』）
   【組成】　四君子湯＋貝母・陳皮・芍薬・連翹・金銀花・黄耆・肉桂・生姜
   【作用】　補益気血・託毒透膿
   【適応証】瘡瘍中期，局部が破潰した後，膿が出てきているもの。

香砂六君子湯

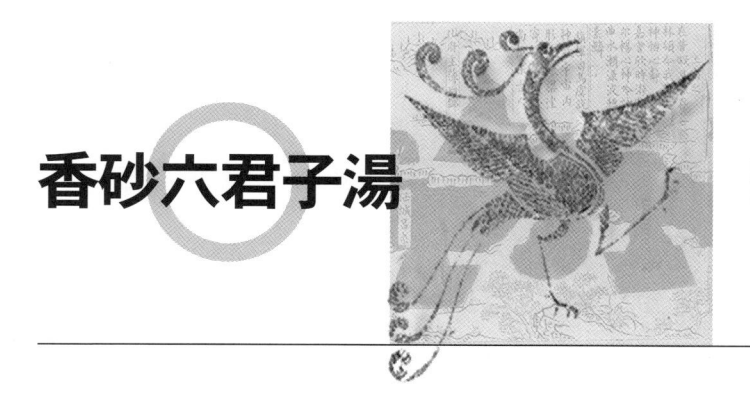

脾虚・湿阻気滞を治療する「補気＋行気」の代表方剤

● なりたち

　方剤学の教科書などでは，香砂六君子湯の出典は，清代・羅美の『古今名医方論』とされています。現存する文献のなかで，**木香・砂仁による香砂六君子湯を載せている本は，『古今名医方論』が最も古いものだからです**。同書のなかでは，香砂六君子湯は，**気虚による腫満，痰飲の停滞，そのほか，脾胃不和を原因とするさまざまな症状を治療する方剤**とされています。

　ただし，『古今名医方論』とは，同書が出された1675年の時点で，名方剤とされていた方剤についての，歴代の名医の解説を集めた本です。つまり，**本当の出典はさらに前の時代であったことを示しています**。

　藿香・砂仁による香砂六君子湯は，さらに古い時代の文献にみられます。明代・王機の『外科理例』（1531年）や，明代・陳実功の『外科正宗』（1617年）に載せられている香砂六君子湯の「香砂」は，藿香・砂仁です。両書とも，主治に大差はなく，**脾胃虚による嘔吐・食欲不振などを治療する方剤**とされています。また明代・張景岳の『景岳全書』にも，藿香・砂仁による香砂六君子湯が載せられています。『景岳全書』は，張景岳の死後1700年になって出された本ですが，張氏が実際に同書を執筆したのは1600年代の初頭です。

　そのほか，清代・汪昂の『医方集解』（1682年）には，**香附・砂仁による香砂六君子湯**が載せられています。『医方集解』をもとに書かれている，清代・呉儀洛の『成方切用』の香砂六君子湯も，香附・砂仁によるものです。両書では**虚寒による腹痛・下痢を治療する方剤**とされています。

　香砂六君子湯は，「攻」（邪気を追い払う）と，「補」（不足しているものを補う）がバランスよく配合されている**「攻補兼施」の方剤**です。この特性は，純粋な虚証の少ない現代人の多くの疾患に符合します。そこで香砂六君子湯は，現在でも非常に多くの疾患に対して使われています。

1 基本を押さえる
製剤の使い方

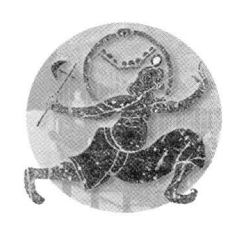

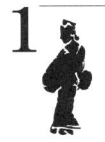

1 どのような患者に使うのか？
香砂六君子湯の適応証＝脾胃気虚・湿阻気滞証を理解する

●**脾胃気虚証とは**

四君子湯，119頁参照。

●**脾胃気虚・湿阻気滞証とは**

これは脾胃気虚という「弱り」を原因として，湿阻気滞という結果が生じている状態です。このような構造の証を，「本虚標実」証といいます。**たんなる消化吸収機能の低下ではなく，長期的にそのような状態が続いた結果，体内に「湿」「痰」が停滞し，気の流れが悪くなっている**のが特徴です。

脾胃気虚・湿阻気滞証

- 胸悶（自覚症状としての胸部の閉塞感，その結果としての軽度の呼吸困難など）
- 脘痞（上下の気の流れが阻害されたために起こるもので，腹部の閉塞感，軽度の腹部の膨満感，軽度の腹痛などの総合としての腹部の不快感を指す）
- 悪心，嘔吐　・腹部の張痛（温めると軽減する）
- 食欲不振　・軟便，または下痢　・元気がなく，疲れやすい

典型的な舌・脈は，舌淡・舌苔白（または白膩），脈虚弱（または細軟，濡緩）です。このほか，以下のような症状も多見されます。

- 肢体の浮腫　・味覚障害（味覚が鈍感になる）
- おりものの増加（女性）　・頭や体が重い（自覚症状として）

●**どんな疾患に使えるのか**

前述した適応証に当てはまるという前提で，香砂六君子湯は以下のような疾患に多用されます。

慢性胃炎・胃潰瘍・十二指腸潰瘍・胃下垂・慢性肝炎・慢性膵炎・慢性腸炎・血小板減少性紫斑病・低血圧症など。

2 香砂六君子湯とはどんな薬か？
香砂六君子湯の構造と作用を理解する

● 基本構造

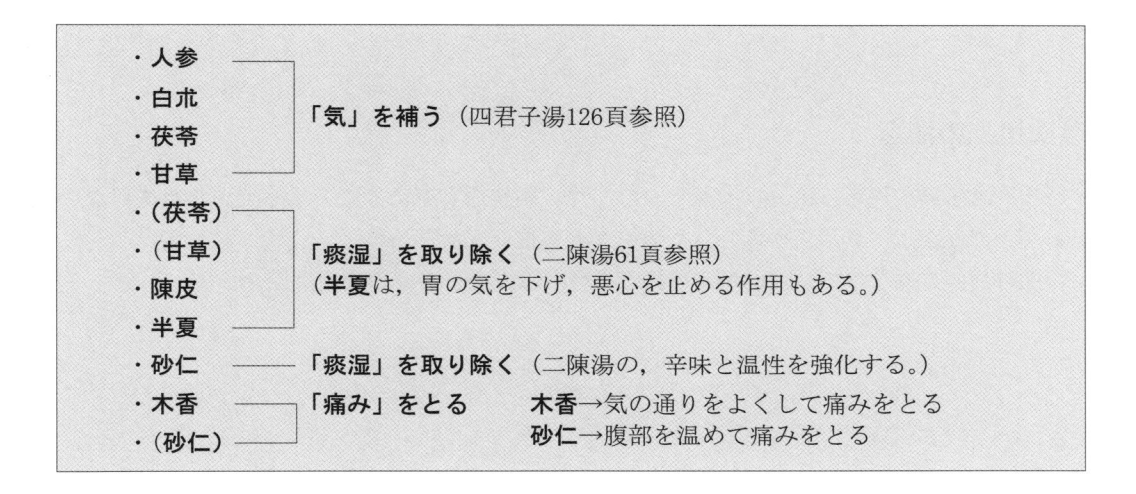

```
・人参 ┐
・白朮 │
・茯苓 ├「気」を補う（四君子湯126頁参照）
・甘草 ┘

・(茯苓)┐
・(甘草)│「痰湿」を取り除く（二陳湯61頁参照）
・陳皮 │（半夏は，胃の気を下げ，悪心を止める作用もある。）
・半夏 ┘

・砂仁 ──「痰湿」を取り除く（二陳湯の，辛味と温性を強化する。）
・木香 ┐「痛み」をとる　木香→気の通りをよくして痛みをとる
・(砂仁)┘　　　　　　　砂仁→腹部を温めて痛みをとる
```

● 解説

　香砂六君子湯の適応証が，脾胃気虚・湿阻気滞という「本虚標実」証なので，方剤の構造もそれに対応したものになっています。

　本虚である脾胃気虚を治療する四君子湯（補脾益気作用）の基礎のうえに，標実である湿阻気滞を治療する，四味の燥湿薬（陳皮・半夏・木香・砂仁）を加えた構造になっています。

　香砂六君子湯の母体である四君子湯と比べると，**たんなる補剤ではなく，「攻補兼施」の方剤**になっていることと，芳香燥湿薬の多用により，全体の燥性が強まっていることが特徴です。

3 どのように使うのか？

●基本的加減法

・脇痛・脇張がみられる場合（肝胆気鬱）────→柴胡・白芍・枳殻などを加える。
・目眩・耳鳴りがみられる場合（清陽不昇）────→黄耆・当帰・升麻・柴胡などを加える。
・吐血・便血がみられる場合（脾不統血）────→黄耆・当帰・熟地黄・仙鶴桑などを加える。
・腹痛・下痢が顕著な場合（肝脾不和）────→白芍・防風などを加える。
・腹部が冷えて痛い場合（脾陽虚）────→乾姜などを加える。
・腹張・腹痛よりも胸悶・食欲不振が顕著な場合（湿阻＞気滞）────→木香を藿香に替える。

●使用上の注意

・香砂六君子湯の適応証は「本虚標実」証です。純粋な実証には使いません。また純粋な虚証で，標証としての痰湿がみられないものにも使いません。
・燥性の強い方剤なので，陰虚がみられる場合，原方のままでの使用は控えます。

2 応用のための基礎知識
香砂六君子湯の背後にある中医理論

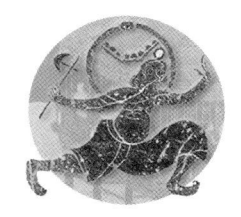

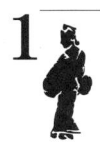

1 基礎理論

●四君子湯から香砂六君子湯へ

香砂六君子湯は四君子湯の加味方剤です。組成薬からみると，四君子湯と香砂六君子湯の間には，ほかにもいくつかの方剤があります。その微妙なニュアンスの変化を知ることで，香砂六君子湯に対する理解をさらに深めることができます。

1 四君子湯

[組成] 人参・白朮・茯苓・甘草
[作用] 補脾益気
[解説] 四君子湯の解説で述べているように（「呉鞠通の解釈」122頁参照），四君子湯自体も，緩やかな「補瀉併用」もしくは「攻補兼施」という構造をもっています。しかし，六君子湯や，香砂六君子湯などと比較した場合，相対的には純粋な「補剤」となります。

2 異功散

[組成] 四君子湯＋陳皮
[作用] 健脾益気・行気化滞
[解説] 補気剤である四君子湯に，健脾・燥湿・行気作用をもつ陳皮を加えています。補気による気滞を防ぐ作用と，脾気虚によって生じる湿や痰を治療するという軽い治標作用もあります。

3 六君子湯

[組成] 四君子湯＋陳皮・半夏（つまり異功散＋半夏）

［作用］ 益気和胃・燥湿化痰
［解説］ 異功散に，さらに燥湿化痰・降逆止嘔作用のある半夏を加えています。本格的な燥湿化痰薬を加えることで，治標作用はいっそう強まり，はっきりとした攻補兼施の方剤となっています。四君子湯に，陳皮・半夏を加えるということは，つまり四君子湯と二陳湯の併用ということです。

4　香砂六君子湯

［組成］ 四君子湯＋陳皮・半夏・木香・砂仁（つまり六君子湯＋木香・砂仁）
［作用］ 益気和胃・行気化湿
［解説］ 攻補兼施の六君子湯に，さらに強力な行気薬である木香と，燥性の非常に強い芳香燥湿薬である砂仁を加えています。六君子湯と比べ，治標作用はさらに強まっています。六君子湯と比べ，燥性だけでなく，温性も強まっています。

四君子湯から香砂六君子湯までの組成の特徴を表にすると以下のようになります。

	組成の特徴
四君子湯	補気
異功散	補気＋行気
六君子湯	補気＋行気＋燥湿化痰
香砂六君子湯	補気＋行気＋燥湿化痰（＋温中）

●香砂六君子湯と二十四味流気飲

前述した四君子湯から香砂六君子湯までの推移は，「補」→「攻の力が弱い，攻補兼施」→「攻の力が強い，攻補兼施」ととらえることができます。

『太平恵民和剤局方』に二十四味流気飲という方剤があります。この方剤を，上の推移に当てはめると，香砂六君子湯と比べ，「さらに攻を強めた攻補兼施」であるといえます。二十四味流気飲は，その名のとおり，24味の薬からなる大方剤ですが，基本構造は，香砂六君子湯とほとんど同じです。簡単にまとめると，以下のようになります。

	補脾益気	燥湿（芳香＋苦温）	行気通滞	滋潤斂陰
香砂六君子湯	四君子湯	半夏・陳皮・砂仁	木香	――
二十四味流気飲	四君子湯	半夏・陳皮・厚朴・草果仁・沈香・丁香・蘇葉・白芷	木香・香附・青皮・枳殻・大腹皮・莪朮・肉桂・大黄・木通（行気通滞＋活血化瘀）	麦門冬・木瓜

香砂六君子湯と比べると，治標を行う「燥湿」と「行気」の作用が，大幅に強くなってい

ます。そして大量の温燥薬使用による弊害（主に傷陰）を防ぐため，麦門冬・木瓜による滋潤斂陰が加えられています。大黄・木通の苦寒も，温性を抑える反佐作用があるといえます。

　六君子湯も，香砂六君子湯も，二十四味流気飲も，同じく攻補兼施の方剤ですが，その規模とバランスは大きく異なります。二十四味流気飲で，治標を受けもつ部分の比重がこれだけ大きくなっているということは，その適応証も，標実が非常に重症の本虚標実証であることを示しています。つまり本虚に加えて，体内に非常に重い水気が存在する状態です。

　二十四味流気飲は，現在，**肝硬変腹水や，ネフローゼ症候群の全身浮腫**などの状況に多用されます。黄疸がある場合，茵蔯蒿などを加えることもできます。小便不利がある場合，猪苓・沢瀉などを加えることもできます。

●香砂六君子湯の"香"

　現在，香砂六君子湯といったとき，その「香」は，一般には，木香を指します。しかし冒頭の「なりたち」（137頁）で述べたように，香砂六君子湯の「香」に当てはまる薬には，歴代3種類の薬があります。木香と，香附と，藿香です。状況に応じて，どれを使ってもよいのですが，正確な使い分けのためには，3味の薬の特徴を知っておく必要があります。簡単にまとめると以下のようになります。

◆1　木香

　非常に強力な「行気」作用をもつ薬。脾胃・大小腸に入る薬なので，気滞による胃痛・腹痛，または痢疾の際の「渋り腹」治療などに多用されます。

◆2　香附

　代表的な**「疏肝理気」**薬。肝気鬱滞による脇肋部の痛み，乳房の張り，または張痛，生理不順などに多用されます。

◆3　藿香

　主に脾胃・肺に作用する**芳香「燥湿」**薬。上2味のような**「行気」薬ではない**。湿阻中焦による腹痛，腹部の不快感，食欲不振，下痢，嘔吐などに多用されます。
　また，風寒の外邪にたいする解表作用もあります。

　以上が，木香・香附・藿香の主な違いです。中薬には，「香」薬は，このほかにも多くあり，状況に応じて，この3味以外の「香」薬を使うことも可能です。たとえば，檀香や沈香なども使われます。

| ◆4 檀香 | ◆5 沈香 |

どちらも，辛温性の理気薬です。上の3味と比べると，木香と同類といえますが，その作用は**両者とも，木香をはるかに凌ぐ強力な「行気」薬**です。

辛温による行気作用の強さだけを比較すると，木香＜檀香＜沈香　となります。

沈香は，このほかにも，強力な「降気」作用があります。

2 臨床応用

●芳香燥湿薬の使い方

香砂六君子湯の組成薬のうち，木香・砂仁・半夏・陳皮・白朮は，芳香燥湿薬と呼ばれる薬です。このほか，たとえば厚朴・蒼朮・草果なども代表的な芳香燥湿薬です。

芳香燥湿薬は，その温性・燥性・苦味による，非常にすぐれた「行気」「燥湿」性をもっています。しかし，使用に際しては，温性が強いので，**熱証の患者には使えない**，また燥性が強いので，**陰虚証の患者には使えない**，という注意を守る必要があります。

また，温性・燥性が強いので，たとえ適応証の患者であっても，**薬の用量と，服用期間には細心の注意が必要**です。

```
芳香燥湿薬の特徴 → 温性・燥性が強い
    長所：すぐれた「行気」「燥湿」作用
    短所：①助火（体内の熱を助長する）
          ②傷陰（体内の陰液を損傷する）
    注意：①熱証と，陰虚証には使えない。
          ②用量と，服用期間に注意する。
```

現在，芳香燥湿薬と呼ばれる薬の多くは，中国にもともとあったものではありません。中国で，芳香燥湿薬が常用されるようになったのは，隋・唐代の後，宋代になり，外国との貿易が活発になった結果，西方の香薬が大量に中国にもたらされて以後のことです。宋代の『太平恵民和剤局方』で，芳香燥湿薬が大量に使用されているのは，このような時代背景によるものです。

そして，元代・朱丹渓は，その著書『局方発揮』のなかで，『局方』方剤の燥性の強さを批判しました。この話は，非常に有名なので，『局方』方剤といえば，「燥性過多」という人

が多くいますが，朱氏は，芳香燥湿薬の使用には注意が必要であることをいいたかっただけで，芳香燥湿薬の価値や，『局方』方剤の価値は十分に認めていました。

『局方発揮』のなかで，朱氏が「気之鬱滞，久留清道，非借香熱不足以行」と述べているように，**気機の鬱結壅滞（多くは，本虚標実としての，痰飲や湿邪が存在する，気滞を指す）による痞・張・痛には，芳香燥湿薬による，行気・開鬱作用は欠かせません。**

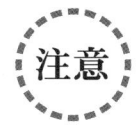

> **注意** 前述の薬のなかには，芳香燥湿薬のほか，苦温燥湿薬も含まれます。しかし，その多くは芳香性のある苦温薬なので，ここでは一律に芳香燥湿薬としてあります。

●胃下垂への応用

中医学は，胃下垂・内臓下垂・子宮下垂などを，「気陥」の1つの現れととらえます。そして「気陥」は，一般に，気の「昇挙」作用が弱った結果であり，「気虚」のさらに発展したものであると説明します。

つまり「気虚──気の昇挙作用が弱る──気陥」と考えるので，その治療は，「補気＋昇気」となります。これの代表方剤が補中益気湯です。

ただし，この方法で治癒しない胃下垂も存在します。この事実に1つの回答を示したのが，20世紀の著名な老中医であった故・楊子謙氏です。楊氏は，**胃下垂（気陥）の原因は，気虚による昇挙無力だけでなく，気滞によるタイプも存在する**とし，その治療に枳殻を多用しました。楊氏の医案には，120ｇの枳殻を使って（1味のみ），胃下垂を治癒した例があります。

楊氏の教えを受け，これをさらに発展させたのが，陳大啓氏（北京傷寒派の最長老の1人，炎黄国医舘顧問）です。「気陥」の原因が，「気滞」であっても，たんなる気滞が，気陥に発展するには，やはり気滞の原因としての「気虚」が考えられます。そこで陳氏は香砂六君子湯の「補気＋行気」作用に目をつけ，ここにさらに枳殻を加えるという方法を考え出しました。この「香砂六君子湯＋枳殻」を基本方とし，状況に応じた加減を加える方法で，多くの胃下垂を治癒または改善させています。

このような「気滞→気陥」による胃下垂患者の多くは，胃部の痞塞感を訴えますが，陳氏はこれを，主に腹診によってたんなる痞塞と，結胸証とに区別します。そして結胸証がみられる場合は，香砂六君子湯ではなく「小陥胸湯＋枳殻」を基本方剤として使っています。胃寒のみられる場合は，ここに薤白を加え，腹張がみられる場合は，厚朴を加えます。

3 疾患・病証別使用例
治癒例のまとめ

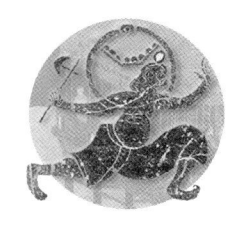

1 消化器系疾患

●胃潰瘍

［証候］………脾胃気虚，寒湿中阻証を呈する胃潰瘍
　　　　　　　心窩部痛，背部痛，げっぷ，胸やけ，悪心，嘔吐，手足の冷え，脾兪穴の圧痛。舌苔白，脈沈
［方薬］………・香砂六君子湯に，玄胡索を加える。
［解説］………・玄胡索は香砂六君子湯の行気作用を強めるものです。とくに気滞（または気滞血瘀）による痛みを治療する場合に多用される薬です。

2 慢性肝炎

●1．B型肝炎（その1）

［証候］………B型肝炎末期，虚多実少証としての脾胃気虚・湿熱疫毒証（湿＞熱）
　　　　　　　腹張，食欲不振，倦怠感，めまい，脱力感，など。
　　　　　　　舌淡，苔白，脈細沈
［方薬］………・香砂六君子湯に黄耆・土茯苓・白花蛇舌草・蒲公英を加える。
［解説］………・慢性肝炎は，湿熱証を呈するものが多いですが，末期になると，湿熱そのものよりも，長期に渡る疾患による正虚が，病機の中心となっていくことが多いです。
　　　　　　・熱が強いタイプの湿熱は，陰虚を生みやすいですが，湿が主である湿熱は，多くの場合，気虚を生みます。この症例は後者です。
　　　　　　・補気作用をもつ黄耆を加え，香砂六君子湯の治本（つまり補気作用）を強めます。
　　　　　　・本虚が主で，湿が主であっても，やはり元々は湿熱疫毒の邪気なので，香砂六君子湯＋黄耆では，清熱作用が欠けています。
　　　　　　・そこで，土茯苓・白花蛇舌草・蒲公英という3味の清熱解毒薬を加えています。3味とも利湿作用をあわせもつ清熱解毒薬です。

●2．B型肝炎（その2）

［証候］………肝脾不調・脾失健運証を呈するB型肝炎

脇痛，食欲不振，脱力感，自汗，大便が不規則，顔につやがない，生理不順など。

舌淡，周囲に歯痕あり，脈濡数

［方薬］………・香砂六君子湯の，人参を太子参に替え，さらに鶏内金・白芍・薏苡仁・稲芽・麦芽を加える。

［解説］………・虚実挟雑証（虚証と実証が，複雑に混ざり合っている証）を治療する場合，補の力が強いと，邪気の勢いを助長する恐れがあります。そこで人参を太子参に替えています。
・鶏内金・稲芽・麦芽はすべて消食薬です。正常な消化吸収機能の保持は，慢性肝炎のような疾患を治療する際に，常に留意するべきことです。たんなる補気健脾ではなく，消食薬によって脾胃の機能そのものを助けることも重要な「扶正去邪」といえます。
・薏苡仁は健脾作用のある利尿薬です。
・白芍は肝脾不調に多用される薬です。養肝血作用のほか，柔肝作用という，肝の機能を穏やかにする作用もあります。

3　呼吸器系疾患

●気管支喘息

［証候］………脾虚不運・痰湿阻肺＋外感による喘息発作

カゼによる発熱の後，咳嗽（咳に力がない），動くと喘息，痰（量は多い，白色），胸部の閉塞感，腹部の不快感，食欲不振など。

舌胖大，苔白膩，脈細滑

［方薬］………・香砂六君子湯に炙白前・炙前胡・炒蘇子・莱菔子・冬瓜子・魚腥草を加える。

［解説］………・たんなる脾虚ではなく，痰湿阻肺による咳嗽・喘息なので，炙白前・炙前胡・炒蘇子・莱菔子・冬瓜子などの，粛降肺気・化痰・止咳平喘作用のある薬を加えています。
・魚腥草は，肺に強く作用する，清熱解毒薬です。

4　循環器系疾患

●狭心症

[証候]………脾胃不和，痰湿内阻，心気不足証を呈する狭心症

　　　　　　心痛，胸部の不快感，食欲不振，食後に腹張，げっぷ，脱力感，痰（量は少ない，容易に吐き出せる），大便は乾燥ぎみ，呼吸が浅い，口が渇く，など。

　　　　　　舌暗紅，苔白，脈細弦

[方薬]………・香砂六君子湯と生脈散を併用し，さらに丹参・菖蒲・鬱金・羌活などを加える。

[解説]………・この証は，普段からの食生活の不調（油っこい，味が濃い，量が多いなど）に，運動不足が重なり，脾胃気虚・痰湿内阻が起こり，長期に及ぶにしたがって痰湿が痰濁となり，気血の運行に影響し，阻害心脈が起こったものです。現在，冠状動脈性の心疾患に，非常に多見される証型です。

・丹参・鬱金は，心に作用する，活血化瘀薬です。

・菖蒲は心気の通りを善くする薬です。また同時に化湿和胃作用もあります。

・羌活は，主に上半身に作用する去風湿薬です。寒湿性の肩痛・背部痛にも使われます。

5　神経科疾患

●不眠症

[証候]………本重標軽としての脾虚，痰湿内阻証を呈する，不眠症

　　　　　　不眠，腹部の不快感，腹張，食欲不振，げっぷ，めまい，脱力感，など。

　　　　　　舌淡胖，苔厚膩，脈弦滑

[方薬]………・香砂六君子湯に菖蒲・遠志を加える。

[解説]………・脾虚が主の場合にしか使えません。痰湿内阻害が主の場合は，二陳湯などの化痰剤を中心にします。

・菖蒲・遠志は化痰・和胃による安心寧神作用があります。

6　そのほか

●1．化学療法薬の副作用

[証候]………化学療法薬の副作用としての悪心，嘔吐

[方薬]………・香砂六君子湯を基本方剤として，具体的症状に応じた加減を行う。

〈例〉
①嘔吐の程度が重い場合──→旋覆花・代赭石・竹茹・生姜などを加える。
②下痢が顕著な場合──→薏苡仁・肉豆蔻などを加える。
③肝機能に異常がある場合──→柴胡・黄芩などを加える。

［解説］
・悪心・嘔吐は，化学療法薬の副作用として多見される症状ですが，これを中医学では，薬の毒性によって脾胃が損傷を受け，中焦脾胃の気の流れが阻害された結果であると考えます。
・そこで「補脾益気＋理気」作用をもつ香砂六君子湯を基本方剤として治療を行います。

●2．食品添加物中毒

［証候］
食品添加物の中毒による全身の脱毛
両親が仕事で忙しいため，1年間インスタントラーメンを食べ続けた16歳の女性が，全身の脱毛症を起こした。毛が抜けた後の皮膚は，マネキンの肌のようにつるつるしている。

［方薬］
・香砂六君子湯に鶏内金・檳榔を加える。

［解説］
・原因は食生活の異変なので，治療は，調脾胃が中心となります。
・中医理論では，髪（毛）は血から生じ，血を生み出す元は脾です。
・そこで脾を強め，きれいな血を作り出すことで，健康な毛を作り出せるようにする，と考えます。
・さらに消食作用のある鶏内金と，消積・下気作用のある檳榔を加え，中毒に対する消導作用を強めています。

平胃散

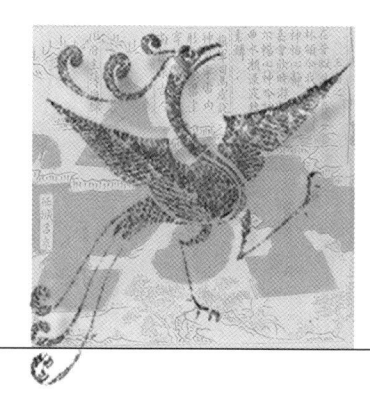

湿滞脾胃証を治療する
燥湿運脾の代表方剤

●なりたち

　もとは宋代『和剤局方』3巻に収められていた方剤です。二陳湯や，四君子湯のように，北宋・大観年間における校正の際，新しく加えられた方剤ではなく，もともとの崇寧年間の『和剤局方』に載せられている方剤です。

　　　　　最初の崇寧年間のものを『和剤局方』と呼び，大観年間に校正が加えられた後のものを『太平恵民和剤局方』と呼びます。

　もとは，**脾胃不和による，食欲不振・腹部から脇肋部にかけての張満刺痛・口苦・味覚機能の減退・胸満・悪心・嘔吐・下痢などを治療する薬**とされていました。

　現在では，湿滞脾胃証を治療する，燥湿運脾・行気徐満の基本方剤として，消化器系疾患に止まらず，さまざまな疾患の治療に使われています。

1 基本を押さえる
製剤の使い方

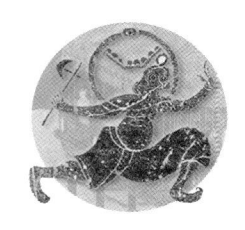

1 どのような患者に使うのか？
平胃散の適応証＝湿滞脾胃証を理解する

●湿滞脾胃証とは

湿滞脾胃証は，**体の中心部（中焦）に，湿気がたまっているという実証**です。多くは食生活の乱れ（冷たいものや，消化しにくいものの飲みすぎ・食べ過ぎなど）や，湿気の多い環境（住居・職場など）を原因とします。

ただし中医学は，一般の疾患の場合，最終的に発病するかどうかは，内因と外因の相互作用によって決まると考えます（ガス中毒や感電などは例外）。この湿滞脾胃証の発病も，前述した外因だけではなく，内因（体質的に湿気を生じやすい）も重要な要素です。

湿滞脾胃証
・胃部・腹部の張満感　　・胃痛・腹痛　　・食欲不振 ・食後，胃に飲食物が停滞する　　・悪心・嘔吐 ・味覚がにぶくなる　　・げっぷ 典型的な舌・脈は，舌苔白膩厚，脈緩（濡緩）です。このほか，以下のような症状も多見されます。 ・胸部の閉塞感（その影響で，呼吸が浅い） ・脇肋部の膨満感，または痛み　　・体が重い（自覚症状として） ・下痢　　・倦怠感　　・眠くなりやすい

●どんな患者に使えるのか

前述した適応証に当てはまるという前提で，平胃散は，以下のような疾患の治療に多用されます。

急性胃炎・慢性胃炎・急性腸炎・慢性腸炎・胃潰瘍・胃神経症・便秘症・消化不良・胃下垂・十二指腸潰瘍・急性膵炎・慢性膵炎・虚血性心疾患・慢性腎炎・おりもの過多など。

2 平胃散とはどんな薬か？
平胃散の構造と作用を理解する

●基本構造

```
・蒼朮
・厚朴       ①「湿気」をとる
・陳皮       ②「気」の通りをよくする
・(生姜)     (蒼朮・陳皮には，このほか「脾を強める」作用もあります。)

・炙甘草
・生姜       「脾胃」をととのえる
・大棗       疾患の舞台となっている「腹部」の状態を落ち着ける。
```

●解説

平胃散は，**蒼朮の「燥湿」，厚朴の「行気」の2味を中心**に作られています。そして**両者のバランスは，「燥湿＞行気」**です。これが平胃散の核心です。

陳皮は，この2者の働きを，それぞれ少しずつ備えている薬です。蒼朮の燥湿作用を強め，また厚朴の行気作用も強めます。

ここに甘草・生姜・大棗を加え，方剤全体を調えます。

■平胃散の構造

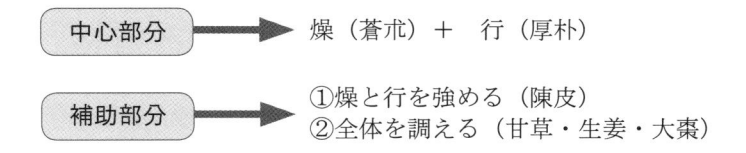

中心部分　→　燥（蒼朮）＋　行（厚朴）

補助部分　→　①燥と行を強める（陳皮）
　　　　　　　②全体を調える（甘草・生姜・大棗）

3 どのように使うのか？

●基本的加減法

- 下痢がみられる場合（湿盛）──→茯苓・沢瀉などを加える。
- 便秘がみられる場合（気滞）──→檳榔・莱菔子・枳殻などを加える。
  （程度の重いものは大黄・芒硝などを加える。）
- 嘔吐がみられる場合（胃気上逆）──→半夏・丁香・柿蒂などを加える。
- 消化不良がみられる場合（食積）──→焦三仙などを加える。
- 湿熱証に使う場合（発熱・尿の色が濃く量が少ない・舌苔黄膩など）
  ──→状況に応じて，ふさわしい苦寒薬を加える。

●服用法

- 食前に服用する。
- 熱いうちに服用する。

●使用上の注意

- 平胃散の適応証は実証です。本虚標実証に使う場合は，補薬を加える必要があります。
- 平胃散は燥性の強い方剤です。陰虚証には使用できません。
- 脾胃の虚弱な場合も使用できません。
- 平胃散は強い行気（下気）作用をもつ方剤です。**妊婦は使用禁止**です（平胃散の加減方は，堕胎方剤としても使われています）。

2 応用のための基礎知識
平胃散の背後にある中医理論

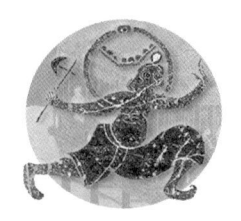

1 基礎理論

●散剤について

たとえば『傷寒論』では、五苓散・文蛤散・三物白散・瓜蒂散・半夏散・牡蛎沢瀉散など、**水湿や痰の存在する証に**，**散剤を多用**しています。これは『傷寒論』に限ったことではなく、後世の方剤でも、藿香正気散・八正散・五皮散・実脾散など多くの例をあげることができます。そして平胃散も、湿滞脾胃証を治療する「散剤」です。

これは1つには、「散者，散也」（散剤という剤型には，その字が示しているように，「散らす」「発散させる」という作用がある）と説明されます。

そして、もう1つには、「急薬緩用」（①薬の作用が強いので，散剤に変えることで，これを軽減する　②湯薬では，作用のしかたが急なので，散剤に変えることで，これをゆるめる）と説明されます。

さらにもう1つ、北宋時代の科学者であった沈括の、散剤に対する認識は、現代でも十分通用するものです。沈氏は「欲留膈胃中者，莫如散」という言葉を残しています。「（薬を）胃の中に留まらせておきたい場合，散薬に勝るものはない」（煎じ薬のような純粋な液体では，すぐに胃を通過してしまうから）という意味です。

平胃散は、散剤を湯液のように煎じてから服用します。これは散剤の長所を保持しつつ、湯液（煎じ薬）の「効きの速さ」も手に入れることのできる方法といえます。

●"朮"のいろいろ

平胃散には蒼朮が含まれています。平胃散の適応証である，湿滞脾胃証の典型的な舌苔は白厚苔です。**厚苔がみられた場合，蒼朮は欠かせない薬**といえます。

ただし、同じ湿滞脾胃証であっても、その湿滞の程度によって、舌苔が必ずしも厚苔であるとは限りません。湿滞の程度が軽く、また本虚が比較的顕著な場合は、蒼朮を白朮に変えたり、または蒼朮と白朮の併用にしたりすることができます。

このように「朮」を含む方剤は、その本虚や標実の程度・バランスなどによって、白朮

や蒼朮，または於朮などを使い分けることで，作用の方向性を，微妙に変化させることができます。

1　朮のいろいろ

	蒼朮	白朮	於朮
作用の特徴	燥湿＞健脾	健脾＞燥湿	健脾＞利湿
適応証	標証としての湿滞が顕著なもの	標証としての湿滞があまり重くなく，脾虚が比較的顕著なもの	本虚としての脾虚が中心で，標実としての湿滞は軽いもの

於朮とは，白朮の１種なのですが，浙江省於潜で生産されるものを，とくに於朮と呼んでいます。主に南方で使われる，作用が穏やかな薬です。

また白朮は，冬季に採集したものがよいとされていて，これをとくに**冬朮**と呼びます。

2　白朮のいろいろ

炒白朮：現在一般に白朮といった場合は，これを指しています（処方に，ただ「白朮」と書いた場合，薬房では「炒白朮」を出します）。
　　　　最も基本的な，健脾燥湿作用をもっています。
土炒白朮：補脾作用が強められたもので，脾虚が顕著なタイプに使います。
焦白朮：消積作用が強められたものです。単純な脾虚湿滞だけでなく，同時に食積がみられるタイプに使います。
生白朮：健脾燥湿作用のほか，軽度の清熱生津作用をもっています。脾虚湿滞だけでなく，同時に熱象・津少の証候がみられるタイプに使います。
　　　　現在，あまり多用されません。

2　臨床応用

●去湿のいろいろ（内湿の治療法）

「１基本を押さえる」（152頁）では，平胃散は燥湿化痰の代表方剤であると紹介しました。しかし内湿証の治療にはみな，平胃散を使えばよい，というわけではありません。

内湿による疾患は，非常に多くのものを含みます。平胃散にとどまらず，内湿証治療のために，歴代多くの方剤がつくられてきました。『黄帝内経』13方も，そのうち４首は内湿証

を治療する方剤です。また平胃散の出典である『和剤局方』にも，内湿治療のための，平胃散と類似した方剤が，数多く収められています。

平胃散をよりよく使いこなすためには，**広範囲に及ぶ，中医の治湿法（ここでは内湿のみを扱う）のなかでの，平胃散の位置づけを理解する**必要があります。

中医学の「去湿のいろいろ」を，簡単にまとめると，以下のようになります。

さまざまな治湿法を，使い分けるためには，主に ①程度，②部位，③虚実のバランス，などを基準にして判断します。

1　程度による使い分け

軽度：主として**「化湿法」**を使う。

（化湿法には，「芳香燥湿」法・「香燥化湿」法・「苦温燥湿」法などが含まれます。
そのほか，湿を主とする，湿熱証の軽度のものを治療する方剤も，その中心は，化湿であるといえます。）

①芳香燥湿法：最も軽いものに使います。とくに湿証が顕著でない場合でも使うことができます。藿香・佩蘭などを多用。

②香燥化湿法：胸悶・身重・舌苔膩など，顕著な湿証が現れた段階で使います。藿香・佩蘭・砂仁・白蔲仁などを多用。

③苦温燥湿法：芳香燥湿法と香燥化湿法が治療する内湿を「胃湿」とすると，苦温燥湿法が治療する内湿は「脾湿」ということができます。つまり，たんなる一時的な食生活の乱れや，環境の影響だけでなく，内因としての脾機能の低下を含みます。蒼朮・厚朴・乾姜などを多用。

中程度：**「利湿法」**を併用する。

（利湿法には，「淡滲利湿」法・「通利小便」法などが含まれます。）

①淡滲利湿法：この法を単独使うのではなく，内湿を体外へ追い出すための出口を与える目的でほかの法と併用します。
とくに尿の異常がなくても使うことができます。
軽度の内湿治療の場合は，わざわざ出口を用意する必要はありません。
茯苓・薏苡仁・冬瓜などを多用。

②通利小便法：この法も単独で使うのではなく，ほかの法と併用します。尿量の減少という顕著な症状がみられた場合に使います。茯苓・猪苓・沢瀉・車前子・漢防已などを多用。

重度：主として**「逐水法」**を使う。

（逐水法には，「攻逐水飲」法・「健脾逐水」法などが含まれます。）

①攻逐水飲法：主に腹水・大小便不利のような，急を要する重症に使います。大戟・甘遂・芫花・商陸・牽牛などを多用。

②健脾逐水法：主に四肢の浮腫などに使います。

平胃散　157

茯苓皮・大腹皮・陳皮・白朮などを多用。

◆2 部位による使い分け

上焦：主として**「堤壺掲蓋法」**を使う。

　　　堤壺掲蓋法とは，肺の宣散機能を促進することで，利湿という目的を達成しようとする方法です。肺は「水之上源」と呼ばれるように，体内の水液の運行に対して重要な役割を果たしています。

　　　杏仁・桔梗・麻黄などを多用。

中焦：内湿と中焦の関係は非常に密接なので，**内湿治療は，必ず中焦から着手する**といえます。

　　　中焦は，肝胆脾胃を含むので，肝・胆・脾・胃それぞれの角度からの治療法がありますが，**なかでも脾からの治療が中心**となります。

　　①理気和中法：行気薬を使って，内湿による気滞を解消します。

　　　　　　　　げっぷ・嘔吐・腹張など，気の流れの異常が顕著な場合に使います。

　　　　　　　　枳実・枳殻・厚朴・木香などを多用。

　　②健脾益気法：本虚としての脾虚が顕著な場合に使います。

　　　　　　　　党参・黄耆・白朮などを多用。

　　　　　　　　このほかにも，温補脾陽法・和解少陽法・疏肝理気法などがあります。

下焦：前述した各法と**温腎法を併用**する。

　　①温陽利水法：主に腎陽虚・脾腎陽虚による水腫を治療します。

　　　　　　　　たとえば真武湯では，淡滲利湿法・苦温燥湿法に，さらに附子を加えています。

　　②温陽止瀉法：主に腎陽虚・脾腎陽虚による下痢を治療します。

　　　　　　　　たとえば附子理中丸では，苦温燥湿法・温補脾陽に，さらに附子を加えています。

◆3 虚実のバランスによる使い分け

　たとえば，脾虚を基礎として，そのうえに内湿が生じているという本虚標実証では，その本虚と標実のバランスによって，使用する方剤中の薬のバランスが変わってきます。

　本虚が主な場合は，補脾益気薬を中心に少量の燥湿薬を加えますが，標実が重くなるにつれて，加える燥湿薬の量を増やします。

　たとえば「四君子湯→異功散→六君子湯→香砂六君子湯→二十四味流気飲」の関係などがそうです（香砂六君子湯「四君子湯から香砂六君子湯へ」141頁，「香砂六君子湯と二十四味流気飲」142頁参照）。

以上，ごく簡単に中医学の内湿治療をまとめてみました。平胃散は，1の「程度による使い分け」のなかでは，化湿法（芳香燥湿法・香燥化湿・苦温燥湿法すべてを含んでいますが，中心は香燥化湿）に属し，2の「部位による使い分け」のなかでは，中焦に属し，3の「虚実のバランスによる使い分け」のなかでは，実証治療に属します。

　つまり，この範囲から外れた証に対して使う場合は，その外れた部分を補うための加減が必要となります（下記参照）。

●いろいろな加減法

　上のまとめを踏まえて，では具体的に，どのように加減を行うのか，歴代の方法からいくつか選んで紹介します。

1　李東垣の方法

　金代・李東垣は，『脾胃論』下巻で，平胃散に対する11種の加減法を提示しています。
①尿色が濃く，また排尿がスムーズでない場合――→茯苓・沢瀉を加える。
　　中焦に停滞していた内湿は，長期に渡ると化熱し，ただの内湿から湿熱にかわっていきます。この湿熱が下焦におよび，膀胱の機能に影響すると前述したような症状が現れます。
　　茯苓・沢瀉による，清熱利尿作用を加えることで，これに対処します。
②消化不良を兼ねる場合――→枳実を加える。
　　枳実には破気消積作用があるので，消化不良による食積治療に多用されます。枳実導滞丸なども，この作用を利用したものです。
③胸悶（胸部の閉塞感）や心下痞（胃部の不快感）がみられる場合――→枳殻・木香を加える。
　　胸悶や心下痞は，内湿による気滞の典型的な症状です。枳殻・木香2味の行気薬を加えることで行気導滞作用を強めています。
④脾胃が弱り，食欲がない場合――→黄耆・人参を加える。
⑤心下痞に加え，腹張がみられる場合――→厚朴の量を増やし，甘草の量を減らす。
　　厚朴は，気滞による腹張を取り除く要となる薬です。この場合，腹張が顕著なので，厚朴の量を増やします。
　　また気滞による腹張が生じている状況では，甘草の甘味は，これを助長する作用があるので，量を減らします。
⑥夏季の非常に暑いときに服用する場合――→炒黄芩を加える。
　　平胃散は，全体として温性の強い方剤なので，夏の暑いときには，黄芩の清熱解毒作用を利用して，これを抑えます。
⑦梅雨の季節のように湿気の多い時期や，地域で服用する場合――→茯苓・沢瀉を加える。
　　外湿は内湿を助長するので，茯苓・沢瀉による利尿作用を利用して体内の湿気に出口を与え，化湿作用を助けます。

⑧痰涎による症状（痰が多い，咳嗽など）がみられる場合──→半夏を加え，陳皮の用量を増やす。

　半夏・陳皮は二陳湯の核心をなす薬です。燥湿化痰作用を強めています。

⑨嗽・食欲不振・脈弦細がみられる場合──→当帰・黄耆を加える。

　症状と，加えた薬から判断すると，この嗽は，脾虚水停によって，清気が肺に届かないために生じたものと思われます。また脈細から同時に血虚も存在していることがわかります。脈弦を，血虚による風ととらえた場合，この風も，嗽に関与していると考えられます。

　そこで黄耆による補気利水・昇清作用，当帰による補血作用を加えています。

⑩脈が洪大緩の場合──→黄芩・黄連を加える。

⑪便秘・大便の硬直がみられる場合──→大黄・芒硝を加える。

　大黄・芒硝の，鹹・苦・寒で，腸の熱をとり，腸内を潤すことで便の通りをよくします。

2　清代・王宮内の方法

　平胃散は温燥薬からなる方剤なので，本来の適応証は湿証または寒湿証です。しかし清代・王宮内の医師たちは，平胃散を去湿行滞の基本方剤ととらえ，このうえに加減を施すことで，寒湿だけでなく，暑湿などさまざまな湿証に応用しました。

①寒湿証への応用

　胸部・腹部の張満感・食欲不振・軟便，または下痢などがみられる状況に使います。

　平胃散に五苓散をあわせ，さらに木香・砂仁を加えたもの（香砂胃苓湯といいます）を基本方剤として治療を行っていました。

　食積がみられる場合は，神麴などの消食薬を加え，化湿作用を強めたい場合は，藿香を加えるなどして使っています。

②暑湿証への応用

　身熱・腹張・下痢などがみられる，暑湿挟滞証への応用です。

　平胃散に，香連丸または小承気湯をあわせ（または3方剤を併用），そこに猪苓茯苓・沢瀉などを加えたものを基本方剤として治療を行っています。

③外感風湿を兼ねる湿滞脾胃証への応用

　平胃散に荊芥・防風・葛根・香薷・藿香などの去風化湿薬を加えて治療を行っています。薄荷・菊花などを加えている場合もあります。

3　潘静江氏の方法

　1980年代に，広東省，中山医学院第2附属医院の，主任医師・教授であった潘静江氏は，西医による診断と中医による弁証をあわせた，平胃散の加減法を提唱しました。

①潰瘍への応用

・痛みが顕著で，押すと痛みが軽減する場合──→党参を加える。

- 味覚が衰え，サラサラした唾液が多くでる場合──→法半夏・高良姜を加える。
- 胃液が口腔内に上がってくる場合──→黄芩を加える。
- 便秘がみられる場合──→大黄を加える。
- 軟便がみられる場合──→藿香・茯苓を加える。

②腸炎への応用
- 急性で湿熱証を呈するもの──→葛根芩連湯と併用する。
- 慢性で脾陽虚証を呈するもの──→茯苓・扁豆・藿香を加える。
- 腹痛が顕著な場合──→木香を加える。
- しぶり腹がみられる場合──→枳実を加える。
- 血便がみられる場合──→山楂・槐花を加える。
- 粘血便がみられる場合──→麦芽を加える。

③慢性腎炎の尿毒症への応用
- 湿濁証を呈するもの──→山楂・麦芽を加える。
- 脾腎陽虚証を呈するもの──→四君子湯・四神丸と併用し，加減を加える。
- 尿量が少ない場合──→茯苓・沢瀉を加える。
- のどが乾く場合──→沙参・山薬・黄芩を加える。
- 嘔吐や胸悶がみられる場合──→竹筎・代赭石・藿香・枳殻を加える。
- 痙攣がみられる場合──→僵蚕・全蠍・鈎藤・白芍を加える。

④冠状動脈性心疾患（痰湿内阻のタイプ）への応用
- 痰が多く胸悶がみられる場合──→栝楼皮・薤白を加える。
- 狭心症がみられる場合──→田七末を加える。
- 目眩がみられる場合──→鈎藤・白芍を加える。
- 血圧が高い場合──→牛膝・丹参を加える。

3 疾患・病証別使用例
治癒例のまとめ

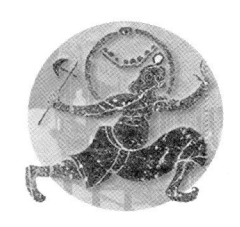

1 消化器系疾患

●1．慢性の便秘

[証候]　　　……湿滞脾胃証を呈する慢性の便秘

[方薬]　　　……・平胃散に薤白・白朮・半夏・檳榔・皂角・枳実・莱菔子・草豆蔲を加える。

[解説]　　　……・湿滞によって気の流れが阻害されると，腑の気の通りが悪くなり，便秘を起こす原因にもなります。このような便秘には平胃散を使うことができます。
・白朮・半夏・皂角・草豆蔲は燥湿化痰作用のある薬です。
・枳実・莱菔子・檳榔は消食・消積作用のある理気（下気）薬です。
・薤白は陽気を通す作用の強い，行気導滞作用のある薬です。

●2．慢性結腸炎

[証候]　　　……湿熱証を呈する慢性結腸炎
　　　　　　　平素より飲酒癖がある。毎日，明け方になると腹張，腹痛が起こり下痢をする。舌紅，舌苔黄膩，脈弦数

[方薬]　　　……・平胃散に白朮・葛根・茯苓・茵蔯蒿・白芷・佩蘭・沢瀉・猪苓を加える。

[解説]　　　……・平胃散は温性の強い方剤なので，そのままでは湿熱証には使えません。
・そこで葛根・茵蔯蒿・沢瀉・猪苓など，清熱利湿作用のある薬を加えています。
・葛根は清陽の気を上昇させる作用がある清熱薬なので，湿熱性の下痢に多用されます。
・茵蔯蒿・沢瀉・猪苓は，利尿作用を通して，体内の湿邪に出口を与える働きをしています。
・白朮は，健脾作用と燥湿作用のある薬です。

●3．十二指腸球部潰瘍

[証候]　　　……湿滞脾胃証を呈する十二指腸球部潰瘍
　　　　　　　腹張，腹痛，げっぷ，食欲不振，脱力感，倦怠感，すぐに眠くなる，舌暗紅，舌苔白厚膩，脈細滑

[方薬]　　　……・平胃散に藿香・白朮・石菖蒲・薏苡仁・醋元胡・赤芍を加える。

［解説］……・藿香・白朮・石菖蒲・薏苡仁はみな燥湿・利尿作用のある薬です。
　　　　　・醋元胡・赤芍は，利気活血を通して，止痛作用をもたらします。

2 神経科疾患

●1．顔面神経麻痺（病側に筋の萎縮がみられる）

［証候］……・湿滞脾胃証を呈する顔面神経麻痺
［方薬］……・平胃散に山薬・茯苓・党参・藿香を加える。
［解説］……・顔面片側萎縮は，中医学では「痿症」に含まれます。
　　　　　・痿症は純粋な虚証によるもののほか，本虚標実症としての湿滞を原因とするタイプも多見されます。
　　　　　・本虚標実証ですが，標実が顕著なので，平胃散を使い，さらに藿香を加え燥湿作用を強め，茯苓を加え内湿に出口を与えています。
　　　　　・山薬・党参は，補脾益気作用があり，本虚に対応しています。また茯苓にも健脾作用があります。

●2．不眠症

［証候］……・痰湿困脾証を呈する不眠症
　　　　　　胸部の閉塞感，食欲不振，体が重い（自覚症状），夢を多くみる，平素より痰が多い，悪心，舌苔白膩，脈濡緩
［方薬］……・平胃散に藿香・佩蘭・薏苡仁・茯苓・白蔻仁を加える。
［解説］……・痰湿による症状が顕著なので，平胃散に，さらに藿香・佩蘭・白蔻仁を加え，燥湿化痰作用を強めています。
　　　　　・薏苡仁・茯苓は健脾利尿作用のある薬です。内湿に出口を与えます。

3 循環器系疾患

●狭心症

［証候］……・脾胃虚弱，湿滞中焦証を呈する狭心症
　　　　　　胸悶，動悸，心痛の頻発，食欲不振，疲れやすい，脱力感，腹満など腹部の不快感（温めると軽減），軟便，舌淡胖，舌苔白膩滑，脈沈細結代
［方薬］……・平胃散に砂仁・半夏・附子・党参・茯苓・木香を加える。
［解説］……・脾気虚証も顕著なので，補脾益気作用のある党参を加えています。
　　　　　・砂仁・半夏は，治標としての燥湿作用を強めるものです。
　　　　　・茯苓は，治本としての健脾作用もありますし，また治標としても利尿作用

があります。
・附子は少陰心の陽気を強める作用があります。
・木香は行気止痛作用のある薬です。

4　呼吸器系疾患

●小児の慢性の咳嗽

[証候]………脾虚湿滞，痰湿阻肺証を呈する小児の慢性の咳嗽
　　　　　　平素より断続的な咳嗽が続く，胸部の閉塞感，痰が多い（色は白，質はサラサラ），食欲不振，舌苔白滑，脈弦滑
[方薬]………・平胃散に白朮・杏仁・半夏・麻黄・炙紫菀・炙冬花を加える。
[解説]………・中医学は，痰湿は脾で生まれ，肺に貯まる，と考えます。体質的に脾虚で，普段から内湿の生じやすい人に，この証のような「内傷咳嗽」は多見されます。
　　　　　　・白朮は補脾燥湿作用がある薬です。
　　　　　　・半夏は，燥湿化痰作用と同時に，強力な降気作用があるので，咳嗽の治療に向いています。
　　　　　　・麻黄・杏仁・炙紫菀・炙冬花は，すべて肺に作用する薬です。肺の正常な生理機能は，「宣・降」という気の流れによって維持されています（「宣」は，内→外の流れ，「降」は，上→下の流れ）。麻黄・炙冬花には，「宣肺気」作用があり，杏仁・炙紫菀には，「降肺気」作用があります。このような「宣降」併用により，肺の気の正常な流れを回復させます。

5　婦人科疾患

●続発性無月経

[証候]………寒湿証を呈する続発性無月経（寒湿内阻胞宮）
　　　　　　31歳の女性。無月経1年。倦怠感，脱力感，頭が張る，めまい，食欲不振，腹張，舌淡，舌苔白膩，脈沈滑。
[方薬]………・平胃散に三棱・莪朮・牛膝・山楂・鶏内金を加える。
[解説]………・中焦の湿滞が，胞宮に影響し，気血の通りが悪くなっている状態です。
　　　　　　・三棱・莪朮は，強力な活血化瘀薬ですが，2味とも行気消積作用をあわせもっているので，この症例に非常に適した薬といえます。
　　　　　　・牛膝は利尿作用をもつ活血化瘀薬です。
　　　　　　・山楂・鶏内金は消食作用のある薬です。山楂は化瘀作用もあります。

6 そのほか

●顔面部の痤瘡

［証候］………脾胃虚弱，湿阻気機証を呈するもの
　　　　　　顔面部全体に多数の痤瘡，頂点に膿のあるものもある，大小さまざまだが，大きいものは数個がつながっている。顔色は暗，倦怠感，脱力感，軟便，舌胖大，舌苔白黄膩
［方薬］………・平胃散に石菖蒲・牛蒡子・竹葉・連翹を加える。
［解説］………・湿滞が長引いたため，少し化熱し始めているので，牛蒡子・竹葉・連翹など清熱作用のある薬を加えています。3味とも，とくに体の上部の熱をとる薬です。そして3味とも，熱を外に向かって発散させる「透瀉」「透散」作用があります。
　　　　　　・石菖蒲は，利湿作用のほか，和胃作用もある薬です。芳香燥湿薬などと違い，温燥性が強くないので，湿熱証に適しています。

藿香正気散

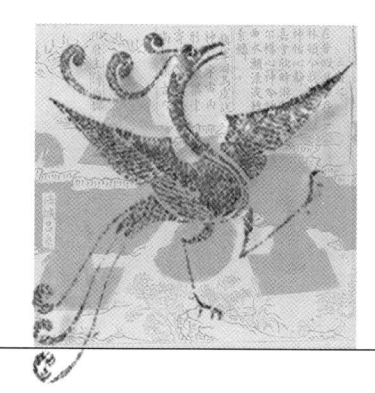

夏のカゼに多用される
「外寒＋内湿」治療の
名方剤

●なりたち

もとは，宋代『太平恵民和剤局方』（略記『局方』）2巻に，「続添諸局経験秘方」の1つとして載せられていたものです。

『局方』に載せられている，藿香正気散の適応証は，主に以下の4方面に分けることができます。

①傷寒による頭痛・発熱・悪寒・咳嗽に加えて，腹部の冷えによる腹痛・嘔吐・下痢などがみられる状況（嘔吐・下痢が同時に現れる状況を「霍乱」という→173頁参照）。
②中国南方の山林地帯で多見される，「瘴」「瘴癘」と呼ばれる特殊な瘧。
③産前・産後の腹痛（刺痛）。
④小児の疳傷（消化・吸収機能の低下を原因とする，慢性の栄養障害性疾患）。

現在では，このうちの①が，藿香正気散の適応証とされています。ただし①を，**内湿を主とする「外感＋内湿」**とみた場合，②も④も，多くの場合「内湿」が存在しているので，①に含まれるものととらえることができます。

また現在では，藿香正気散は，**外用薬として**，皮膚炎や，しもやけの治療などにも使用されます。

●正気とは？

これは，文字通り**「気を正す」**という意味です。病気であるということは，気の状態が「正しくない」ということなので，これを「正す」ということです。具体的には，2つの解釈があります。

①藿香正気散の適応疾患の1つは，前述のように「霍乱」（急性の嘔吐・下痢）です。これは中焦の「昇清降濁」という気の流れ（昇降）が乱れている結果です。そして藿香には，この上下の気の乱れを正す作用があります。
②藿香正気散の適応証は，「外感＋内湿」の証です。つまり「外」と「内」の2カ所で，気の状態が正しくなくなっている状態です。藿香正気散は，この状況を同時に解決する

方剤です。つまり「疏表薬によって，表の気を正し」「調中薬によって，内の気を正す」作用があります。

　『局方』には，「正気散」と名のつく方剤が3つありますが（正気散・不換金正気散・藿香正気散），この3つは，すべて藿香を含む方剤で，しかも，その適応証は「外寒＋内湿」です。つまり3つとも，前述した①にも②にも当てはまります。

1 基本を押さえる
製剤の使い方

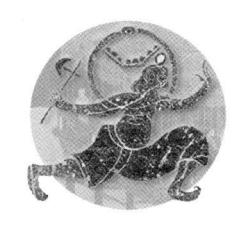

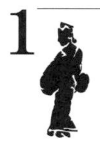

1 どのような患者に使うのか？
藿香正気散の適応証＝外感風寒・湿滞脾胃証を理解する

● **外感風寒・湿滞脾胃証とは**

これは，**外感風寒という表証と，湿濁内阻という裏証が同時に存在する状態**です。

外感風寒とは，ここではカゼのひき始めに多見される，発熱と悪寒が同時にみられる状況を指します。そのほか，頭痛や咳嗽なども多見されます。

湿滞脾胃とは，さまざまな原因によって，脾胃の機能が弱り，中焦に湿気が停滞している状態です。これは平胃散の適応証と，基本的な病機は同じです（平胃散152頁参照）。ただし，この証では，「湿気の停滞」を示す，腹満・胸悶などの症状のほか，**「気の昇降作用の異常」を示す，嘔吐・下痢が顕著**である点が大きな特徴です。

裏証を，外感によって引き起こされたものとみた場合，いわゆる「夏カゼ」（ここでは主に暑湿感冒を指す）や，「胃腸型のカゼ」（ここでは主に湿温傷寒を指す）また「クーラー病」の一部などが含まれます。

また裏証を，もともと体質として存在しているものとみることも可能です。体質として中焦脾胃に湿滞があるタイプの人に，外感風寒が起っても「外寒＋内湿」証になります。

実際には，両者の中間に位置するような状況も多くみられます。つまり食生活の乱れ・疲労・気候変化など，内因・外因の相互作用によって生じます。

外感風寒・湿滞脾胃証

以下の①②が同時にみられるものが，藿香正気散の適応証です。
①外感風寒証
　・発熱・悪寒が同時にみられる　　・頭痛　　・咳嗽
②湿滞脾胃証
　・悪心・嘔吐・げっぷ　　・下痢　　・腹張・腹痛　　・胸悶（胸部の閉塞感）
　・食欲不振
典型的な舌・脈は，舌淡・舌苔白膩，脈滑濡（または浮濡など）です。

●どんな疾患に使えるのか

前述した適応証に当てはまるという前提で，藿香正気散は，以下のような疾患に多用されます。

> 急性胃炎・急性腸炎・十二指腸潰瘍・慢性結腸炎・流感・消化不良・急性肝炎・慢性の便秘・食中毒・神経性の頭痛・おりもの過多・じんましん・不眠症・アレルギー性紫斑病・各種浮腫など。

外用薬としては，各種皮膚炎・しもやけなどの治療に使われます。

2 藿香正気散とはどんな薬か？
藿香正気散の構造と作用を理解する

●基本構造

- 藿香
- 蘇葉
- 白芷
- 桔梗

「外寒」を治療する
（辛温薬による解表作用）
（桔梗の開宣肺気作用も，解表を助ける）

- （桔梗）

「内湿」を治療する（開上）
（水の上源である，肺の気を開き，水液の運行を助ける）

- （藿香）
- 厚朴
- 半夏麹
- 白朮
- 陳皮

「内湿」を治療する（暢中）
（芳香化湿・香燥化湿・苦温燥湿の併用）
（健脾作用もある）

- 大腹皮
- 茯苓

「内湿」を治療する（滲下）
（利尿によって，体内の湿気に出口を与える）

- 生姜
- 炙甘草
- 大棗

① 「外寒」治療を助ける（調和営衛作用を通して）
② 「内湿」治療を助ける（脾胃の働きを調える）

● **解説**

　藿香正気散は，「外寒」と「内湿」を同時に治療する方剤ですが，上のバランスをみれば明らかなように，**「内湿」治療が中心**です。「外寒」の程度が重い場合は，さらに解表薬を加える必要があります。

　内湿は，中焦より起こるので，**内湿治療は，一般に中焦から着手**します。ただし体内の**水液の通り道である三焦からの治療も，湿治療の重要な方法**です。具体的には**「開上」「暢中」「滲下」を併用**します。

　藿香正気散も，上に分析したように，この3法を含みます。これは三仁湯などと共通する構造ですが，藿香正気散では「暢中」の占める割合が大きくなっています。

3 どのように使うのか？

● **基本的加減法**

・外寒の程度が重く，無汗の場合（表実証）──①蘇葉の用量を増やす。②香薷を加える。
・表証が顕著な場合（無汗ではない）（風熱衛分証）──荊芥・防風・薄荷などを加える。
・消化不良がみられる場合（食積）──甘草・大棗を除き，鶏内金・焦三仙などを加える。
・内湿が重い場合（舌苔厚）──①佩蘭を加える。②白朮を蒼朮に変える。
・下痢が顕著な場合（脾虚瀉）──炒扁豆・車前子・薏苡仁などを加える。
・尿量が少ない場合（気化不利）──沢瀉・車前子・木通などを加える。

● **使用上の注意**

・陰虚証・陰虚火旺証には使用できません。
・中焦に熱がある場合も使用できません。
・湿熱証による嘔吐・下痢は，藿香正気散の適応証ではありません。
・脾胃気虚が顕著な場合も使用できません。

2 応用のための基礎知識
藿香正気散の背後にある中医理論

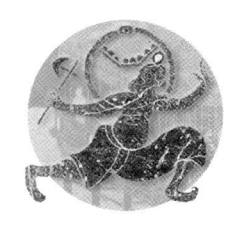

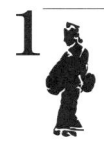

1 基礎理論

● 各種"正気散"と，表裏のバランス（『局方』の世界）

　藿香正気散の適応証は「表寒＋内湿」です。しかし『局方』には，「表寒＋内湿」を適応証とする方剤が多くあります。

　それらの証は，「表寒＋内湿」という病機は同じですが**「表寒」**と**「内湿」**のバランスがそれぞれ違っています。藿香正気散をよりよく使いこなすためには，「表寒⟷表寒＋内湿⟷内湿」と移行する病機の変化のなかでの，藿香正気散の適応証の位置を正確に知る必要があります。

　ここでは便宜上，正気散（表寒＋内湿）を中心にして，三拗湯（外寒のみ）から平胃散（内湿のみ）の範囲のなかで比較します。

病機		方剤名	組成薬
表寒のみ		三拗湯	麻黄・杏仁・甘草・生姜
表寒＋内湿	表寒が主　↑↓　内湿が主	香薷湯	麻黄・香薷・白扁豆・茯神・厚朴・炙甘草
		藿香正気散	藿香・白芷・蘇葉・桔梗・白朮・厚朴・半夏麹・陳皮・茯苓・大腹皮・炙甘草
		正気散	藿香・厚朴・半夏・陳皮・白朮・炙甘草・生姜・大棗
		不換金正気散	藿香・厚朴・半夏・陳皮・蒼朮・炙甘草・生姜・大棗
		藿香散	藿香葉・厚朴・半夏・陳皮・炙甘草・生姜・大棗
内湿のみ		平胃散	蒼朮・厚朴・陳皮・炙甘草・生姜・大棗

　表を見ると，藿香正気散は，正気散・不換金正気散・藿香散などと比べると，内湿を治療する作用は弱く，表寒を治療する作用が強いことがわかります。しかし，その外寒を治療する作用も，三拗湯や香薷湯と比べた場合は弱いものです。これが藿香正気散の基本位置です。

　「基本位置」としたのは，**加減さえ行えば，この位置は自由に操作できる**からです。そし

て加減を行う場合も，上の表にある方剤を参考にすることができます。

●各種『局方』方剤と，虚実のバランス

前述した表裏のバランスは，すべて「実証」という範囲内での比較です。ただし体内に内湿が生じる場合，本虚としての脾気虚の存在を考慮しないわけにはいきません。

脾気虚によって内湿が生じる場合もありますし，また，もとは内湿証という純粋な実証であったのが，時間の経過とともに脾を弱らせ，脾気虚が生じてくる場合もあります。

そこで，藿香正気散の適応証のような内湿が存在する証をみる場合，上でみた「表証と裏証のバランス」のほか，「虚証と実証のバランス」も念頭に置いておく必要があります。

以下，やはり『局方』方剤の範囲のなかで，簡単に比較してみます。

病機	方剤名	組成薬
実証	藿香正気散・平胃散など	前表参照
本虚標実	六和湯	藿香・砂仁・半夏・厚朴・杏仁・赤茯苓・香薷・白扁豆・木瓜・人参・炙甘草・生姜・大棗
	養脾圓	人参・白朮・白茯苓・甘草・砂仁・乾姜・炒大麦蘖・生姜
虚証	四君子湯	人参・白朮・茯苓・炙甘草

ここでいう「虚証と実証のバランス」とは，方剤の作用（治法）からいえば「攻と補のバランス」ということです。ここでは『局方』の方剤だけで比較しましたが，この比較は，香砂六君子湯「四君子湯から香砂君子湯へ」（141頁）と「香砂君子湯と二十四味流気飲」（143頁）で行っている比較と同質のものです。あわせて参考にしてください。

●藿香正気散と霍乱

冒頭の167頁で紹介したように，藿香正気散の適応疾患の1つに「霍乱」と呼ばれる病証があります。現在「霍乱」というと，一般に「コレラ」のことを指します。しかし中医学からみた場合，**コレラは霍乱の1類型**にすぎません。中医学の霍乱は，急性の胃炎・腸炎や，各種中毒などを含む広い概念です。また**藿香正気散が，すべての霍乱を治療できるわけではありません**。そこで，藿香正気散をよりよく使いこなすためには，中医学の霍乱の概念を知り，そのなかでの藿香正気散の適応証の位置を認識しておく必要があります。

『傷寒論』382条がいっているように，**霍乱とは，嘔吐と下痢が同時に現れる疾患のことです**。そして同書が384条で区別しているように，**その嘔吐と下痢は，突然起こることが霍乱の特徴**です。霍乱の「霍」とは「すばやい」ひいては「突然」という意味です。つまり「**突然生じた，嘔吐（上逆）・下痢（暴下）という気流の乱れ**」を霍乱と呼んだのです。

霍乱の病因は，主に気候変化や飲食などです。そして病機については，すでに『黄帝内経』に核心をついた記述があります。『霊枢』五乱篇は「清気在陰，濁気在陽……清濁相干，乱

於腸胃,則為霍乱」と述べて「**上昇すべき清気が陰(下部)にあり,下降すべき濁気が陽(上部)にあり,胃腸のなかで清気と濁気が入り乱れ,気の昇降が機能しなくなっている状態**」を霍乱の病機としています。

　そして『黄帝内経』は,『霊枢』六元正紀大論で,現在では湿霍乱・熱霍乱(または乾霍乱)と分類される2種の状況について,きちんと分けて述べています。しかし後世,霍乱というと,このうちの湿霍乱についてだけ述べるようになってしまいました。『傷寒論』『諸病源候論』『三因極一病証方論』などがそうです。これをふたたび,きちんと分類したのが明代・李中梓の『医宗必読』や,清代・程鐘齢の『医学心悟』そして清代・王士雄の『随息居霍乱論』などです。

　『医学心悟』では,霍乱を湿霍乱と乾霍乱に分け,湿霍乱をさらに寒と熱に分けています。そして,この寒性の湿霍乱に藿香正気散を使うよう指示しています。『随息居霍乱論』では,霍乱を傷暑霍乱(伏暑霍乱)と寒湿霍乱に分けています。そして寒湿霍乱の軽症に藿香正気散を使うよう指示しています。まとめると以下のようになります(『医宗必読』では,霍乱治療に藿香正気散を使用していないうえ,その分類法は『随息居霍乱論』がこれを大まかに踏襲しているのでここでは触れません)。

●霍乱の分類と藿香正気散

①清代・程鐘齢『医学心悟』の方法

分類			治療法(方剤)
霍乱	乾霍乱		焼塩と陰陽水による吐法
	湿霍乱	寒性	藿香正気散
		熱性	黄連香薷飲

②清代・王士雄『随息居霍乱論』の方法

分類				使用方剤(薬)
霍乱	傷暑霍乱 (伏暑霍乱)	暑湿(湿＞熱)		胃苓湯
		暑湿(熱＞湿)		桂苓甘露飲
		単純な暑邪		白虎湯など
		陰虚火旺		橘皮・厚朴などを短期間使う
		陽虚		胃苓湯
	寒湿霍乱	軽症		藿香正気散
		湿＞寒		胃苓湯＋木香・藿香・大腹皮
		情鬱と食積を兼ねる		厚朴湯,治中湯
		傷寒表実証を兼ねる		香薷飲
		寒＞湿 (陰盛格陽)	軽症	理中湯
			重症	四逆湯
			危重症	漿水散

2 臨床応用

●呉鞠通の5種の"加減正気散"

　藿香正気散の適応証は「外寒＋内湿」ですが，すでに述べたように，その作用は内湿治療が主です。

　この藿香正気散の，内湿を治療する力を高く評価した清代・呉鞠通は，藿香正気散から，主に外寒治療を担当している蘇葉・白芷・甘草・桔梗を除き，さらに加減を加えることで，**内湿を専門に治療する5種の加減正気散**を作り出しました。

　五種とも，**中焦湿阻を中心とした三焦湿鬱という基本病機**は一致しています。一加減正気散はこの基本型を治療します。二加減正気散は，内湿が経絡にまで影響している場合に使います。三加減正気散は，内湿が化熱した場合に使います。四加減正気散は軽症の寒湿証に，五加減正気散は重症の寒湿証に，それぞれ使います。

　5種の加減正気散を簡単にまとめると以下のようになります。

■呉鞠通の5種の加減正気散

	分類	病機	主な表現	気味	組成薬
一加減正気散	湿証	三焦湿鬱 昇降失司	腹張・軟便 （排便後もすっきりしない）	苦辛 微寒法	藿香梗・厚朴・陳皮・茯苓皮・杏仁・神麯・麦芽・茵陳蒿
二加減正気散		三焦湿鬱 経絡湿滞	同上＋体が痛い 舌白	苦辛 淡法	藿香梗・厚朴・陳皮・茯苓皮・防已・通草・薏苡仁・大豆黄巻
三加減正気散	湿熱証	三焦湿鬱 湿鬱化熱	腹張・脘悶・身熱・舌黄	苦辛 寒法	藿香・厚朴・陳皮・茯苓皮・杏仁・滑石
四加減正気散	寒湿証	寒湿内阻 （軽症）	脘悶・軟便・舌白滑	苦辛 温法	藿香梗・厚朴・陳皮・茯苓・草果・山楂肉・神麯
五加減正気散		寒湿内阻 （重症）	脘悶・下痢	苦辛 温法	藿香梗・厚朴・陳皮・茯苓・大腹皮・穀芽・蒼朮

　5種の方剤を貫く大法は，**苦辛法（辛開苦降）**です。苦辛法の元祖といえば『傷寒論』です（各種，瀉心湯など）。呉鞠通は『傷寒論』の苦辛法を非常に深く理解し，これを応用する天才でした。

　『傷寒論』の苦辛法は非常に古代的な風格のあるものですが，呉鞠通の苦辛法は非常に近代的なものです。大きな違いは，**苦辛の「辛」が，たんなる「辛温」ではなく，さらに「辛香」を含んでいる**ことです。つまり**「辛散＋香開」**になっています。

また，薬の使い方も非常に細かい配慮がなされています。たとえば藿香は，一般に葉と梗を一緒に使います。しかし，葉は主に外に作用し，梗は主に内に作用します。そこで作用を内に集中させるため，三加減正気散のほかは，すべて藿香梗を使っています。三加減正気散で，葉と梗を両方使っているのは（つまり一般の藿香），湿熱証の場合，外に対する宣透作用が必要だからと思われます。

　また茯苓も，一加減正気散〜三加減正気散では茯苓皮を使っています。茯苓皮は涼性が強く，利水作用に優れているからです。四加減正気散と五加減正気散は，寒湿証なので涼性の強い茯苓皮ではなく茯苓を使っています。

●姚蔭仙の藿麴湯

　清代末期，中国・雲南地方に，姚蔭仙という名医がいました。姚氏は『局方』の藿香正気散に独自の加減を加え「藿麴湯」という方剤を作り出し，脾胃の機能失調を中心病機とするさまざまな疾患の治療に使っていました。以下，簡単に紹介します。

1　基本証候

主要症状：目眩，頭痛，倦怠感，体が重い（自覚症状），腹張，腹部の不快感，食欲不振，消化不良

副次的症状：悪心，嘔吐，軟便，または下痢

舌脈：舌苔白膩，脈は濡・滑・細弦・伏など

2　組成薬

藿香梗・防風・波扣・神麴・厚朴・蔓荊子・茯苓・甘草

3　藿香正気散との比較

- 藿香正気散で，解表作用を受けもつ蘇葉・白芷をとり，代わりに防風・蔓荊子を加えることで，辛温性が弱められています。辛温による発散よりも，疏表に重点が置かれています。
- 下気寛胸作用の大腹皮をとり，代わりに波扣・神麴を加え，寛胸理気・消食下気作用をさらに強めています。
- この証は，嘔吐が起こりやすいので，催吐作用もある桔梗を除いています。
- 健脾燥湿作用の陳皮・白朮は取り除かれています。方剤の燥性をあまり強めないための配慮と思われます。燥湿薬は藿香・厚朴があるので，燥湿だけに偏らず，理気消食健脾，寛胸下気などをバランスよくあわせています。

4　使用法（加減法）

①外寒＋内湿の証に使う場合────→刺蒺藜・生姜を加える。
　さらに

- ・体が痛む──→羌活・桑枝を加える。
- ・鼻づまり・涙目──→蒼耳子・葱白を加える。
- ・咳嗽──→杏仁・蘇梗を加える。

②内湿・停食による下痢を主症とする場合──→炒穀芽・炒麦芽・焦山楂・木香・炮姜を加える。

さらに
- ・重度の下痢（水様便）──→蒼朮・車前草・薏苡仁を加える。
- ・排便時，肛門に灼熱感を伴う──→葛根・黄芩を加える。
- ・げっぷ，口がすっぱい──→枳実・鶏内金を加える。

③内湿による目眩を主症とする場合──→陳皮・荷頂を加える。

さらに
- ・重証の目眩──→旋覆花・代赭石を加える。
- ・嘔吐が顕著──→生姜・竹筎・麦芽を加える。
- ・心煩・口苦──→竹筎・黄連を加える。

④湿熱証に使う場合──→茯苓・蔓荊子をとり，敗醤・枳殻・猪苓・黄芩を加える。

さらに
- ・腹痛が顕著──→木香・白芍を加える。
- ・舌苔が厚膩──→蒼朮・薏苡仁を加える。

3 疾患・病証別使用例
治癒例のまとめ

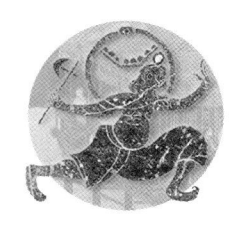

1 感冒

●1．感冒（その1）

[証候]………風寒暑湿（外邪）＋飲食停滞（内邪）を呈する感冒

発熱，無汗，悪寒，頭痛，頭が重い，腹張，腹痛，悪心，嘔吐，食欲不振，軟便，舌苔白厚膩，脈弦滑浮。

[方薬]………・藿香正気散より白芷・桔梗・白朮・陳皮・大腹皮をとり，佩蘭・荊芥・防風・焦三仙

・焦檳榔・炒枳実・酒川軍を加える。

[解説]………・白芷・桔梗をとり，荊芥・防風・佩蘭を加えることで，外邪に対する作用を，発散を主とした辛温から，疏解を主にした辛温に変えています。

・白朮・陳皮・大腹皮をとり，焦三仙・焦檳榔・炒枳実・酒川軍を加えることで，内に対する作用を，芳香燥湿・苦温燥湿から消食化積・下気導滞を中心としたものに変えています。

●2．感冒（その2）

[証候]………風湿（表邪）＋湿滞中焦を呈する感冒

発熱，少量の汗，悪寒，頭痛，咳嗽，胸部の閉塞感，体が痛くてだるい，悪心，舌苔白膩，脈濡数。

[方薬]………・藿香正気散に川貝母・杏仁・佩蘭梗・砂仁・炒枳殻を加える。

[解説]………・咳嗽がみられるので，止咳作用のある貝母（化痰止咳）・杏仁（下気止咳）を加えています。

・胸悶・身体のだるさ，舌苔膩，脈濡など，内湿証が顕著なので，佩蘭・砂仁を加え，芳香燥湿作用を強めています。

・枳殻は，1味で「辛開苦降」作用を備えている薬です。内湿や食積による胸悶・腹張などに多用されます。

2　消化器系疾患

● 1．赤痢

[証候]　………湿熱壅滞腸胃証を呈する赤痢

発熱，腹痛，下痢（膿や血が混ざる），しぶり腹，全身の倦怠感，頭痛，食欲不振，舌苔白厚膩，脈滑無力。

[方薬]　………・藿香正気散より，桔梗・白芷・蘇葉・陳皮をとり，黄芩・当帰・白芍・木香・大黄焦山楂を加える。

[解説]　………・純粋な裏証なので，表寒に対する桔梗・白芷・蘇葉はとられています。
　　　　　　　・黄芩・当帰・白芍・木香・大黄は，湿熱証の赤痢を治療する方剤である芍薬湯の主要な組成薬です。
　　　　　　　・便に膿や血が混ざるので，行気和血作用のある木香・当帰を加えています。
　　　　　　　・赤痢のしぶり腹は，気滞によるものなので，陳皮をとり，強力な行気作用をもつ木香に変えています。
　　　　　　　・この証は湿熱証なので，清熱燥湿作用をもつ苦寒薬（黄芩・大黄）を加えています。
　　　　　　　・白芍は，下痢を止め，腹痛をやわらげる作用があります。

● 2．十二指腸潰瘍

[証候]　………寒湿困脾，湿濁中阻証を呈する十二指腸潰瘍

腹張，腹痛，食欲不振，倦怠感，脱力感，目眩，軟便，舌苔白厚膩，脈弦滑。

[方薬]　………・藿香正気散より白芷・蘇葉・桔梗・大腹皮をとり，石菖蒲・砂仁・焦麦芽・薏苡仁・元胡を加える。

[解説]　………・裏証なので，表証に対応する白芷・蘇葉・桔梗はとられています。
　　　　　　　・砂仁を加えて，芳香燥湿・温中行気作用を強めています。
　　　　　　　・元胡も行気作用を通して腹痛を治療する薬です。
　　　　　　　・石菖蒲の和胃化湿作用と，焦麦芽の消食作用で，胃を調えています。
　　　　　　　・大腹皮をとり，代わりに涼性の利尿薬である薏苡仁を加えています。方剤全体の温性が強いので，反佐的な意味合いがあると思われます。

3　神経科疾患

● 1．不眠症

[証候]　………湿阻中焦証を呈する不眠症

一晩中寝付けない，心配事が多い，頭が重い，食欲不振，悪心，嘔吐，体

が重い（自覚症状），胸部の閉塞感，舌苔白膩，脈濡緩。
[方薬]………・藿香正気散より白芷・蘇葉をとり，佩蘭・炙遠志・石菖蒲を加える。
[解説]………・裏証なので，表証に対応する白芷・蘇葉はとられています。
　　　　　　・佩蘭を加えて芳香燥湿作用を強めています。
　　　　　　・石菖蒲は，和胃化湿作用のほか，心経に入り開竅寧神作用もあります。
　　　　　　・遠志も寧心安神作用のある薬です。

●2．メニエール病

[証候]………湿阻中焦証を呈するメニエール病
　　　　　　　目眩，胸部の閉塞感，悪心，嘔吐，便秘，舌淡，舌苔白膩，脈弦滑。
[方薬]………・藿香正気散より厚朴をとり，磁石・代赭石・沢瀉を加える。
[解説]………・腹張・腹満などの症状がないので，厚朴はとられています。
　　　　　　・磁石・代赭石はどちらも気を下にさげる作用があります。そして藿香正気散の中の白芷・桔梗・蘇葉などは，みな気を上・外に向ける薬です。これは昇降併用によって，体内の正常な気の流れを回復させる方法です。
　　　　　　・藿香正気散の中の白朮に沢瀉を加えると，痰飲による目眩治療の代表方剤である沢瀉湯になります。

4　内分泌系疾患

●糖尿病

[証候]………湿阻中焦証を呈する糖尿病
　　　　　　　のどが乾くが水分の摂取量は多くない，胸部の閉塞感，腹張，悪心，食欲不振，舌淡胖，舌苔厚膩，脈軟滑。
[方薬]………・藿香正気散より白芷・桔梗・大腹皮をとり，焦山楂・莱菔子・佩蘭を加える。
　　　　　　・白朮を蒼朮に変える。
　　　　　　・蘇葉を蘇梗に変える。
[解説]………・糖尿病は，陰虚証・陰虚火旺証・気陰両虚証などが多見されますが，このような湿滞によるものもあります。
　　　　　　・表証がないので，白芷・桔梗はとられています。
　　　　　　・蘇葉を蘇梗にかえることで，作用を表から中に向けています。
　　　　　　・内湿が強いので，白朮を蒼朮に変え，さらに佩蘭を加えています。
　　　　　　・焦山楂・莱菔子は，消食作用のある薬です。

5　泌尿器系疾患

●急性腎炎（糸球体腎炎）

［証候］………湿邪困脾，肺失宣化証を呈する急性の糸球体腎炎

全身の浮腫，肢体の倦怠感，胸部の閉塞感，悪心，腹張，食欲不振，軟便，乏尿，舌淡，舌苔白厚，脈沈緩。

［方薬］………・藿香正気散より白芷をとり，杏仁・白豆蔲を加える。
・白朮を蒼朮にかえる。

［解説］………・表邪はないので白芷はとられています。
・表邪はなくても，全身の浮腫という「皮水」の症状がみられるので，発汗による因勢利導として，蘇葉は残されている。
・蘇葉の「宣肺気」に杏仁の「降肺気」をあわせ，宣降併用にすることで肺の気機を調えています。
・白朮を蒼朮に変え，さらに白豆蔲を加えることで，内湿に対する芳香燥湿作用を強めています。

6　皮膚科疾患

●皮膚瘙痒症

［証候］………湿熱困脾，鬱蒸肌腠証を呈する皮膚瘙痒症

全身の皮膚に強度のかゆみ，皮膚全体にあかみがある，掻いた部位から黄色の液体が流出，全身の倦怠感，四肢が重い（自覚症状），胸部の閉塞感，食欲不振，舌紅，舌苔厚膩，脈滑やや数。

［方薬］………・藿香正気散より桔梗・大腹皮をとり，丹皮・黄柏・薏苡仁を加える。
・白朮を蒼朮に変える。

［解説］………・湿熱証なので燥湿作用のある苦寒薬（黄柏）を加えています。
・大腹皮も薏苡仁に変え，涼性の利尿にしています。
・丹皮は涼血活血作用のある薬です。
・白朮を蒼朮に変え，治標作用を強めています。

7　婦人科疾患

●母乳の不足

［証候］………湿濁壅阻乳絡証を呈する母乳の不足

　　　　　　　　　産後8日，ほとんど母乳が出ない，口の中がねばる，全身の倦怠感，体や
　　　　　　　　　頭が重い(自覚症状)，腹張，軟便，舌苔白厚膩，脈細滑。
[方薬]………・藿香正気散より蘇葉・白芷・厚朴・大腹皮をとり，石菖蒲・木香・全栝楼
　　　　　　　当帰・糸瓜絡・木通を加える。
　　　　　　・白朮を蒼朮に変える。
[解説]………・表証がないので蘇葉・白芷はとられています。
　　　　　　・厚朴・大腹皮をとり，石菖蒲・全栝楼を加えることで，理気・下気作用の中心を，
　　　　　　　腹部から胸部や胃に移動させています。
　　　　　　・口が粘るなど，熱を感じさせる証があるので，利尿作用も苦寒薬の木通を
　　　　　　　使い，苦温と苦寒を併用した方剤にしてあります。
　　　　　　・産後は，血虚が存在するので，当帰を加え，燥湿薬による傷陰を防いでい
　　　　　　　ます。
　　　　　　・糸瓜絡は，経絡を通す作用がある薬で，母乳の出ない症状に多用されます。

8　耳鼻咽喉科疾患

●再発性アフタ

[証候]………湿鬱脾胃，化熱上犯証を呈する再発性アフタ
　　　　　　　　口腔内や唇の周囲に多数の潰瘍，潰瘍のせいで食事が困難，胸部の閉塞感，
　　　　　　　　胃部の不快感，口の中がねばる，食欲不振，軟便，舌苔黄膩厚濁，脈細滑。
[方薬]………・藿香正気散より，白芷・桔梗をとり，葛根・黄柏・車前子・黄連を加える。
　　　　　　・白朮を蒼朮に変える。
[解説]………・熱証を呈する口腔内の潰瘍や炎症などは，清熱解毒薬を使った治療が1つ
　　　　　　　の重要な方法です。しかしこの証のように，たんなる胃火ではなく，脾湿
　　　　　　　が存在するものは，清熱解毒薬を使った治療では効果がありません。
　　　　　　・表証がないので白芷・桔梗はとられています。
　　　　　　・湿熱証なので，燥湿作用をもつ苦寒薬（黄連・黄柏）を加えています。
　　　　　　・車前子も涼性の利尿薬です。
　　　　　　・葛根は，湿熱証にたいする清熱作用がありますが，醒脾作用もあります。

補中益気湯

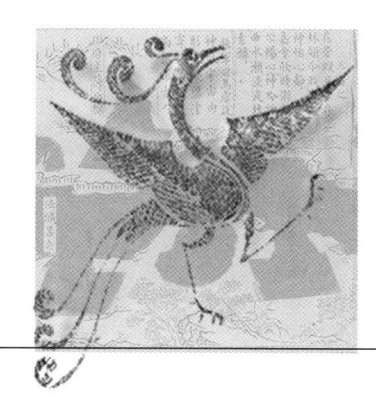

甘温除熱の代表方剤
補気昇陽の代表方剤

● なりたち

　もとは金代・李東垣の『内外傷弁惑論』や『脾胃論』に載せられていた方剤です。両書の内容は大部分共通していて，『内外傷弁惑論』の内容を省略し，少し補足を加えたものが『脾胃論』に載せられています。また『内外傷弁惑論』の内容と，ほぼ同一のものが『医学発明』にも載せられています。

　もとは「脾胃気虚，元気虚→（陽）気下陥→陰火上衝」による，身体のほてり（発熱を含む），心煩，喘息，頭痛，脈洪大という「内傷発熱」を治療する方剤とされていました。

● その後

　前述のように，補中益気湯の最終目的は，陰火の治療（陰火を瀉する）ですが，その作用は，「補気→昇陽」作用の結果として実現されるものです。

　後世，この「補気→昇陽」作用が高く評価され，現在では，補中益気湯は，**「陰火を治療する甘温除熱の代表方剤」**であると同時に，**「補気昇陽の代表方剤」**でもあるとされています。

　『脾胃論』の序に「脾胃不足為百病之始」（脾胃虚は，多くの疾患を引き起こす原因となる）という有名な言葉があります。そこで李氏自身も，補中益気湯の加減方を使って，**内科・小児科から婦人科・五官科など，非常に多くの疾患を治療**しています。

　李氏の言葉通り，脾胃気虚は，多くの疾患の内在的な原因であることから，補中益気湯の使用範囲は，その後，大きく拡がりました。明代・王機が『外科理例』で元気不足の潰瘍に，補中益気湯を使い，その後も明代・申拱辰が『外科啓玄』で，明代・陳実功が『外科正宗』でこれをとりあげ，**外科疾患にも使用される**ようになりました。また清代・魏玉横が『続名医類案』で，補中益気湯を「内傷外感を治療する主要な方剤である」と述べてから，本来おもに内傷を治療する方剤であった補中益気湯が，**気虚外感証の治療にも多用される**ようになりました。

　気虚を原因とする発熱は，手術後の患者や癌患者にも多見されることから，現在では，補中益気湯は，**癌治療**にも使われます。そのほか，**血液病や神経系の疾患，アレルギー疾患**など，補中益気湯の使用範囲は，現在でも止まることなく拡がり続けています。

●補中益気湯の"益"について

『脾胃論』中の「陰陽昇降論」をみてもわかるように，李東垣の人体理解の根底には，『周易』理論が存在しています。

補中益気湯の**「益」とは，『周易』にある卦の名称**です。益卦は，上は巽卦，下は震卦という構造の重卦です。「巽」は「従う」という意味で，「震」は「動く」という意味です。このことから『周易』益卦の象では，益卦を「益動而巽」（益とは，動いて従い）と説明しています。これを体内の状態に当てはめると，動くことによって順調な状態をとりもどすということになります。

そして，益卦の下卦である震卦は，3つの爻のうち，1つだけが陽爻です。これを『素問』陰陽離合論などに当てはめると「一陽＝少陽」となります。また「人肖天地図」では，脾は巽の位置にあります。つまり**補中益気湯の「益」には，少陽の陽気が上昇し（震＝動く），その結果，脾が平穏をとりもどす（巽＝従う・順調）という意味があります。**

1 基本を押さえる
製剤の使い方

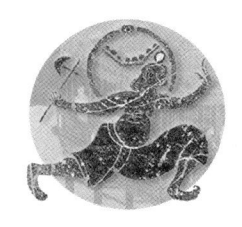

1 どのような患者に使うのか？
補中益気湯の適応証を理解する

●補中益気湯の適応証

1 李東垣が提示したもの（『内外傷弁惑論』『脾胃論』より）

李東垣自身が提示した，補中益気湯の適応証は，**「内傷発熱」**証です。

食生活の乱れ・過労・精神的疲れなどを原因として，脾気虚・元気虚が生じます。この虚に乗じて体内で生じる，さまざまな熱を，李氏は「陰火」と呼びました。

「陰火」による病証は，多くの内容を含みますが，そのなかの1部分が，補中益気湯の適応証です（仔細は「2 応用のための基礎知識」190頁参照）。

> **（補中益気湯の適応証としての）内傷発熱証**
> ・発熱，または体のほてり（自覚症状としての発熱，体温は必ずしも高くはない）
> ・心煩　　・胸満感を伴う喘息　　・頭痛
> 脈は洪大です。このほかにも，以下のような症状が現れることがあります。
> ・のどの乾き　　・気候の変化に敏感で，寒気や発熱が断続的に生じる

2 現在の一般的な認識

現在では，「脾胃気虚証」と，脾胃気虚を原因とする「気虚下陥証」また「気虚発熱証」の3つが補中益気湯の適応証とされています。

> **脾胃気虚証**
> ・全身の倦怠感　　・体（とくに四肢）の脱力感
> ・呼吸が浅い（気が足りない感覚）　　・話をするのがおっくう　　・食欲不振
> ・軟便，または下痢　　・顔色につやがなく，白っぽい
> ・舌淡，脈虚（または浮大無力）

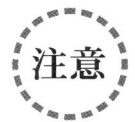

注意 ここでは一応「脾胃気虚」としましたが，実際には「脾胃気虚＋元気虚」，または「中気虚」というべき状態です。

気虚下陥証
・前述した「脾胃気虚証」　・胃下垂　・子宮下垂 ・脱肛　・慢性の下痢　・断続的な子宮の出血

気虚発熱証
・前述した「脾胃気虚証」 ・体が熱い（発熱，または自覚症状としてのほてり） ・発汗（気温・運動・精神的要因によらない，機能失調としての発汗） ・悪寒　・のどの乾き（温かい物を飲みたがる）　・頭痛

● どんな疾患に使えるのか

前述した適応証に当てはまるという前提で，補中益気湯は，以下のような疾患に多用されます。

胃下垂・子宮下垂・脱肛・重症筋無力症・糖尿病・メニエール病・内痔・不眠症・低血圧・習慣性流産・慢性肝炎・慢性腎炎・癌・敗血症・慢性胃炎など。

補中益気湯には，顕著な**「双向調節」作用**（相反する病症に対する調節作用）があります。前述した適応証に当てはまるという前提で，たとえば以下のような作用があります。

① 「不整脈」に対する双向調節作用
　・「頻拍」に服用すると──→脈拍を遅くする。
　・「徐脈」に服用すると──→脈拍を速くする。
② 「血圧」に対する双向調節作用
　・「高血圧」に服用すると──→血圧を下げる。
　・「低血圧」に服用すると──→血圧を上げる。
③ 「排尿機能」に対する双向調節作用
　・「頻尿」に服用すると──→排尿機能を抑える。
　・「尿閉」に服用すると──→排尿を促す。
④ 「排便機能」に対する双向調節作用

- 「下痢」に服用すると────→下痢をとめる。
- 「便秘」に服用すると────→排便を促す。

2 補中益気湯とはどんな薬か？
補中益気湯の構造と作用を理解する

● 構造

① 李東垣，本人の解説

- 黄耆 ──── 「肺気」を補う
- 人参 ──── 「元気」を補う
- 炙甘草 ──── 熱をとる（瀉火熱）
- 白朮 ──── 胃の中の熱を取り除く
- 升麻・柴胡 ─┬─ ①下陥した「清気」を上昇させる
　　　　　　　├─ ②黄耆・炙甘草の作用を，体の上部にとどける
　　　　　　　└─ ③下腹部の気鬱を解く
- 陳皮 ─┬─ ①胸部の気流をよくする
　　　　└─ ②陽気の上昇を助ける
- （人参）
- 当帰 ──── 血を生み出す

② 補気昇陽方剤としての解釈（現在の一般的な理解）

- 黄耆 ─┬─ ①「気」を補う（補中益気）
　　　　└─ ②「気」を上昇させる（昇陽）
- 人参・白朮・炙甘草 ── 黄耆の「補気」作用を強める
- 当帰 ──── 「血」を補う
- 陳皮 ──── 「気」の通りをよくする
　　　　　　（補気薬の多用による，気滞を防止する）
- 升麻・柴胡 ──── 黄耆の「昇陽」作用を強める
- （炙甘草） ──── 方剤全体を調和させる

補中益気湯

③甘温除熱方剤としての解釈

- ・黄耆・人参・炙甘草 ——「熱」をとる（瀉火）（甘温除熱）
  甘温薬で，虚していた気を補い，脾気や元気の機能が回復した結果，体内の熱も解消する。
- ・黄柏 ——————「熱」をとる（苦寒瀉熱）
  『内外傷弁惑論』では，黄柏を加える際に「もし〜なら」という断りがないので組成薬と解釈することも可能です。
- ・白朮 ——————「脾」を強め，「湿」を取り除く
- ・当帰 ——————「血」を補う
- ・升麻・柴胡 ————「陽気（清気）」を上昇させる
- ・陳皮 ——————「気」の通りをよくする

●解説

非常に多様な使われ方をする補中益気湯の姿を，よりよく理解するためには立体的な理解が必要だと思い，あえて3種の解釈を並列しました。

ただ，どのように解釈しても，**補中益気湯には，「益気」「昇陽」「瀉火」という3つの作用がある**ことは共通しています。

3 どのように使うのか？

●基本的加減方

- ・発汗が顕著な場合（衛外不固）——→五味子・白芍を加える。
- ・胸部の閉塞感や，身体の倦怠感が顕著な場合（内湿）——→当帰・白朮をとり蒼朮・木香を加える。
- ・血便がみられる場合（統血無力）——→地楡炭を加える。
- ・発熱・悪寒がみられる場合（気虚外感）——→蘇葉，または荊芥・防風を加える。

注意 李東垣自身が，季節変化や症状に応じた補中益気湯の加減法を，『脾胃論』では24種，『内外傷弁惑論』では31種提示しています。

●用量について

　李東垣の用薬法の特徴は，**「薬の種類は多く，個々の用量は少なく」** ということです。補中益気湯のように「昇陽」作用をもつ方剤では，「軽さの保持」にはとくに注意する必要があります。気（質）も味も，重いものは下へさがってしまうからです。

　煎じ薬として使用する場合，主に以下の点に注意する必要があります。

・全体の総用量があまり多くならないようにする（原方は8味合計で約10g）。
・相対的に，黄耆の用量を最も多くする。
・升麻・柴胡の用量は，一般に1～3gです。
　（用量が多くなると，昇提作用ではなく，昇散作用に変わってしまいます。）
・前述した黄柏のような苦寒薬を加える場合，用量は非常に少なくします。

●使用上の注意

・李東垣の提示した「陰火」と，陰虚火旺証は異なる概念です。補中益気湯は，陰虚火旺証には使えません。
・補中益気湯は，胃下垂・脱肛などに多用されますが，「気虚→気陥」によるものでなければ使うことはできません。中薬方剤を，症状と結びつけて理解することはできません。
・肝陽上亢など，気が上逆している状況には使えません。

2 応用のための基礎知識
補中益気湯の背後にある中医理論

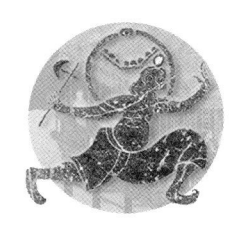

1　基礎理論

●李東垣の医学理論

　李東垣といえば『脾胃論』の著者で，多くの疾患を「脾胃虚」の角度から診断し，「補脾胃」薬を多用して治療を行ったという認識が一般的です。これは，もちろん間違いではありませんが，少し足りません。

　補中益気湯への理解を深めるために，まず，ごく簡単に李東垣の医学理論をまとめてみます。以下のまとめは，李氏の理論の最も中心的な部分のまとめであり，理論の全貌でにありません。

1　病因

①飲食不節（不衛生・不規則または，内容や量が不適切）──┐
②過労（肉体労働・知能労働）　　　　　　　　　　　　　├─**元気虚・脾胃気虚**が生じる
③精神的原因（ストレスなど）　　　　　　　　　　　　　┘

2　病機

元気虚・脾気虚→（中）気下陥→陰火上衝

　身体の中心部にあって，さまざまな役目を果たしている「気」が弱まり，身体の下部（下焦）へと落ち込んでしまいます。

　この「虚」に乗じて，体内の各種「火」が強まった状態が「陰火上衝」です。気虚が，なぜ陰火を生むのかについては数種の解釈があります。詳細は192頁「陰火のいろいろ」を見てください。

3　治法

　病機が「気虚→気陥→陰火」なので，治法は「**益気**」「**昇陽**」「**瀉火**」となります。
①益気：補肺気と補脾胃が中心
②昇陽：気の昇降を主る中焦脾胃の気の機能を回復させるほか，少陽の気の昇発（昇発）作

用を重視していました。
③瀉火:「甘温除熱」が中心ですが,『脾胃論』には「甘寒以瀉其火」という記載もあり「甘寒」も使います。

「甘寒」については,「甘温薬＋苦寒薬」であるとする解釈と(『脾胃論』で李東垣自身が,黄柏を加えているから),文字通り「甘寒薬」であるとする解釈などがあります。

4　方剤・薬

李氏の方剤の多くは,中心的な治法である「益気」「昇陽」「瀉火」の3法を中心に構成されています。**方剤によって3法のバランスが異なります。**

『脾胃論』の第1方剤である,補脾胃瀉陰火昇陽湯では,李氏の中心的医学理論が,そのまま方剤名として使われています。

この基礎のうえで,**症状や季節によって,適切な加減を加え**て使用します。

●昇陽のいろいろ

前述したように「昇陽挙陥」法とは,補気を通じて「気陥」(中気下陥)を治療する方法です。ただし,**李東垣が多用した「補中気→昇陽」という方法は,昇陽挙陥法のなかの,1つの方法にすぎません。**また「補中気→昇陽」法の適応証のすべてに,補中益気湯が使えるわけではありません。

昇陽挙陥法のなかでの「補中気→昇陽」の位置づけ,そして「補中気→昇陽」法のなかでの補中益気湯の位置づけをまとめると,以下のようになります。

①昇陽挙陥法のなかの「補中気→昇陽」法

	分類	適応証
昇陽挙陥法	**補中気**	**中気不足による,中気の下陥**
	補宗気	宗気の下陥
	固下元	下元不固による,腎気の下陥
	摂衝任	衝任気陥
	固滑脱	下焦の陽虚による,滑脱

②「補中気→昇陽」法のなかの補中益気湯

	分類	方剤
「補中気→昇陽」法	脾(陽)気虚による慢性の下痢程度の気陥	四君子湯(加減)
	脾気虚による脱肛など	**補中益気湯(加減)**
	脾気虚・清陽不昇による五官科疾患	**補中益気湯(加減)**
	脾気虚・不能統血による血証	帰脾湯(加減)
	脾虚・肝鬱によるおりもの過多	完帯湯(加減)

●陰火のいろいろ

　陰火の「陰」とは，「裏」または「内」という意味です。『黄帝内経』や『傷寒論』などに見られるように，古代の中医学では「陰陽」という語は「表裏」「内外」を表す言葉としても使われていました。

　つまり「陰火」とは，**内傷による諸疾患にみられるさまざまな火熱証の総称**であり，非常に広い概念です。一般にいう「内火」と「陰火」との違いは，李氏のいう「陰火」とは**すべて「元気虚・脾胃気虚→中気下陥」を原因としている**ということです。

　つまり，この「元気虚・脾胃気虚→中気下陥→陰火上衝」という病機は，補中益気湯の適応証であるだけでなく，『脾胃論』のほとんどすべての方剤（数十首にのぼる）の適応証でもあります。それらの間の違いは，この共通する病機のなかでの，陰火の種類の違いや，気虚の程度の違いなどです。

　補中益気湯をよりよく理解するには，「陰火」全体のなかでの，補中益気湯の適応証の位置づけを認識しておく必要があります。簡単にまとめると，以下のようになります。

■陰火のいろいろ

	分類	病機		方剤
陰火	伏火	陽気が上昇せず，血脈に止まり，熱を生む		**補中益気湯**
	鬱火	伏火の程度が強まり，陽気のなかに鬱熱がある		柴胡升麻湯
	湿熱	脾虚によって内湿が生じ，化熱して湿熱となる	湿が主	**調中益気湯**
			湿が化熱し湿熱になる	**調中益気湯**＋生地・黄柏
			長夏の季節，外湿の影響も強い	補脾胃瀉陰火昇陽湯
	燥熱	気虚により，水穀の精気が不足するので，津傷や血虚が生じ，燥熱を生む	津傷	人参芍薬湯
			血虚	当帰補血湯
	心火	気陥により，上中焦の陽気が虚し，その虚に乗じて下焦の陰火が上昇してきたもの		**補中益気湯**

　調中益気湯は，補中益気湯の加減方といえます（補中益気湯の白朮を蒼朮に変え，当帰を木香に変えたものが調中益気湯）。

　つまり上の表でいえば，陰火のなかの「伏火」「湿熱」「心火」が補中益気湯の適応証であるといえます。ここでいう「心火」は，現代の中医理論の「心火」とは異なります。李氏がいう「心火」は，「君火」「相火」などを含んだ「壮火」と重なる概念です。

　南京中医薬大学の丁光迪教授は，陰火をおもに湿熱と理解し，治療にさいしては，『内外傷弁惑論』にあるように黄柏などの苦寒薬を加えるべきだと述べています。つまり陰火治療法として，李東垣が『脾胃論』でいっている「甘寒以瀉其火」の「甘寒」を，「甘温薬＋苦寒薬」

と解釈しています。

北京中医薬大学の故・劉渡舟教授は，陰火をおもに心火と理解し，治療にさいしては補中益気湯に生甘草を加えていました（補中益気湯に，炙甘草はすでに含まれているので，炙甘草と生甘草の併用ということ）。つまり「甘寒」を文字通り「甘寒薬」と解釈しています。

●甘温除熱法とは

補中益気湯は，「**甘温除熱」法の代表方剤**であるとされています。「甘温除熱」法とは，甘温薬による補気（血）作用を通して，体内の熱を取り除く方法です。当帰補血湯による「虚熱」治療も，「甘温除熱」法に属するものです。

この法の源泉をたどると『傷寒論』102条の小建中湯に行きつきます。102条で小建中湯が治療する証は，「虚人傷寒」であり，明らかに外邪が存在する証です。ただし**甘温薬の補気血作用によって営衛を調和させ，内側から調節**していこうという考え方は共通しています。この法の重要さを見抜き，これを純粋な内傷の発熱に応用したのは，李東垣の発明です。

なぜ甘温薬で熱が解決できるのかというと，この熱は内虚によって体内のバランスが崩れたことに起因する一種の「虚性の機能亢進の結果」だからです。だから補中益気湯を服用し，不足している気（血）を補い，さらに気血の流れをよくすると，体内の気血営衛は調和し，**もともと備わっていた「気と少火の関係」**（ここでは主に，体温調節機能を指します。「少火」については『素問』陰陽応象大論を参照してください）**を回復させる**ことができるのです。「気と少火」の正常な関係が回復するということは，熱を生み出す原因が消失したということなので，熱は自然になくなります。

2 臨床応用

●耳鼻咽喉科疾患への応用

『脾胃論』下巻に「脾胃虚則九竅不通論」という論述があります。「竅」とは「あな（穴）」という意味で，「九竅」とは人体上にある9個の「あな」のことです。具体的には「目（2個）」「鼻（2個）」「口（1個）」「耳（2個）」「尿道（1個）」「肛門（1個）」を指しています。

脾胃が虚弱になると，「昇清作用」が弱まり，気を体の隅々にまで送り届けることができなくなります。耳鼻咽喉科に則していえば「諸陽の会」といわれる頭部の諸器官に，十分な営養が届けられなくなり，さまざまな疾患が生まれます。

提唱者である李氏自身，自らの「補気→昇陽→瀉火」という治療法を，耳鼻咽喉科疾患の

治療に応用しています。具体的には，耳鳴りや難聴を治療する調中益気湯，下顎関節炎を治療する胃風湯，歯肉炎を治療する清胃散などがあります。

この方法は，その後も受けつがれました。たとえば，明代・薛立斎『口歯類要』では補中益気湯は，口腔内の潰瘍や歯痛の治療に使われています。また清代・黄庭鏡『喉症全科紫珍集』では補中益気湯は，のどの腫れ・痛み・潰瘍などの治療に使われています。

そして補中益気湯による耳鼻咽喉科疾患の治療は，現代にも受けつがれています。

1　蒲輔周氏の方法

蒲輔周氏は，1971年，当時の中国の首相であった周恩来氏の直接の指示で，「蒲輔周，医療経験継承グループ」が組織されたほどの名老中医です。

蒲氏は，メニエール病の中心病機を「中虚挾痰，兼心気不足」と考え，補中益気湯に半夏・茯神・遠志を加えた方剤を使って治療を行いました。補中益気湯は「中虚」に対応し，半夏は「痰」に対応し，茯神・遠志は「心気不足」に対応しています。補中益気湯・二陳湯・帰脾湯の合方（の加減）といえます。

2　干祖望氏の方法

干祖望氏は，南京中医薬大学の教授で，現代中医耳鼻咽喉科の基礎をつくった人物です。中国中医薬学会中医耳鼻咽喉科専業委員会主任委員などを歴任されています。

干氏は，**慢性の進行性難聴や副鼻腔炎**，また**慢性咽頭炎**などの疾患には「中気虚→気陥→陰火」によるタイプがあると考え，補中益気湯や参苓白朮散などを使って治療を行いました。干氏は「気虚→気陥→陰火」による耳鼻咽喉科疾患を治療するさい，なんの方剤を使う場合でも，最も大切なのは「昇堤」作用であると考え，升麻・柴胡を不可欠の薬としていました。補中益気湯には，もともと升麻・柴胡が含まれますが，干氏は，さらに葛根を加える方法を多用しました。葛根による昇陽も，李東垣が得意としていた用薬法です。

3　蔡福養氏の方法

蔡福養氏は，全国中医耳鼻喉科学術研究会顧問などを歴任され，中国衛生部（厚生労働省に相当）の第2期選考で，全国名老中医の1人に選ばれた人物です。

蔡氏は，**耳鳴り，アレルギー性鼻炎，声帯麻痺，口腔内の潰瘍**，などの疾患の虚証には，「気虚→気陥→陰火」を原因とするタイプもみられると考え，補中益気湯を使って治療を行いました。

アレルギー性鼻炎の「鼻水・鼻づまり」に対しては，辛夷・白芷・細辛など温性の芳香通竅薬を加えます。また同時に「悪寒」「カゼをひきやすい」など，衛外不固がみられる場合には，防風を加えます。補中益気湯には，もともと黄耆・白朮が含まれるので，防風を加えると玉

屏風散となります。

口腔内の潰瘍を治療する場合は，少量の肉桂を加えています。これは肉桂の「引火帰源」作用を利用して，虚火を治療する方法です。また同時に麦門冬を加えています。これは麦門冬の清心作用を利用し，補中益気湯原方とは別に，心（麦門冬）と腎（肉桂）から水火のバランスを回復させようとする方法です。

●慢性肝炎への応用

中医学からみた慢性肝炎の病因・病機は，非常に複雑です。しかし，その核心は「正虚・邪恋」（正常な機能が弱り，抵抗力も弱い。毒邪が体内にいすわり，なかなか出て行かない）ということができます。つまり中医による慢性肝炎治療は，攻邪だけでなく補虚も１つの柱となります。

1 屠撲先氏の方法

屠撲先氏は，江蘇省・常州市中医医院・院長，全国中医学会理事などを歴任されている，江蘇の名老中医です。

屠氏は，**ほとんどの慢性肝炎患者には，早期・中期・晩期など病期の別なく，脾虚証がみられる**ことに気がつきました。そして，この脾虚は，たんなる慢性肝炎の併発症ではなく，そもそも慢性肝炎を引き起こす内在的な原因であると考えました。そこで屠氏は，慢性肝炎を治療するさい，補脾を非常に重視しています。

補脾方剤には，四君子湯や六君子湯など，さまざまなものがありますが，屠氏は，**慢性肝炎治療の補脾には，補中益気湯が向いている**と考えました。たんなる補脾ではなく，升麻・柴胡の昇提作用や，柴胡の疏肝作用・解鬱作用，また当帰の養肝血作用が，慢性肝炎の治療に有効だからです。

屠氏は，慢性肝炎治療に補中益気湯を使う場合，おもに以下のような加減を行っています。
・脾虚＋湿困（胸部の閉塞感，腹張，舌苔膩など）――→蒼朮・藿香を加える。
・脾鬱気滞（脇部の張りが顕著，など）――→香附・木香を加える。
・湿熱が顕著（口が苦い，舌苔黄膩など）――→半枝蓮・黄芩を加える。
・血分熱（鼻や口からの出血など）――→生地黄・大小薊・仙鶴草を加える。
・血瘀（肝腫・脾腫など）――→虎杖・莪朮・山楂・馬鞭草を加える。
・陰虚軽症（口が乾燥，舌苔少）――→石斛・天花粉を加える。
・顕著な陰虚（舌紅・無苔，手足・身体のほてりなど）――→升麻・柴胡を除き，生地・玄参・麦門冬を加える。
・脾陽虚（悪寒，舌淡・舌苔白，脈細など）――→乾姜を加える。

2　史済招女士の方法

　史済招女士は，全国中医学会理事，中西医結合研究会常務理事，北京協和医院教授などを歴任されている，江蘇出身の名老中医です。

　史女士は，女性の慢性肝炎患者に，各種腫瘍または腫瘍様病変の併発率が高いことに注目しました。そして，その多くは肝脾二経の鬱滞（気滞血瘀）を原因とするとして，これを補中益気湯と逍遙散の合方（の加減）を使って治療しています。基本的な加減方は，以下のようなものです。

・甲状腺の腫瘍──→王不留行・鶏血藤・夏枯草・昆布などを加える。
・乳房の腫瘍──→同上
・情緒が不安定で短気，または悲観的になりやすい──→甘麦大棗湯と併用する。
・睡眠障害（入眠障害，夢が多いなど）──→酸棗仁・炒遠志を加える。

　史女士は，長期的に時間をかけて形成された腫瘍（卵巣嚢腺腫・甲状腺の腫瘍・乳房の腫瘍など）を治療する場合，丸剤を使うなど，作用の穏やかな薬で，ゆっくりと治療することを重視しています。これは『金匱要略』血痺虚労病篇18条が提示している「緩中補虚」と同一の考えに立つものと思われます。

> **注意**
> 上で述べたように，正虚は，ほとんどの慢性肝炎患者にみられますし，また脾虚はそのなかでも重要なものの1つです。ただし慢性肝炎患者の「正虚」が，いつも単純な「脾虚」であるとは限りません。たとえば，慢性肝炎治療で名高い，陳継明氏は，慢性肝炎の「正虚」を5種に大別し，それをさらに細かく分けています。
> 「慢性肝炎の虚証＝脾虚→補中益気湯を使う」などという公式は，絶対になりたちません。

●針処方による補中益気湯

　中国工程院院士，中国中医研究院主任医師である程莘農氏は，湯液治療の方剤配伍（薬の組みあわせ）理論も，針灸治療も，基礎となる理論は共通していると考えました。そこで程氏は，**中薬による方剤配伍理論にそって針灸処方を組み立てる**という試みを行い，いくつかの中薬方剤を，針灸処方に作り変えています。補中益気湯も，その1つです。

　程氏の「針処方による補中益気湯」は，次のような内容です。

補中益気湯		
作用	中薬による	針処方による
補益元気・震奮中陽	黄耆・人参	気海（または関元）
昇提清陽	升麻	百会
疏肝利胆	柴胡	陽凌泉
健脾燥湿・和胃・和血養陰	白朮・炙甘草・当帰	足三里・三陰交
疏風解表・調和気血	生姜・大棗	曲池

注意 補中益気湯の原方には，生姜・大棗は含まれていません。ただし後世の方剤書では，補中益気湯の組成薬として生姜・大棗を加えているものもあります。また補中益気湯の原方には，陳皮が含まれますが，ここでは触れられていません。

程氏は，この針灸処方（の加減方）を使って，**パーキンソン病**を治療し効果をあげています。症例は，以下のようなものです。

［症候］左手のしびれ・脱力感，失語，右手も字が上手く書けない，両下肢の脱力感，四肢の振戦，全身の運動能力低下，目眩，咳嗽，怒りっぽい，いつも気分がすぐれず楽しくない，胸悶，食欲不振，大便は乾燥気味，舌淡紅・舌苔薄白，脈弦細弱。

［弁証］中虚失昇・気血両虚・筋肉失養・兼虚風内動・風阻経絡

［処方］・針処方による補中益気湯（気海は使わず，関元に灸）
  ・風池・合谷────→疏風通経活絡
  ・太衝────→疏肝通絡
  ・腎兪・肝兪────→滋陰養血

［結果］手の指の運動能力と，歩行能力に改善がみられた。食欲の増加がみられた。精神状態にも改善がみられた。

3 疾患別使用例
治癒例のまとめ

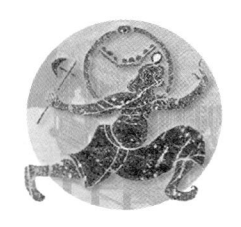

1 神経科疾患

●1．高血圧

[証候]………「中気虚→気陥→陰火上衝」証を呈する高血圧症

目眩，心煩，怒りっぽい，午後〜夜になると下腹部から熱気が頭部に向かって上昇してくるという自覚症状がある，熱気の上昇に伴って顔が赤くなる，目が充血する，口の中の熱感などの症状が現れる，のどの乾き，疲れやすい，話をするのがおっくう，舌淡，脈洪。

[方薬]………・補中益気湯に，肉桂・竜骨・甘松・茯神・牛膝を加える。

[解説]………・『内外傷弁惑論』にのせられている「陰火上衝」と同じ状況といえます。
・肉桂は，「引火帰源」作用があり，体内に生じた虚熱を下にさげる作用があります。
・竜骨・甘松・茯神・牛膝も，すべて気血を下にさげる作用があります。
・竜骨・茯神は，そのほか安神作用もあります。

●2．神経衰弱症

[証候]………中気不足，気虚血瘀証を呈する神経衰弱症

精神状態がふるわない，体の上を蛇が歩いているような感覚がある（自覚症状），声が低く力がない，顔色が白くつやがない，舌淡暗，脈沈細無力。

[方薬]………・補中益気湯に伸筋草・蒲黄・桑枝を加える。

[解説]………・体の上を蛇が歩いているような自覚症状は，たとえば『傷寒論』196条にもみられます。これは多くは，虚が存在するために経絡の気血の流れが悪くなっているために起こります。ここでは「気虚血瘀」ととらえます。
・気虚血瘀なので，活血化瘀・通経活絡作用のある，伸筋草・蒲黄・桑枝を加えています。

2 アレルギー疾患

●アレルギー性鼻炎

[証候]………脾気虚弱証を呈するアレルギー性鼻炎
水様鼻汁（量が多い），四肢が重い（自覚症状），食欲不振，腹張，軟便，舌淡紅，舌苔薄白膩，脈濡弱。
[方薬]………・補中益気湯に茯苓・沢瀉・蝉蛻を加える。
[解説]………・四肢が重い，鼻水，舌苔膩，脈濡など，内湿を示す証候があるので茯苓・沢瀉の滲湿作用を加えています。
・蝉蛻は開宣肺気作用のある薬です。肺の気を調えることで，鼻の気も通りをよくすることができます。

3 婦人科疾患

●習慣性流産

[証候]………元気虚，衝任不固証を呈する習慣性流産
顔色が黄色っぽい，痩せている，精神状態がふるわない，動悸，腹部の不快感，腹張，食欲不振，舌淡・舌苔薄白，脈細滑。
[方薬]………・補中益気湯に阿膠・炒麦芽・仙鶴草を加える。
[解説]………・食欲不振がみられるので，消食作用のある炒麦芽を加えています。
・阿膠は血虚による動悸に多用される補血薬です。
・仙鶴草は，別名「脱力草」といい，虚弱で力が入らない状態に多用されます。

4 消化器系疾患

●胃下垂

[証候]………中気不足証を呈する胃下垂
[方薬]………・補中益気湯に枳殻・鶏内金・山楂を加える。
[解説]………・胃下垂は，「気虚→気陥」によるものだけでなく，「気滞→気陥」というタイプもあります。実際には「気虚・気滞による気陥」として治療をすると効果がある場合が多く，その場合，補気薬・昇陽薬のほか，行気薬をあわせます。枳殻は胃下垂の治療に多用される行気薬です。
・鶏内金・山楂は消食作用のある薬です。

5 泌尿器系疾患

●慢性の血尿

［証候］………気虚気陥証を呈する長期的な血尿

断続的な血尿歴６年。主に疲れたときに，下腹部が重く下にさがるような自覚症状がみられ，それに伴って血尿が現れる。顔色は黄色っぽい（黄疸ではない），舌淡・舌苔白，脈大虚。

［方薬］………・補中益気湯に黄柏・知母を加える。

［解説］………・疲れた後に気が下にさがるという自覚症状がみられ，それから出血するという，明らかな「気虚→気陥」証なので，補中益気湯を使います。
・黄柏は，187頁で触れたように，李東垣が補中益気湯に加えているもので，組成薬とみなすこともできます。補中益気湯のなかでの黄柏は瀉陰火作用をもちます。
・また黄柏・知母は，知柏地黄丸で触れたように，２味で「滋陰降火」作用をもつ１首の方剤です。長期的な血尿によって陰水も損なわれているので，滋腎水作用を加えています。

6 肛腸科

●内痔

［証候］………気虚気陥証を呈する内痔

肛門の締りが悪く，痔が肛門より外に出てきて戻らない。目眩，発汗，呼吸が浅い，舌淡紅，脈細弱。

［方薬］………・補中益気湯より陳皮をとり，白芍・枳殻を加える。

［解説］………・補中益気湯には，柴胡・甘草が含まれるので，白芍・枳殻を加えると四逆散となります。
・四逆散によって，少陽の気を通し，補中益気湯の昇陽作用を強めます。
・少陽よりの行気作用を行うので，陳皮はとられています。

7 男性科疾患

●精子減少

［証候］………中気不足証を呈する精子減少症

精子の減少，痩せている，疲れやすい，気力がない，舌淡紅，舌苔薄白，

　　　　　　　　　脈沈弱。
［方薬］………・補中益気湯に菟絲子・枸杞子を加える。
［解説］………・生殖と関係する疾患の多くは腎から治療されますが，中気虚が顕著な場合，この例のように中焦から治療します。
　　　　　　　・菟絲子・枸杞子による補腎陽・補腎陰作用を加えています。

8　眼科疾患

●網膜色素変性症

［証候］………脾気虚弱証を呈する網膜色素変性症
　　　　　　　気力がない，脱力感，食欲不振，舌淡胖，舌苔白，脈細弱。
［方薬］………・補中益気湯に山薬・丹参・夜明砂・製首烏・川芎を加える。
［解説］………・山薬を加えて，補中益気湯の補気作用を強めています。
　　　　　　　・気虚によって血が目に運ばれないために，網膜の色素変性が起こったと考えます。
　　　　　　　・そこで，活血作用のある丹参・川芎を加えています。
　　　　　　　・夜明砂・製首烏は，どちらも明目作用のある薬です。

附・20世紀の「補中益気湯」加減方

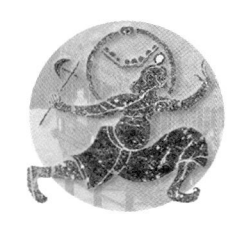

● **解説**

20世紀の中医学は，大量に流入してきた「疾患名」という西医の弁病法を受け入れ「弁病をしてから弁証する」という方法も生み出しました。

もちろん「弁病」という方法は，紀元前から行われていた中医学の方法でもあります。ここでいう「弁病」は，西医の方法による弁病を指します。

補中益気湯の適応証である，「気虚→気陥（→陰火上衝）」という証は，疾患という角度からみた場合，非常に多くの疾患にまたがって存在するものです。以下では，そのうち補中益気湯の適応証が多見される疾患について創作された加減方を紹介します。

注意 以下の【組成】は，わかりやすくするため「補中益気湯＋○○」という書き方をしています。この「補中益気湯」は，補中益気湯と組成が一致するという意味で，用量や炮製法などは，必ずしも一致しません。

1　重症筋無力症

1．治重症肌無力方（鄧鉄涛）

【組成】　補中益気湯＋五爪竜・首烏・枸杞子

【加減】
- 腎陽虚を兼ねる場合――→巴戟天・肉蓯蓉・淫羊藿を加える。
- 腎陰虚を兼ねる場合――→山茱萸・旱蓮草を加える。または六味地黄丸と併用する。
- 心血不足を兼ねる場合――→熟棗仁・夜交藤を加える。
- 胃陰虚を兼ねる場合――→党参を太子参に変える。さらに石斛を加える。
- 内湿証を兼ねる場合――→薏苡仁・茯苓を加える。
- 痰証を兼ねる場合――→浙貝・橘絡を加える。

【注意】
（1）五爪竜は活血通絡作用のある薬です。
（2）重症筋無力症は中国語では「重症肌無力」といいます。

2．方剤名なし（劉弼臣）

【組成】　補中益気湯＋茯苓・炒白芍・生姜・葛根
上の方剤とは別に，製馬銭子粉（粉薬）を服用する。

【注意】　馬銭子は中枢神経系に作用する有毒薬です。生のままでの服用は，絶対に禁止です。劉弼臣教授の一般的な用量は0.15〜0.2ｇです。大人でも0.5ｇを超えると中毒症状が現れます。致死量は３ｇです。

2　胃下垂・子宮下垂・脱肛

1．加減補中益気湯（陳徳潤）
【組成】　補中益気湯（当帰を取る）＋枳実・青皮・延胡索・砂仁（後下）・白蔲仁（後下）
【注意】　（１）胃下垂・子宮下垂・脱肛に使いますが，とくに胃下垂の治療に使います。
　　　　　（２）使用にさいしては，枳実の量は15ｇを下回ってはならない，という指示があります。

2．加減補中益気湯（王渭川）
【組成】　補中益気湯（陳皮・甘草を取る）＋鶏血藤・紅藤・蒲公英
　　　　　上の方剤とは別に琥珀粉（粉薬）を服用する。
【適応証】子宮下垂

3．子宮脱垂１号方（賈河先）
【組成】　補中益気湯（甘草を取る）＋棉花根・菟絲子・枳殻・鼈甲骨（醋炙）
【注意】　鼈甲骨は入手が困難なので，その場合使用しなくてもよいという指示があります。

3　アレルギー性鼻炎

益気固表湯（林文森）
【組成】　補中益気湯（甘草・陳皮・升麻を取る）＋五味子・烏梅・防風
【加減】　・朝，起きぬけに喘息発作を起こす場合──→補骨脂・淫羊藿・冬虫夏草・紫河車・枸杞子を加える。
　　　　　・月経前後に症状が悪化する場合──→当帰消風湯と併用する。

4　潰瘍性結腸炎

加味補中益気湯（姜春華）
【組成】　補中益気湯＋蒼朮・麦門冬・五味子・伏竜肝（先煎）
【注意】　伏竜肝は温中燥湿作用のある薬です。

5　メニエール病

補中益気湯加味（蒲輔周）

　　【組成】　補中益気湯＋茯神・炒遠志・半夏・生姜
　　【注意】　・「補中益気湯」（「2 応用のための基礎知識」190頁）をあわせて参考にしてください。
　　　　　　・蒲輔周氏によるメニエール病治療方剤は，このほかにも「珍珠温胆湯」（92頁参照）や，「洋参附子湯」などもあります。

6　慢性咽頭炎

加味補中益気湯

　　【組成】　補中益気湯＋訶子・桔梗・童便・川貝母・天竺黄
　　【注意】　童便とは小児の尿のことです。さまざまないい方がありますが，一応基準を書いておきます。
　　　　　　・一般に6歳以下の子供とされるが，離乳食が始まっていない乳児の尿がよい。
　　　　　　・尿の出始めの部分と最後の部分は使わない。
　　　　　　・男児の尿のほうがよい（尿道感染の感染率が低いから）。

帰脾湯

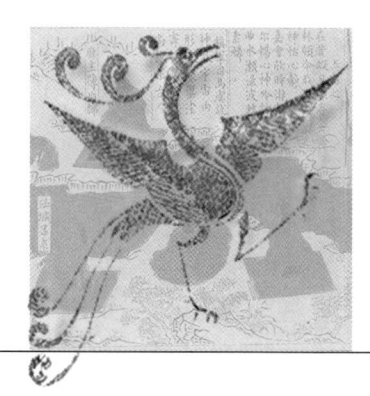

心脾・気血両虚を治療する名方剤

●なりたち

もとは宋代・厳用和『済生方』3巻の「健忘論治」に載せられていた方剤です。**心脾気血両虚による健忘症や，動悸を治療する方剤**とされていました。

元代・危亦林は『世医得効方』で，厳用和が提示した適応証のうえに，さらに**脾不統血による吐血・下血という虚性の出血証**を，新しく適応証として加えました。

●その後

明代になると，薛立斎が**帰脾湯に当帰と遠志の2味を加え**ました。**これが今日の帰脾湯**です。現在，方剤学の教科書などに載せられている帰脾湯は，すべて薛氏の帰脾湯です。当帰・遠志が加えられたことで，養血安神作用（血を補い，気持ちをおちつける）が強められました。

薛氏は，帰脾湯の組成薬を増やしただけではなく，その適応証を大幅にひろげました。『正体類要』では，**外傷**による気血の損傷や，心脾気血両虚・虚火による不眠を加え，『内科摘要』では，脾虚を原因とする**各種消化器系の症状や，全身状態としての虚証**，また生理不順・おりものなど**婦人科疾患**を加え，さらに『校注婦人大全良方』では，**瘰癧（リンパ節結核）**を加えています。

現在では，心脾・気血両虚証や脾不統血証を治療する代表方剤として，中医の「心」に属する疾患（循環器系疾患，神経科疾患，精神疾患，血液疾患などの一部）や，「脾」に属する疾患（消化器系疾患，出血症など），そのほか，婦人科疾患・眼科疾患などで幅広く使われています。

●"帰脾"とは？

帰脾湯のもともとの適応証は健忘・動悸という「心」の症状です。しかし，その「心」の症状を引き起こす原因となっているのは脾虚です。脾が虚して，気血が足りなくなった結果，心の養分が足りなくなり健忘・動悸などが生じてきます。

つまり「心」の症状を解決する方剤であっても，**治療は「脾」から行う**，という意味を強調するため「帰脾」という名称がつけられています。

1 基本を押さえる
製剤の使い方

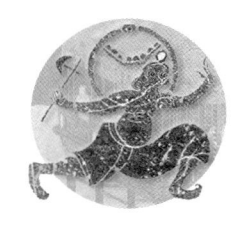

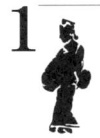

1 どのような患者に使うのか？
帰脾湯の適応証＝心脾・気血両虚証と脾不統血証を理解する

●心脾・気血両虚証

　中医学がいう「脾」は，1つには消化吸収機能を指しています。脾が弱ると，飲食物を正しく消化吸収することができなくなるので，栄養分が足りなくなり，エネルギーの不足が生じます。これを中医学は「脾虚→気（血）虚」と説明します。気や血は，全身のすべての組織・器官を営養するために必要なものです。そこで「脾虚→気（血）虚」は，次の虚を生み出す原因となります。

　もともとの体質が「心虚（心血虚・心気虚）」である人に「脾虚→気（血）虚」が起こると，「心」の気や血がさらに足りなくなるため「心脾・気血両虚」が生じます。これが典型的な心脾・気血両虚証です。

　中医学がいう「心」は「こころ」も含みます。つまり「心虚」とは「こころの元気がない」という精神的傾向も含む概念です。普段から「思い煩いやすい」という性質も，本証の重要な原因となります。そのほか，慢性の出血などによって生じることもあります。

心脾・気血両虚証
・動悸　　・健忘　　・不眠，または夢が多い　　・全身の倦怠感 ・食欲不振　　・腹張　　・軟便 舌は淡，脈は細無力が典型的なものです。そのほか，以下のような症状も多見されます。 ・目眩　　・発汗　　・発熱

●脾不統血証

　脾不統血とは，中医理論で「出血」という現象を説明するさいの1つの概念です（212頁参照）。正常な状態では，血は脈内にあります。**血が勝手に脈の外に出ていかないのは「脾」がこれをコントロールしているから**だと中医学は考えます。これを「**脾統血**」といいます。

食生活の乱れや，精神的要因，または肉体的疲労などの原因によって**「脾」が弱る**と，この**「脾統血」機能が弱る**場合があります。その結果，各種「出血」症状が現れます。このような状態を「脾不統血証」と呼んでいます。脾虚（気虚）の存在しない出血は「脾不統血証」とはいいません。

脾不統血証

- ・顔色が青白い　　　・軟便　　・疲れやすい　　　・食欲不振
- ・各種出血症（吐血・喀血・鼻出血・血尿・血便・皮下出血・月経量が多い・月経が止まらないなど）
- ・舌淡，脈細

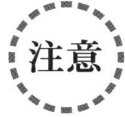

注意　前述した各種出血症は，上にあげたもののすべてが現れるということではありません。1つでもみられれば脾不統血証といえます。出血症がみられず，脾虚を示す症状のみの場合も，脾不統血証とはいいません。

●どんな疾患に使えるのか

前述した適応証に当てはまるという前提で，帰脾湯は，以下のような疾患の治療に多用されます。

胃潰瘍・十二指腸潰瘍・不整脈・各種貧血症・血小板減少性紫斑病・喘息・てんかん・不眠症・甲状腺機能亢進・更年期障害・神経衰弱・メニエール病・生理不順・続発性無月経・おりもの過多・性機能障害など。

2　帰脾湯とはどんな薬か？
帰脾湯の構造と作用を理解する

●基本構造

- ・黄耆
- ・人参
- ・白朮　　「脾」（気）を補う
- ・(炙甘草)
- ・(竜眼)

```
・竜眼  ┐
・当帰  ┘  「心」（血）を補う
・茯神  ┐
・酸棗仁 ├ 「心」（こころ）を落ちつける
・遠志  ┘
・木香 ──── 「気」の流れをよくする
         気の流れをよくすることで，各種「補薬」による気血の滞りを防止する。
・炙甘草 ──── 方剤全体を調える
```

● 解説

　帰脾湯は，治法という角度からみると**「心脾同治」**（心と脾を同時に治療する），**「気血双補」**（気と血を同時に補う）の方剤であるといえます。ただし，帰脾湯の「心脾同治」は治脾が中心です。

　また構造からみると，帰脾湯は**「四君子湯＋当帰補血湯」の加減方**ということもできます。「補気」の代表方剤である四君子湯に，**「益気生血」**（211頁）の代表方剤である当帰補血湯をあわせ，さらに**「安神（養心）」**（精神をおちつかせる）・**「行気」**（気を通す）を加えたものといえます。

　また，方剤中の「遠志・茯神」には**「交通心腎」**（210頁）と呼ばれる作用もあります。これは人体内の火と水の代表である「心」と「腎」の関係を調えることで心を治療する方法です。

3　どのように使うのか？

● 基本的加減法

・心虚が顕著な場合（動悸，情緒的なおちこみ，脱力感など）
　　　　　　　　　　　　　　　──→茯神・遠志・酸棗仁の用量を多めにする。
・気虚が顕著な場合（全身の倦怠感・脱力感，話をするのがおっくうなど）
　　　　　　　　　　　　　　　──→人参・黄耆の用量を多めにする。
・血虚が顕著な場合（健忘，不眠，目眩，眼瞼部や唇が蒼白など）
　　　　　　　　　　　　　　　──→竜眼・当帰の用量を多めにする。
・消化不良を兼ねる場合──→山楂・麦芽・神麹などを加える。
・腹張がみられる場合──→砂仁・枳殻・陳皮を加える。

●使用上の注意

・帰脾湯の適応証は，心脾・気血両虚証，または脾不統血証という「虚証」です。動悸・不眠・各種出血症などは帰脾湯が治療する主要な症状ですが，「実証」によるものには使えません。
・虚証によるものでも，陰虚火旺証によるものには使えません。

2 応用のための基礎知識
帰脾湯の背後にある中医理論

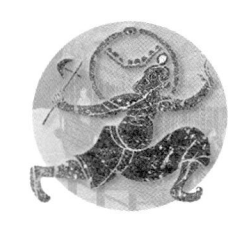

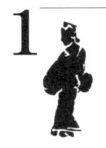

1 基礎理論

● "心脾同治法" と "交通心腎法" と帰脾湯

　先天の本である腎は，全身の陰陽の大元です。腎陰（水）は，全身の陰の本であり，腎陽（火）は，全身の陽の本です。このことから腎は「水火の臓」とも呼ばれています。これは腎という1つの臓の特徴を中心にして，そこから全身への影響（全身との関係）を考察しているものです。

　これに対し，全身の陰陽（水火）という角度から，両者の相互バランスを考察するさいには，下部にある腎は「水」を代表し（水は下へ流れる），上部にある心は「火」を代表します（火は上炎する）。**腎水が上へのぼり，心火が燃えすぎないように抑制します。また心火が下へさがり，腎水が冷えすぎないように温めます。**このように上（心）と下（腎）の相互関係のなかで，水火のバランスが維持されているとする考え方を「**陰陽水火昇降論**」といいます。

　このバランスが崩れた状態を「心腎不交」証といいます。主な病機は2つあります。1つは原因が心にあるもの，1つは原因が腎にあるものです。「心腎不交」証を治療する方法を「**交通心腎**」法といいます。主に心を治療するもの，主に腎を治療するもの，両者を治療するものなどがあります。

　帰脾湯は，主に脾を治療する方剤なので，典型的な交通心腎法の方剤ではありません。ただし**交通心腎法には，心（上）と腎（下）の中間に位置する脾（中）から治療する方法も含まれています。**帰脾湯は，これに該当する方剤です。

　「心腎不交」証の主要な症状は，動悸・不眠・健忘などです。これらは帰脾湯の適応証である心脾・気血両虚証の代表的な症候でもあります。つまり心気虚・心血虚の存在する帰脾湯の適応証には，典型的ではなくても心腎不交証という側面もあるのです。**帰脾湯の心脾同治は「気血両虚」だけではなく「心腎不交」も対象としている**ということです。

　帰脾湯のなかで，交通心腎作用があるのは茯神と遠志です。両者とも益心気作用があるので，主に心から治療する交通心腎法といえます。このペアは，心腎不交による遺精などを治療する桑螵蛸散や，心腎不交による言語不利を治療する地黄飲子などにも含まれています（地黄飲子では，茯神ではなく茯苓）。

また**帰脾湯の心脾同治は，治脾を中心とした心脾同治**ですが，これに対し，治心を中心とした心脾同治もあります。たとえば『和剤局方』5巻の妙香散がそうです。心気虚の顕著な心脾・気血両虚証を治療する方剤です。妙香散も帰脾湯と同様，脾からの交通心腎作用をもつ方剤です。妙香散には，茯神・遠志のほか辰砂が含まれています。

　以上のことを，簡単にまとめると以下のようになります。

■ "交通心腎法" と帰脾湯

	治法	方剤
交通心腎法	「温腎水・清心火」による	交泰丸・真武湯など
	「降心火・昇腎水」による	坎离丸・黄連阿膠湯など
	「運脾」を通して上下を調節	**帰脾湯**・妙香散など
	「和胃」を通して陰陽を調節	半夏秫米湯など

■ "心脾同治法" と帰脾湯

	治法	方剤
心脾同治法	治「脾」が中心	**帰脾湯**
	治「心」が中心	妙香散

● "補気生血法" と帰脾湯

　補気生血法とは補血法の一種です（95頁「四物湯」参照）。中医学には**「気は血を生む」**という考え方があり，その考え方にもとづいた補血法です。「血が生まれる」ということは，たとえば体内で「津液」と「営気」が融合した結果です（血にはほかの生まれ方もあります）。この融合という変化は「気化」作用の介在なしには起こりえません。このことを「気は血を生む」という言葉で表現しているのです。

　これを治療に応用する場合，具体的には**補気薬と養血薬を併用**します。これが原則ですが，その併用のバランスや量が違うと，同じ「補気生血」方剤でも，少しずつ違う性質をもつものになります。

　補気生血法の代表方剤は当帰補血湯ですが，これは重点が「補気」にある危急の場合にも使える方剤です。これに対し，人参養栄湯や八珍湯などは「補気」「補血」ともに重視した方剤です。帰脾湯は，これら両タイプの中間に位置するものといえます。まとめると，次頁のようになります。

■ "補気生血法"と帰脾湯

	治法	方剤
補気生血法	「補気」が中心	当帰補血湯
	「補気」を主としながら 「補血」も少し増強	**帰脾湯**
	「補気」「補血」ともに重視	人参養栄湯・八珍湯など

●出血とは

　出血症といっても部位によって，吐血・喀血・咳血・鼻出血・眼底出血・皮下出血・血便・血尿などさまざまな内容を含みますが「脈の中を流れるべき血が，脈の外に出てきてしまった」という点は共通しています。このような出血症が起こる原因を，中医学ではまず3つの原因に大別します。「血熱」「気虚」「血瘀」の3つです。それぞれの病機を，簡単にまとめると以下のようになります。

■中医学からみた「出血」の原因

①**血熱**：血が熱くなったために，流れが加速し，勢いが増したため，血管を破って外に出てしまう。
②**気虚**：中医学では，正常な状態で血が脈のなかを流れているのは，気が血を管理しているからだと考えます。
　　　　気が弱ると，血を脈内に止めておく力も弱り，血が脈の外に流れ出します。
③**血瘀**：血瘀が生じると正常な血行が妨げられます。脈内を正常に運行できなくなった血は脈外へ出てきます。

　上で述べた「血熱」は，必ずしも実際に血液の温度が上昇しているということではありません。また「血瘀」も，必ずしも実際に血管の粥状硬化のような病理状態が生じているわけではありません。中医学は，このような「言い方」を通して，体内に起こった**病理状態を「象徴的に説明している」**のです。
　また，この3種の原因は，1つ1つが必ずしも独立しているわけではありません。多くの場合，病機は互いに交錯しています。そこで中医が「出血症」を診る場合，**「火」と「気」と「瘀」の3者の関係を適確につかむ**ことが大切です。

2 臨床応用

●中医の出血治療法

　出血の原因は，前述したように「血熱」「気虚」「血瘀」の3種に大別されますが，実際に治療を行う場合には，さらに細かく分類する必要があります。中医の出血治療法は，それだけで専門の本が何冊も出ているほど複雑なものです。本来，以下に示すような簡単な表でまとめられるものではありません。ただし3つの原因を知っているだけでは，あまりに足りな過ぎると思われますので，最も基本的なことの一部を，以下にまとめました。中医の出血治療法全体のなかで，帰脾湯による治療がどこに位置しているのかを認識するという意味でも参考にしてください。

■中医の出血治療法

		病　機		方　剤
血熱	実熱	外感熱病		清営湯・犀角地黄湯など
		内傷雑病	胃熱	清胃散・化斑湯など
			肺熱	桑杏湯・治金煎など
			肝熱	竜胆瀉肝湯など
			心熱	升麻湯など
			腸の湿熱	槐花散など
			心と小腸の熱	導赤散など
	虚熱	腎陰虚		六味地黄丸加減方など
		肺腎陰虚		百合固金湯など
気虚	気虚			**帰脾湯**など
	陽気虚			黄土湯など
血瘀	新血瘀			桃紅四物湯など
	久血瘀			抵当湯など

　この表では，主に「病機」という角度から比較分類してありますが，このほか，出血部位による証型分類も重要です。また前述した病機は，1つ1つが必ずしも独立しているわけではなく，互いに交錯している状態も多くあります。

　また中医学が出血を治療する場合「時期」を非常に重視します。清代・唐容川は『血証論』という，出血症治療の専門書を書いていますが，そのなかで，今日では**「治血四歩法」**と呼ばれる**時期による治療法の使い分け**を提示しています。『血証論』での「治血四歩法」は，

もとは「吐血」治療を念頭にかかれているものですが，今日では，この法は，すべての出血症治療に応用可能なものと認識されています。以下，簡単に紹介します。

■『血証論』の治血四歩法

①**止血**：まずは，出ている血を「止める」ことが先決です。
②**消瘀**：脈の外に出て，元に戻れなくなった血は瘀血となります。これを放置しておくと，さまざまな疾患の原因となります。
③**寧血**：止血・消瘀という出血にたいする応急処置が終わった後は，出血を生じさせた「血の乱れ・異常」を正し，正常な落ち着いた状態を回復させようとします。
④**補血**：出血によって失った血を，補います。

●不眠治療への応用

冒頭の「なりたち」(205頁)で触れたように，明代以後，帰脾湯の適応証には「不眠」がつけ加えられました。温胆湯や朱砂安神丸などが，実証の不眠治療の代表的な方剤だとすると，帰脾湯は虚証の不眠を治療する代表的な方剤の1つといえます。ただし**帰脾湯が，すべての虚証の不眠を治療できるわけではありません**。不眠症治療のなかでの帰脾湯の位置を認識するために，以下に簡単に表を作りました。

■不眠治療のいろいろ

		病機	方剤
不寐 (不眠症)	虚証	心脾両虚 (知能労働・肉体労働など)	**帰脾湯**など
		気血両虚（病後・産後・老人など）	**帰脾湯**など
		心肝血虚	酸棗仁湯など
		心胆気虚	安神定志丸など
		心腎気虚	孔聖枕中丹など
	本虚標実証	血虚──→心火旺	朱砂安神丸・天王補心丹など
		血虚──→肝陽旺	琥珀多寐丸など
		腎陰虚──→心火旺（心腎不交）	黄連阿膠湯・交泰丸など
	実証	肝鬱化火	竜胆瀉肝湯など
		痰熱擾心	黄連温胆湯など
		心火旺	朱砂安神丸など
		熱鬱胸膈	梔子豉湯など
		血府血瘀	血府逐瘀湯など

帰脾湯は，虚証の不眠症を治療する代表的な方剤の1つですが，虚証の**不眠は「心」のほか「肝（血）」を原因とするものも多く**あります。

『素問』五蔵生成篇に「人臥血帰於肝」とあるように，**肝に血が満ちていることは，安眠の１つの条件**です。肝血虚や肝の気滞・血瘀などは，不眠の根本的原因の１つといえます。

　そして不眠症には，中心病機が帰脾湯の適応証である「心脾・気血両虚」であっても，同時に「肝の問題」が存在している証が多見されます。20世紀の著名な名老中医であった劉恵民氏は，これを「肝鬱化熱」と「肝陰（血）虚」の２つに分けて，帰脾湯を基本とした加減方を使って，治療を行っていました。以下に，劉氏による，帰脾湯を中心とした不眠治療の簡単なまとめを紹介します。

■劉恵民氏の「帰脾湯加減方による不眠治療」

① 「心脾・気血両虚」＋「肝鬱化熱」による不眠症
　　［証候］　帰脾湯の適応証　＋　不眠・夢が多い・心煩・疑い深い・脇部の張りなど
　　［加減］　帰脾湯　＋　鬱金・柴胡・香附・焦山梔・淡豆豉・生竜歯

② 「心脾・気血両虚」＋「肝陰（血）虚」
　　［証候］　帰脾湯の適応証　＋　不愉快なことがあると感情が乱れて不眠になる
　　　　　　　　　　　　　　　　　心煩・倦怠感が顕著など
　　［加減］　帰脾湯　＋　柴胡・白芍

③ 「心脾・気血両虚」＋「脾腎陽虚」
　　［証候］　帰脾湯の適応証　＋　軟便（または下痢）・食欲不振など
　　［加減］　帰脾湯（当帰を土炒当帰に変える）　＋　炮乾姜・炒故紙

解説　①は肝鬱なので，疏肝薬を加えていますが，②は肝血虚なので柔肝薬を加えています。両者はまったく性質の違う薬です。

●眼科疾患への応用

　中医眼科は，古代においては（主に隋～宋代）五輪学説や八廓学説の影響で，局部弁証にかたよっていた時代もありました。しかしその後，張景岳のような影響力のある人が，五輪学説や八廓学説を否定したことなどもあり，中医眼科も，整体観念にもとづいた，全身状態の把握としての弁証論治を行うようになりました。

　現代の中医眼科も，ほぼこの流れのうえにあるものといえます。つまり眼科疾患ではあっても，使う方剤のほとんどは中医内科で使う方剤です（ここで述べているのは，内服薬についてで，外用の点眼薬などは含みません）。

　そして帰脾湯は中医眼科で多用される方剤の１つです。帰脾湯が多用される眼科疾患には，以下のようなものがあります。全身に対する弁証とあわせて使います。

1　中心性漿液性網膜絡脈炎

　黄斑に慢性的に水腫のみられる状況に，帰脾湯は多用されます。黄斑は少陰心経が通じている場所です。また水腫という「湿」の問題は，脾から治療を行います。つまり心と脾の問題であり，帰脾湯による「養心＋健脾」を中心に治療を行います。

2　黄斑出血

　重度の近視や，老年性の黄斑変性など，原因はさまざまですが，黄斑出血に加えて，顕著な脾虚（気虚）がみられる場合，帰脾湯を使うことができます。

3　眼底部の反復性の出血

　網脈脈管炎，網膜静脈血栓症，糖尿病の合併症としての眼底出血，滲出性網膜炎などによるものを含みます。脾虚が顕著な場合，帰脾湯を使うことができます。

4　各種視力障害

　初期の視神経萎縮，初期の白内障などによるものを含みます。脾虚が顕著な場合，帰脾湯を使うことができます。

3 疾患・病証別使用例
治癒例のまとめ

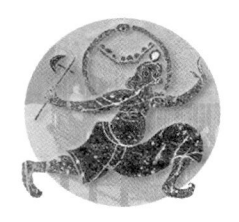

1 循環器系疾患

●1．心房細動

[証候]………心脾，気血両虚証を呈する心房細動

動悸，よく眠れないので睡眠時間が少ない，食欲不振，やる気がでない，気分が晴れない，断続的に発熱（微熱），月経の量が少なく，色が薄い，舌淡，舌苔薄白，脈細緩無力

[方薬]………・帰脾湯に夜交藤・白芍・大棗を加える。

[解説]………・血虚が顕著なので補血作用のある白芍・大棗を加えています。
・大棗は，安心作用もある薬です。
・睡眠障害が顕著なので夜交藤を加えています。夜交藤は不眠治療に多用される安神薬です。

●2．洞性徐脈

[証候]………心脾，気血両虚証を呈する洞性徐脈

動悸，胸部の閉塞感とその影響による軽度の呼吸困難，全身の倦怠感，ため息が多い，月経が2カ月止まらない，舌苔薄白，脈細弱遅。

[方薬]………・帰脾湯より竜眼肉・酸棗仁をとり，桂枝・炮姜・製附子片を加える。

[解説]………・不眠など，安心薬を必要とする症状が顕著でないので酸棗仁をとったと思われます。また中国では，竜眼肉は高価なので使わないことが多いです。
・とくに陽虚証が顕著ではありませんが，温中薬・温経薬を加えています。これは徐脈という症状自体を「気虚」ととらえて，少陰経薬（桂枝・附子）を中心に，先天（附子）後天（炮姜）という角度からも（陽）気を強めているものと思われます。

●3．狭心症

[証候]………心脾，気血両虚，心脈痺阻証を呈する狭心症

心痛，胸部の閉塞感，呼吸が浅い，動悸，発汗，疲労時に諸症状は悪化する，舌暗，舌苔薄白，脈沈細。

[方薬]………・帰脾湯に桂枝・丹参・川芎を加える。

[解説]………・桂枝・丹参・川芎を加えて，通陽化瘀作用を強めています。

●4．洞性頻拍

[証候]………心脾，気血両虚証を呈する洞性頻拍
　　　　　　突発的に動悸，胸部の閉塞感，呼吸困難（気が足りない，速度が速い）などの症状が現れる，時間が経過すると発作は収まり症状は消える。発作は，疲労時や，情緒的に不安定なときに現れる。舌脈は不明。
[方薬]………・帰脾湯に生竜骨・生牡蛎を加える。
[解説]………・生竜骨・生牡蛎は鎮静安神作用のある薬です。

2　神経科疾患

●1．脳動脈硬化による神経衰弱

[証候]………心脾，気血両虚証を呈する神経衰弱症
　　　　　　目眩，頭痛，全身の倦怠感，動悸，不眠，心煩，情緒が不安定，四肢の麻痺，舌胖淡，舌苔薄白，脈弦。
[方薬]………・帰脾湯より木香・甘草をとり，川芎・菊花・熟地黄・製首烏・阿膠・大棗を加える。
[解説]………・腹部の気滞を示す症状が顕著でないので木香をとっています。
　　　　　　・心脾・気血両虚に加え，肝血虚と，肝陽上亢による症状（目眩・頭痛・不眠・脈弦）がみられるので，清肝熄風・行気解鬱作用のある菊花・川芎や，補陰血作用のある阿膠・大棗・製首烏を加えています。

●2．振戦（パーキンソン病と，小脳疾患は除外）

[証候]………心脾，気血両虚証を呈する振戦
　　　　　　四肢の振戦（速度は速く，運動範囲も大きい），振戦は，昼間は現れず，夜の10時から夜中の3時頃まで続く，その影響で眠れない。
　　　　　　目眩，目がかすむ（軽度の視力障害），心煩，気がちりやすい，全身の倦怠感，話をするのがおっくう，舌淡，舌苔白，脈弱微渋。
[方薬]………・帰脾湯に何首烏・山楂・生竜骨・生牡蛎を加える。
[解説]………・血虚によって筋の営養が不足した結果，内風による振戦が起こると考えます。
　　　　　　・そこで養血作用のある，何首烏を加えます。
　　　　　　・さらに血を通す「活血化瘀」作用のある山楂と，痙攣を鎮める「平肝鎮静」作用のある竜骨・牡蛎を加えています。

3 眼科疾患

●1．網膜静脈周囲炎

[証候]………心脾，気血両虚証を呈する網膜静脈周囲炎
　　　　　　視力障害，脱力感，動悸，発汗，食欲不振，軟便，気力が充実しない，舌胖淡，舌苔白，脈細弱。
[方薬]………・帰脾湯より木香をとり，枳殻・製首烏・枸杞子・旱蓮草・阿膠を加える。
[解説]………・腹部の気滞をしめす症状が顕著ではないので，木香はとられています。
　　　　　　・阿膠・枸杞子・首烏は養血作用を強めます。
　　　　　　・旱蓮草は止血作用のある養陰薬です。
　　　　　　・枳殻の行気作用は，補血・補陰薬の多用による気滞の発生を防止します。

●2．硝子体混濁

[証候]………心脾，気血両虚証を呈する硝子体混濁
　　　　　　視力障害，動悸，不眠，目眩，脱力感，舌淡，舌苔白，脈細無力。
[方薬]………・帰脾湯より竜眼肉をとり，阿膠・楮実子を加える。
[解説]………・阿膠を加えて補血作用を強めています。
　　　　　　・楮実子は滋陰清肝明目作用のある薬です。

4 婦人科疾患

●1．無月経

[証候]………心脾，気血両虚証を呈する無月経
　　　　　　無月経，動悸，健忘，あまりよく眠れない，目眩，全身の倦怠感，四肢の脱力感，脈弱，（舌苔は不明）。
[方薬]………・帰脾湯に丹参を加える。
[解説]………・丹参を加えて活血作用を強めています。

●2．子宮出血

[証候]………脾不統血を呈する子宮の出血
　　　　　　子宮よりの出血が止まらない，動悸，安眠できない，食欲不振，全身の倦怠感，舌淡，舌苔薄黄，脈弦虚。
[方薬]………・帰脾湯に血余炭・棕櫚炭・熟地黄・夜交藤を加える。
[解説]………・ただの脾虚ではなく心脾・気血両虚証なので，帰脾湯を使います。
　　　　　　・血余炭・棕櫚炭は止血作用のある薬です。

・熟地黄を加えて帰脾湯の補血作用を強めています。
・睡眠障害もみられるので，安神作用のある夜交藤を加えています。

5 肛腸科疾患

●内痔

[証候]………脾不統血証を呈する出血を伴う内痔
　　　　　　内痔，血便（出血量が多い），もともと体が弱い，食欲不振，全身の倦怠感，舌淡，脈虚弱。
[方薬]………・帰脾湯より竜眼肉・遠志をとり，熟地黄・槐角・地楡を加える。
[解説]………・脾虚・気虚が中心なので，補心血薬・補心気薬である竜眼肉・遠志はとられています。
　　　　　　・血便が顕著なので，下焦（腸）に強く作用する止血薬である槐角・地楡を加えています。
　　　　　　・出血による陰血虚を防ぐため，熟地黄が加えられています。

血府逐瘀湯

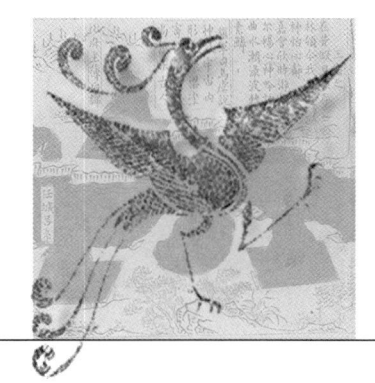

行気活血化瘀の代表方剤

●なりたち

　もとは清代・王清任『医林改錯』に載せられていた方剤です。**胸中血府**（下記参照）**の血瘀によって生じる19種の症状を主に治療する方剤**とされていました。またこの19種の症状のほか，ほかの方剤との併用によってさらに4種の症状の治療にも使われています。そのほかにも1カ所，方剤は提示していませんが，血府血瘀の症状について述べている部分があります。これを1種と数えると**『医林改錯』には，血府逐瘀湯を使用するべき症状が，合計24種提示され**ています（226頁「2 応用のための基礎知識」参照）。

　現在では血府逐瘀湯は，**活血化瘀方剤の代表**とされ，前述した24種の症状に止まらず，また血府の血瘀に止まらず，「血瘀証」全体を対象として広く使われています。

●"血府"とは

　「血府」とは，王清任が『医林改錯』のなかで提示した概念です。これは『素問』脈要精微論が述べている「血之府」とは，まったく違うものです。

　王氏がいう血府とは，主に以下のような内容です（詳細は226頁「2 応用のための基礎知識」参照）。

1　"血府"とは

位置：胸中，横隔膜よりも上
形態：前方が高く，後方が低くなっていて，その低くなっているところは池のようになっている。そして，その池の中には「血」がたまっている。
機能：全身の血流のおおもと。

　王氏は，多くの死体を解剖した経験をもとに『医林改錯』中では図を多用して，体内の構造を説明しています。そして非常に簡単な図ですが「血府図」もあります。

解剖医学の進んだ今日では，王氏のいう「血府」が体内に存在しないことは明らかです。このことから現在では，王氏の「血府」は「誤り」とされ，多くの批判を受けています。そして多くのひとが，王氏の方剤だけを認めるという姿勢をとっています。

　しかし，薬としての血府逐瘀湯の有用性だけを認め，これをどういう疾患に，どのように使うかだけを追っていたのでは中医学は発展しません。そこで「解剖概念としての血府」のほかに，従来の中医理論と同質の**「高度に象徴化された概念」**として血府をみなおす試みも始められています。そのうちで意義があると思われるものを，以下に紹介します。

❷　象徴概念としての"血府"

①「血府」＝「胸腔内のすべての血管とその機能」

　　このようにとらえると，かなり適応証の範囲を広げることができます。

②「血府」＝「血脈→心→脳→腎」

　　血府逐瘀湯は，現在，男性科疾患・婦人科疾患などにも多用されます。

　　男性科疾患や婦人科疾患には，中医理論でいう腎の問題が多く含まれます。

③「血府」＝「肝」

　　『医林改錯』が提示している血府逐瘀湯の適応証には，肝経の血鬱によるものも含まれています。

1 基本を押さえる
製剤の使い方

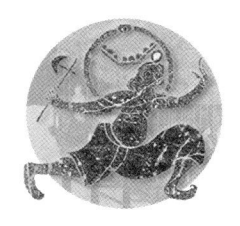

1 どのような患者に使うのか？
血府逐瘀湯の適応証＝胸中血瘀証を理解する

●胸中血瘀証

血府逐瘀湯のもともとの適応証は，前述のように「胸中血府血瘀証」です。ただし「血府」という概念が乱れているため，現在では一般に「血府」という語を使わず「胸中血瘀証」としています。

現在の血府逐瘀湯の，多様な使用法からみると「胸中血瘀証」といういい方も，すでに不十分であるともいえますが，**血府逐瘀湯理解の出発点として，まず「胸中血瘀証」を理解する**ことは大切です。

「胸中」というと，「心」「肺」のイメージが強いので，ここに「肝」を加えるために「胸脇」といってもいいと思います。また胸中血瘀証の「血瘀」は「気滞血瘀」のことを指しています。「気虚血瘀」のような「虚」の混在したものではなく「実証」としての「気滞血瘀」を指します。

胸中血瘀証
・胸痛（刺痛・部位は固定している）
・脇痛（刺痛・部位は固定している）
・頭痛（刺痛・部位は固定している）
・性格の変化（①せっかちになる，②短気になる，など）
・心煩　　・動悸　　・不眠　　・発熱（主に夕方〜夜間）
舌暗・または瘀斑がある，脈渋（または弦緊）が典型的なものです。

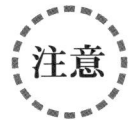

注意 ほかの方剤の適応証と異なり，血府逐瘀湯の適応証の場合，前述した症状のうち1つがみられても，適応証とみなすことができます。たとえば頭痛が顕著で，そのほかの状況（舌脈など）が血瘀証に符合していれば使用を考慮できます（「2 応用のための基礎知識」226頁参照）。

上の内容を別の見方で整理すると次頁のようになります。

血府逐瘀湯

血府逐瘀湯を使用する基準

- （病位）胸脇
- （病機）血瘀を中心とする気滞血瘀
- （病性）実証，または標実を主とする本虚標実証
- （症状）主要な症状として以下のものがある
  ①痛み　②胸部の不快感　③精神状態の変化　④睡眠障害　⑤発熱　など。

● どんな疾患に使えるのか

　前述した適応証，また「2 応用のための基礎知識」（226頁）で提示している血瘀証の判断基準などに符合するという前提で，血府逐瘀湯は以下のような疾患に多用されます。

> ショック・狭心症・不整脈・イレウス・慢性の咳嗽・不眠症・動眼神経麻痺・脳震盪・気胸・結節性多発性動脈炎・結節性紅斑・多形性紅斑・肝斑（しみ）・網膜中央静脈閉塞症・網膜動脈閉塞・網膜静脈周囲炎・脈絡網膜炎・強膜炎・アレルギー性鼻炎・声帯小結節・耳鳴り・難聴・子宮内膜炎・Sheehan症候群・不妊症・甲状腺機能亢進・白血病・各種性機能障害・脱毛症など。

2　血府逐瘀湯とはどんな薬か？
血府逐瘀湯の構造と作用を理解する

●基本構造

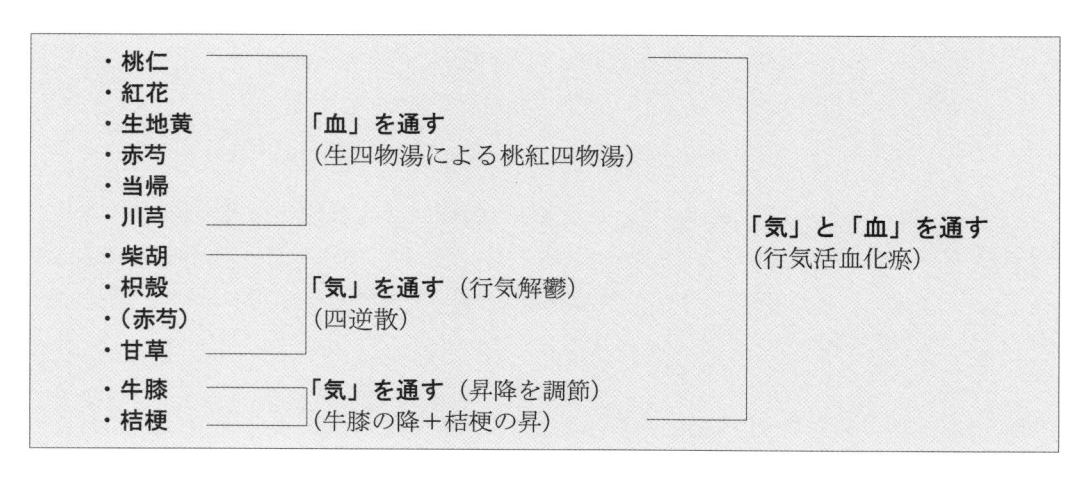

- ・桃仁
- ・紅花
- ・生地黄　┐
- ・赤芍　　├「血」を通す
- ・当帰　　│（生四物湯による桃紅四物湯）
- ・川芎　　┘
- ・柴胡　　┐
- ・枳殻　　├「気」を通す（行気解鬱）
- ・（赤芍）│（四逆散）
- ・甘草　　┘
- ・牛膝　　┐「気」を通す（昇降を調節）
- ・桔梗　　┘（牛膝の降＋桔梗の昇）

全体：「気」と「血」を通す（行気活血化瘀）

●解説

　上の図からわかるように，**単なる活血化瘀ではなく「行気」を重視した「行気活血化瘀」**になっています。また，行気薬・活血薬を使って**「通す」だけでは「気」や「血」を傷める**恐れがありますが，生地黄・当帰・甘草などを使うことで，これを防いでいます。さらに**「気の昇降」を調える**ことで，全面的な調気作用をもたせています。

3 どのように使うのか？

●基本的加減法

- 脇部の痛みがある場合（肝血鬱）──→鬱金・丹参を加える。
- 続発性無月経や痛経に使う場合（胞宮血瘀）──→桔梗をとり，香附・益母草・沢蘭を加える。
- 出血がみられる場合（血瘀出血）──→生蒲黄・参三七を加える。
- 不眠症に使う場合（血瘀擾神）──→遠志・夜交藤を加える。
- 胸部の張痛が顕著な場合（気滞）──→木香・川楝子を加える。

●使用上の注意

- 妊婦は使用禁止です。
- 血府逐瘀湯は，生理不順の治療に使うことができますが，血量過多のタイプや，断続的な出血がみられるタイプには向きません。
- 血府逐瘀湯は「夜間の発熱やほてり」「盗汗」など，陰虚火旺証を思わせる症状の治療に使うことができますが，両者の病機は異なります。血府逐瘀湯は，比較的燥性の強い方剤でもあり，陰虚火旺証には使えません。

2 応用のための基礎知識
血府逐瘀湯の背後にある中医理論

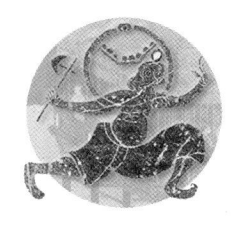

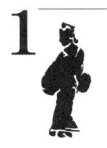

1 基礎理論

●王清任の"気血理論"

　王氏の医学理論の核心は独特の「気血理論」です。これは王氏の生理観・病理観・診断法・治療法のすべてを貫いている理論です。逆にいえば，**王氏の「気血理論」を知らずに血府逐瘀湯や，補陽還五湯などを理解することは不可能**です。

　以下，王氏の「気血理論」を簡単に紹介します。

1 体内循環システムとしての「気血」

　王氏は，人体内の循環システムを「行気系統」と「行血系統」の2つに大別しました。西医では血管系を，心臓を中心として「心臓―動脈系―毛細血管―静脈系―心臓」と分類しますが，王氏の分類法も，これに似ています。

　王氏は「行気系統」を「気府―衛總管―全身の気管」と分類し，「行血系統」を「血府―営總管―全身の血管」と分類しました。王氏のいう「気管」は動脈を，また「血管」は静脈を指しています。そして「気府」には元気が蓄えられ，この元気が衛總管を通して全身に行き渡る，また「血府」には血が蓄えられ，この血が営總管を通して全身に行き渡ると考えました。そして気管と血管とは繋がっているとしました。まとめると以下のようになります。

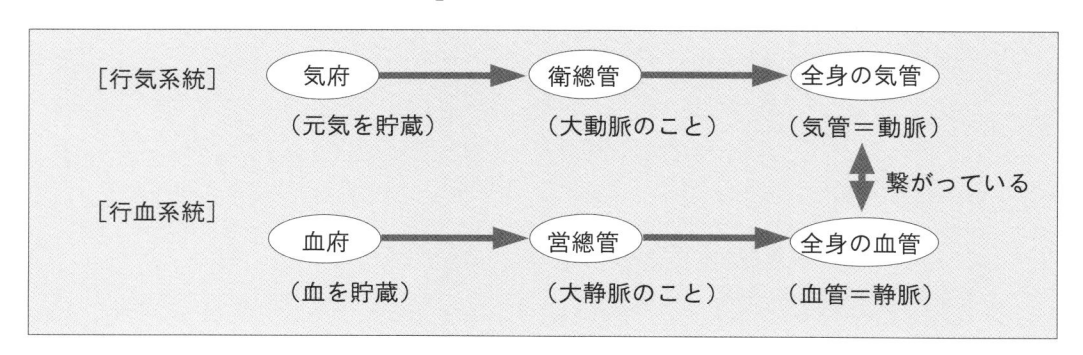

■体内循環システムとしての「気血」

```
[行気系統]    気府    →   衛總管    →   全身の気管
          （元気を貯蔵）  （大動脈のこと）  （気管＝動脈）
                                              ↕ 繋がっている
[行血系統]    血府    →   営總管    →   全身の血管
          （血を貯蔵）   （大静脈のこと）  （血管＝静脈）
```

❷ 「気」と「血」の関係

王氏は「行気」と「行血」という2種の循環システムにおいては、「気」が主導権を握っていると考えていました。つまり「気」は「気管」の中だけではなく「血管」の中も通っていて、それが正常な血流維持の条件であると考えました。これが**王氏の瘀血論の出発点**です。

そして王氏は、「気」は自立的に動いているのではなく「霊機」（つまり脳）の支配を受けていると考えました。また反対に、元気が霊機に満ちないと、霊機の機能は失われるとも考えていました。これは王氏の癲癇論の出発点です。

まとめると、以下のようになります。

■「気」と「血」と「霊機」の関係

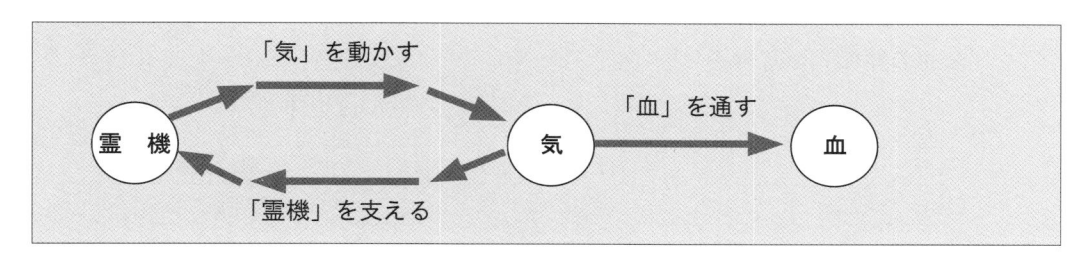

```
        「気」を動かす
   ┌──────────→──────────┐
霊機                        気  ──「血」を通す──→  血
   └──────────←──────────┘
        「霊機」を支える
```

❸ 病源としての「気血」

王氏は診断のさい、まず「部位」を重視しましたが、次には「病源としての気血」を重視していました。ここでいう「病源」とは「病因」とは違う概念です。「病源としての気血」とは、各種「病因」が人体に作用した結果生じた「気血の病理状態」のことです。人体の主要なシステムである**「気血」に何が起こっているのかを知る**ことが、診断の要の1つであると考えたのです。

王氏の方剤の多くは「部位」「気血の状態」を主な対象として、組成されています。

❹ 「瘀血証」の形成

王氏は、気の問題には「気虚」「気滞」の2種があり、血の問題には「血虚」「瘀血」の2種があると考えていました。そして王氏は、前述したように「多くの血の病理は、気の病理を原因としている」と考えました。そこで**「瘀血」**という**病理状態**も、血だけの問題ではなく**「気虚」や「気滞」によって生じる**と考えました。

そして**血府逐瘀湯は「気滞」によって生じた瘀血証を治療する、「行気活血化瘀」の代表方剤**です。「気虚」によって生じた瘀血証を治療する「補気活血化瘀」の代表方剤は、補陽還五湯です。

このように「気虚」「気滞」を原因とする瘀血証は、瘀血証の中心をなすものですが、王

血府逐瘀湯

氏はこのほかにも「寒」「熱」「陰虚」などの原因による血瘀証も提示し，それぞれに対する方剤を創作しています。

● 『医林改錯』のなかの血府逐瘀湯

　前述のように，王氏は血瘀証を「気血の関係」からだけでなく「そのほかの病機」「部位」など，さまざまな角度からみていました．つまり数種の分類法を，互いに交錯させながら**血瘀証を立体的に理解**していました．そのように一定の「幅」と「奥行き」をもつ空間的イメージで血瘀証全体をとらえ，そのなかにあるさまざまな血瘀証に対して，個々の特徴に応じた方剤を作り出したといえます．

　そのような観点から**『医林改錯』中の血府逐瘀湯の位置（性格）を理解する**ために，以下にいくつか簡単な表を作ってみました．

1　「気血の関係」からみる

病　機	治　法	方　剤
気滞──→血瘀	行気活血化瘀	**血府逐瘀湯**
気虚──→血瘀	補気活血化瘀	補陽還五湯

2　「行気活血化瘀」からみる

治　法	方　剤
「行気」を主とした「行気活血化瘀」	**血府逐瘀湯**
「活血」を主とした「行気活血化瘀」	膈下逐瘀湯
「降気」を主とした「行気活血化瘀」	癲狂夢醒湯

3　「部位」からみる

部　位	方　剤
上部，表部（皮膚など），四肢	通竅活血湯
胸部（横隔膜より上）	**血府逐瘀湯**
腹部（横隔膜より下）	膈下逐瘀湯

4　「寒熱」からみる

寒熱の特性	方　剤	用　薬　法
寒性の血瘀証	少腹逐瘀湯	活血化瘀薬＋小茴香・乾姜・官桂
不寒不熱	**血府逐瘀湯**	活血化瘀薬
熱性の血瘀証	解毒活血湯	活血化瘀薬＋連翹・葛根・柴胡

5　「程度」からみる

程　度	方　剤	活　血　薬
「軽度」の血瘀証	通竅活血湯	赤芍・川芎・桃仁・紅花
「中程度」の血瘀証	**血府逐瘀湯**	赤芍・川芎・桃仁・紅花・当帰
「重度」の血瘀証	膈下逐瘀湯	赤芍・川芎・桃仁・紅花・当帰 五霊脂・牡丹皮・延胡索

注意　血瘀の程度の重さに比例して，活血化瘀薬の種類を増やすというのも1つの方法ですが，もう1つ重要なのは用量です。

前述した3方剤も赤芍・川芎の用量が，少しずつ増やされています。しかし，活血薬は，一定量を越えると「破血」作用に変わってしまうものが多いので注意が必要です。

王清任も，その点を考慮して，非常に小刻みな増量を行っています。

● "血府逐瘀湯"の多層的理解

224頁では，基本的な理解のため，最も簡単な形で血府逐瘀湯の構造を図解しました。しかし，自分で加減を行う場合，「1 基本を押さえる」（223頁）に提示してある理解だけでは足りません。血府逐瘀湯の組成を，すこし複雑に解釈すると，以下のようになります。

1　「気血」からみる

- 赤芍・川芎……「血」を通す
- 桃仁・紅花……「血」を通す（潤燥作用のある活血）
- 当帰・生地……「血」を通す＋「血」を補う
    → 「血」を傷めずに「血」を通す（「活血5薬」233頁参照）
- 桔梗　　　……「上焦の気」を通す
- 柴胡・枳殻……「中焦の気」を通す
- 牛膝　　　……「下焦の気」を通す
    → 全体の「気」を通す
- 甘草　　　……方剤全体を調える

2　「昇降」からみる

上の図の「全体の気を通す」という部分を「気の昇降」という角度からみると以下のようになります。

- 柴胡・桔梗……「気」を上昇させ，気の流れを調える（辛開）
- 牛膝・枳殻……「気」を下降させ，気の流れを調える（苦降）

このうち**枳殻・桔梗の2味**は『蘇沈良方』に**枳殻湯**という名前で載せられている1つの方

剤です。これは，痰濁が胸膈に停滞したために生じる胸部の膨満感を主とする胸部の不快感を治療する方剤です。結胸証の軽症といえます。

『傷寒論』では結胸証の軽症は，小陥胸湯による**「辛開苦降法」**を使います。そして枳殻湯も「辛開苦降法」による方剤です。上の4味は，枳殻湯にさらに，柴胡による辛開と，牛膝による苦降を加えたものといえます。

2　臨床応用

● 『医林改錯』にみる血瘀証の特徴

『医林改錯』には，さまざまな活血化瘀方剤の適応症として，血瘀証の症状が合計50種以上載せられています。また，そのほかに，王氏が断片的に血瘀証について述べている箇所もあります。それらをもとに「血瘀証の特徴」をまとめると，以下のようになります。

1　特徴的な症候

①疼痛（部位が固定している）
②発熱（主に以下にあげるような現れ方がある）
　ⅰ．発熱
　ⅱ．鬱熱としての「ほてり」
　ⅲ．陰分の熱なので「午後～夜間に顕著」
　ⅳ．内熱が心に影響して「精神状態の変化」を起こす
③痞塊・積塊（腫瘤，内臓の腫大などをふくむ）
④表皮の色の変化
　ⅰ．皮膚の色素沈着
　ⅱ．皮下の瘀斑・瘀点
　ⅲ．静脈瘤
　など。
⑤精神状態の変化
　ⅰ．せっかちになる（もともとせっかちな人は除外）
　ⅱ．ささいなことを気にするようになる
　ⅲ．気持ちがふさぐ
　など。
⑥睡眠障害

そのほか「出血」「慢性の下痢」「慢性的な関節の腫れ・痛み（痺証）」などがあります。

| 2 | 疾患の特徴（瘀血証が多見されるもの）

①長期的な疾患
②奇病
③難病

●血府逐瘀湯"24種の適応症"のまとめ

冒頭の221頁で述べたように『医林改錯』には，血府逐瘀湯の適応症として24種の症状があげられています。それらを羅列しただけでは，つかみ所がないので，前述した「血瘀証の特徴」になぞらえてまとめると，以下のようになります。

分類	24種の適応症（原文のまま）	解説
疼痛	①頭痛	―
	②胸痛	―
胸部の異常	③心跳・心忙	動悸・心煩など
	④胸不任物	胸をはだけていないと眠れない
	⑤胸任重物	胸に重いものをのせないと眠れない
精神状態の変化	⑥瞀悶	ささいなことを気にする
	⑦急躁	せっかちになる
	⑧（俗言）肝気病	理由もなく怒る
睡眠の異常	⑨夜睡夢多	夢を多くみる
	⑩夜不安	落ち着いて横になれず，眠れない
	⑪不眠	―
	⑫小児夜啼	小児の夜泣き
発熱	⑬心裏熱（名曰燈籠熱）	体表は冷えていて，胸の中は熱い
	⑭晩発一陣熱	夜，体がほてる（皮膚の熱感を含む）
	⑮小児疳症―午後潮熱	小児の慢性の栄養障害性疾患にみられる，午後の発熱
	⑯牙疳	午後の発熱を伴う歯肉炎など
飲み込む機能の異常・胃気の上逆	⑰乾嘔	嘔気
	⑱呃逆	げっぷ，しゃっくり
	⑲飲水即嗆	水を飲むとむせる
	⑳食自胸後下	食べ物が胸の右側から下降する（自覚症状）
積塊	㉑積塊	発熱を伴う腹部の腫瘤・内臓腫大など
	㉒小児痞塊	腹部の静脈瘤を伴う，腫瘤
そのほか	㉓天亮出汗	自汗・盗汗（日中・夜間の異常な発汗）
	㉔出臭気	おならがくさい

●診断時に区別すべきこと

「1 基本を押さえる」(223頁)で述べたように,血府逐瘀湯の適応証は「気滞血瘀という実証」なので,診断時には「気血」「虚実」また「本虚標実」などの角度から,正確に判断する必要があります。以下にいくつか具体例をあげます。

1 「気鬱と血鬱」の区別

たとえば肝鬱証による**頭痛・胸脇痛**を治療する場合,血瘀の存在しない気鬱証には,血府逐瘀湯は使えません。気鬱証の場合,たとえば四逆散や柴胡疏肝散などを使います。

2 「虚証と実証」の区別

①たとえば病位が「肝」にある**不眠**を治療する場合,肝血鬱によるもの以外には血府逐瘀湯は使いません。肝血虚による虚証の不眠の場合,たとえば酸棗仁湯を使います。
②またたとえば**動悸**を治療する場合も,血府逐瘀湯は,実証の血瘀証にしか使いません。心血虚による動悸の場合,帰脾湯などを使います。
③たとえば**夜間の発熱**を治療する場合,陰虚火旺証によるものには知柏地黄丸などを使います。陰分の熱という点は共通していても,血府逐瘀湯の適応証である血瘀証とは「虚と実」という明確な違いがあります。

3 「本虚標実」証に使う場合

血府逐瘀湯は,本虚標実証にも使うことができますが,それは「標実を主とするもの」に限られます。たとえば血瘀証を呈する**喘息発作**など,はっきりとした比較的重い標実証がみられる場合に使うことができます。

4 「痰阻と血瘀」の区別

たとえば**胸痛**を治療する場合,実証としては『金匱要略』胸痹心痛短気病篇に載せられている栝蔞薤白白酒湯証のような「痰阻」によるタイプがあります。この場合は通陽化痰を中心に治療を行います。栝楼薤白白酒湯のほか,温胆湯なども使うことができます。

これに対し血府逐瘀湯の適応証としての胸(脇)痛は,『金匱要略』の範囲で比較すれば,五臓風寒積聚病篇に載せられている「肝着」病(肝経の気血鬱滞)のようなタイプです。

●活血5薬

血府逐瘀湯の中の，桃仁・紅花・当帰・川芎・赤芍の5味は，**活血化瘀の基本薬**とされていて，これを「活血5元素」とよぶ人もいます。

この5味は，共通している「活血」作用のほかに，それぞれ独自の作用をもっています。**赤芍**には『神農本草経』が「除血痺，破堅積……」というように，顕著な「化瘀（行滞）」作用があります。**桃仁**には『珍珠嚢』が「治……血燥，通潤大便……」というように「潤燥」作用があります。**紅花**にも『本草綱目』が「活血潤燥」というように「潤燥」作用があります。**当帰**は，活血薬というより，活血作用のある養血薬です。**川芎**には『本草綱目』が「血中気薬」というように「行気」作用があります。

まとめると以下のようになります。

薬名	作用
赤芍	「活血」＋「化瘀（行滞）」
桃仁	「活血」＋「潤燥」
紅花	「活血」＋「潤燥」
当帰	「活血」＋「養血」（和血）
川芎	「活血」＋「行気」

以上のように組みあわせることで「寒―熱」「潤―燥」「攻―補」「昇―降」のバランスのとれた薬群となっています。これが「活血5元素」とよばれる理由です。

この5味は，血府逐瘀湯のほか，膈下逐瘀湯や補陽還五湯にも含まれています。

辛温薬である川芎は，温性・燥性が強いので，熱のある血瘀証を治療する解毒活血湯や，通経逐瘀湯ではとられています。

養血薬である当帰は，滋膩性が強いので，開竅作用のある麝香を使う，通竅活血湯や通経逐瘀湯では，とられています。

涼血薬である赤芍は，寒性が強いので，痺証治療に使われる身痛逐瘀湯ではとられています。

●領域を越えた加減法

前述したように『医林改錯』には，さまざまなタイプの血瘀証に対応した多くの活血化瘀方剤が載せられています。そのなかの1つである血府逐瘀湯にも，本来は「寒象・熱象ともに顕著ではない」「胸部」「気滞血瘀という実証」などの範囲が定められています。

しかし血府逐瘀湯は，その「寒熱のバランスがよい」「作用が強すぎず弱すぎない」「行気と活血のバランスがよい」などの中立的な性格を利用し，少し調節を行えば，さまざまな血瘀証に適応できるようになります。

そこで現在，血府逐瘀湯は，加減を行うことで，本来は適応証ではない「各種虚証のある血瘀証」「兼邪のある実証の血瘀証」などにも使われます。以下が基本的な加減方です。

| 1 | 各種虚証のある血瘀証 |

・気虚の存在する血瘀証──→黄耆・党参などを加える。
・陰虚の存在する血瘀証──→生地黄の用量を増やす。
　　　　　　　　　　　　さらに亀板・麦門冬などを加えてもよい。
・陰虚火旺証の存在する血瘀証──→地骨皮・青蒿・黄柏などを加える。

| 2 | 兼邪のある実証の血瘀証 |

・寒邪の存在する血瘀証──→生地黄をとり，桂枝（または肉桂）・附子などを加える。
・熱邪の存在する血瘀証　1．肝火（肝陽上亢）──→天麻・石決明などを加える。
　　　　　　　　　　　　2．熱鬱──→川芎をとり，黄連・牡丹皮などを加える。
　　　　　　　　　　　　3．熱毒・火毒──→金銀花・蒲公英などを加える。
・痰濁の存在する血瘀証──→半夏・陳皮などを加える。
・湿阻の存在する血瘀証──→生地黄をとり，蒼朮・白朮・厚朴などを加える。

3 疾患・病証別使用例
治癒例のまとめ

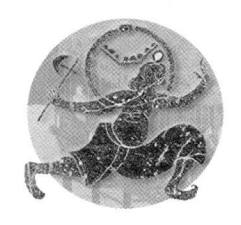

≪第1部：王清任が提示した範囲内での応用≫

以下のものは，「血府逐瘀湯"24種の適応症"のまとめ」（231頁）に提示した表の分類法にそってまとめてあります。

1 疼痛

●1．頭痛

[証候]　………気滞血瘀証を呈する慢性の頭痛

3年前，精神的な抑うつが原因で頭痛が始まり，年々悪化している。頭頂部の頭痛（痺れを伴う，頭部に数箇所の圧痛点），睡眠障害（眠りが浅く，夢が多い），食欲不振，四肢が熱い，顔色が黒っぽくつやがない，舌紫，脈弦細無力。

[方薬]　………・血府逐瘀湯に酸棗仁・夜交藤・合歓皮・丹参を加える。

[解説]　………・睡眠障害が顕著なので，安神作用のある酸棗仁・夜交藤・合歓皮を加えています。
　　　　　　　・丹参を加えて活血作用を強めています。

●2．胸痛

[証候]　………気滞血瘀証を呈する胸壁静脈炎

左胸部が腹部にかけて痛い，痛みのある部分に静脈瘤がみられる，舌紅暗，舌苔白，脈弦。

[方薬]　………・血府逐瘀湯より牛膝をとり川楝子を加える。

[解説]　………・痛みの部位が固定している，静脈瘤がみられる，舌暗，脈弦などは，前述した「気滞血瘀という実証」に当てはまります。
　　　　　　　・苦降作用のある活血薬である牛膝をとり，かわりに同じく苦降作用のある行気止痛薬である川楝子を加えています。

2　胸部の異常

●胸部の異常

［証候］………胸中血瘀証による胸部の異常

毎日，夜になると胸骨の後方に灼熱感が生じる。数十分続いた後，汗が出て灼熱感は消える。眠った後も悪い夢をよくみる，金縛りも頻発する，舌暗，脈細沈。

［方薬］………・血府逐瘀湯に土元を加える。

［解説］………・胸部の異常，夜間の発熱，奇病，舌象などが胸中血瘀証と符合します。
　　　　　　　・土元を加えて，活血（破血）化瘀作用を強めています。

3　精神状態の変化

●男性の更年期障害

［証候］………胸中血瘀証を呈する男性の更年期障害

年齢が50を過ぎた頃から精神状態に変化が起こり，些細なことを気にして，不安になったり，眠れなくなったりするようになった。また，以前よりせっかちで，短気になった。顔が赤い，舌紅，舌苔白，脈弦数。

［方薬］………・血府逐瘀湯に竜胆草・知母・黄柏・亀板・石決明を加える。

［解説］………・『医林改錯』にある「肝気病」の状況と符合する病症です。
　　　　　　　・鬱熱がみられるので，清熱瀉火作用のある竜胆草，瀉相火作用のある知母・黄柏を加えています。
　　　　　　　・亀板・石決明は，潜陽作用のある薬です。

4　睡眠の異常

●不眠症

［証候］………胸中血瘀証を呈する不眠症

不眠，眠った後も夢が多い，胸部の閉塞感，胸部の刺痛，目眩，頭痛，顔色が黒っぽくつやがない，舌に瘀斑がみられる，舌苔黄膩，脈弦渋。

［方薬］………・血府逐瘀湯より牛膝・桔梗をとり，遠志・石菖蒲・夜交藤を加える。
　　　　　　　・上の方剤とは別に，琥珀の粉末を服用する。

［解説］………・牛膝・桔梗をとり，遠志・石菖蒲・夜交藤を加えることで，明確な交通心腎作用のある方剤に作り変えています。

・琥珀も心に強く作用する，活血化瘀作用のある安神薬です。

5　発熱

●夜間の発熱

［証候］………胸中血瘀証を呈する夜間の発熱

夜になると発熱，口やのどが乾燥する（水分は取りたがらない），寝汗が多い，舌暗紅，瘀斑がみられる，脈弦数。

［方薬］………・血府逐瘀湯より枳殻・桔梗をとり，牡丹皮・白薇を加える。

［解説］………・『医林改錯』の「晩発一陣熱」に符合する病症です。
・陰虚火旺証に似ていますが，舌・脈は血瘀証のものです。
・乾燥の症状がみられるので，辛散作用があり，また寒性の薬でもない枳殻と桔梗をとっています。
・牡丹皮・白薇を加えて涼血活血作用を強めています。

6　胃気の上逆

●呃逆（しゃっくり）

［証候］………痰瘀互結証を呈する呃逆

怒ったことが原因でしゃっくりが起こり，何日も止まらない，胸部の閉塞感，舌紫暗，舌苔白膩，脈細弦。

［方薬］………・血府逐瘀湯より柴胡・桔梗をとり，旋覆花・代赭石・半夏を加える。

［解説］………・痰証を兼ねるので，柴胡・桔梗をとり，旋覆花・代赭石・半夏を加えています。これは『傷寒論』161条の旋覆代赭湯の意味です。
・旋覆代赭湯は，痰気痞によるげっぷを治療する，辛開苦降作用のある方剤です。

≪第2部：後世の発展的応用≫

1　呼吸器系疾患

●喘息

［証候］………血瘀証を呈する気管支喘息

　　　　　　　　重度の呼吸困難（横になれない），喘鳴，手の指にチアノーゼ，唇も紫色に変色，舌紫，脈細数無力。
［方薬］………・血府逐瘀湯より柴胡をとり，款冬花・橘紅を加える。
［解説］………・柴胡をとり，款冬花・橘紅を加えることで，肺に対する理気宣肺作用を強めています。

2　眼科疾患

●視神経萎縮

［証候］………血瘀証を呈する視神経萎縮
　　　　　　　　頭部，眼部の外傷により視力障害が起こる。視神経の萎縮がみられる，網膜血管が細る，頭痛，目眩，睡眠時に夢が多い，舌暗，瘀点がある，脈細渋。
［方薬］………・血府逐瘀湯に蔓荊子を加える。
［解説］………・蔓荊子は，頭部・眼部に作用する，明目昇陽作用のある薬です。

3　耳鼻咽喉科疾患

●口腔粘膜の再発性アフタ性潰瘍

［証候］………気滞血瘀，肝腎陰虚証を呈する再発性口腔潰瘍
　　　　　　　　口腔内の潰瘍（痛みが顕著），口が乾燥する，口が苦い，心煩，怒りやすい，腰膝がだるい，大便が乾燥している，舌紅，舌苔白膩，脈細弦。
［方薬］………・血府逐瘀湯に肉蓯蓉・黒芝麻を加える。
［解説］………・肝腎陰虚証もみられるので，補肝腎作用のある肉蓯蓉・黒芝麻を加えています。
　　　　　　　・大便の乾燥がみられるので肉蓯蓉・黒芝麻という，潤腸通便作用のある補肝腎薬を選んでいます。

4　皮膚科疾患

●肝斑（しみ）

［証候］………気滞血瘀証を呈する肝斑
　　　　　　　　精神的な原因で頬部に肝斑が生じる。その後も増えつづけ現在は前額部にもみられる。下腹部の痛み，生理不順（周期が遅れる，量が少ない，血色が黒っぽい），舌紫暗，脈弦細渋。

［方薬］………・血府逐瘀湯より生地黄・枳殻・桔梗をとり，益母草・香附・鬱金・劉寄奴・菊花・白芷を加える。
［解説］………・原因が精神的なことであることと，生理不順がみられることから，加減を行うことで，作用を肝・胞宮に集中させています。
・具体的には，生地黄・枳殻・桔梗をとり，婦人科疾患に多用される活血化瘀薬である益母草を加えています。
・また肝に対しては，疏肝作用のある香附と，肝経に入る活血化瘀薬である鬱金を加えています。2味とも解鬱作用のある薬です。
・劉寄奴を加えて，活血化瘀作用をさらに強めています。
・菊花・白芷は，辛味によって表皮にたいする宣透作用があります。

5　男性科疾患

●インポテンス

［証候］………気滞血瘀証を呈するインポテンス
　　　　　　　インポテンス，目眩，不眠，精神的落ちこみが顕著，舌暗，舌苔薄黄，脈沈細。
［方薬］………・血府逐瘀湯に紫石英・蛇床子を加える。
［解説］………・精神的な落ちこみが顕著なので，鎮心安神作用のある紫石英を加えています。
・蛇床子は補腎壮陽作用のある薬です。

補陽還五湯

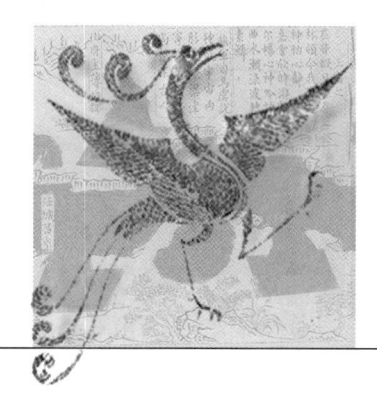

中風後遺症治療に多用される補気活血化瘀の代表方剤

●なりたち

　もとは清代・王清任『医林改錯』に載せられていた方剤です。**気虚血瘀を原因とする半身不随を中心とした，9種の症状（248頁参照）を治療する方剤**とされていました。

　気虚血瘀という病理状態は，中風後遺症に限らず，さまざまな疾患のなかにみられます。そこで現在では，補陽還五湯は**補気活血の代表方剤**として，神経科疾患に限らず，**気虚血瘀証を含むさまざまな疾患**の治療に使われています。

● "還五" とは（王清任の半身不随論）

　補陽還五湯の「還五」は，王氏の中風論（半身不随の病機観）にもとづく用語です。中医学がいう「中風」とは，広義に解釈すると非常に多くの疾患を含みますが，狭義では主に西医の「脳梗塞」「脳出血」を指します。

　「中風」という病名から明らかなように，古来「中風」は「風に中る」ことが原因とされてきました。時代や人によって「外風」「内風」「兼邪」など，認識に多少の違いはあっても「中風」の病機を「風」から離れて語ることはありませんでした。

　これに対し王氏は『医林改錯』のなかで「非風邪」という画期的な見解を提示しました。**王氏は，半身不随の原因は「元気虚」であると考えていました。**

　全身の元気の総量を10と仮定し，これが8に減った程度の軽い元気虚の場合，左右に4ずつ残っているので，まだ病気にはなりません。しかし5にまで減った場合は，左右に2.5ずつしか残っていません。そして王氏は，ここまで減ると経絡中の隙間が大きくなるので，これを埋めるために気が片側へよってしまうと考えました。つまり半身は5で，半身は0という状態が生じてしまいます。0になった側の手足は元気がないので動かすことができません。これが王氏の考える半身不随です。

　この「元気0状態」を，健康な「元気5状態」に回復させるのが補陽還五湯の目的です。そこで名称に「還五」（5を還す＝回復させる）という語を使っているのです。

1 基本を押さえる
製剤の使い方

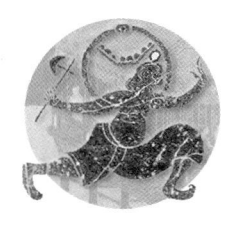

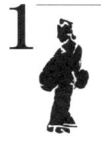

1 どのような患者に使うのか？
補陽還五湯の適応証＝気虚血瘀・脈絡瘀阻証を理解する

●気虚血瘀・脈絡瘀阻証

前述したように，王氏は元気虚が中風の原因であると考えていました。気がなくなると血は流れることができなくなり血瘀が生じます。これが気虚血瘀・脈絡瘀阻証です。おもに中風後遺症としての半身不随・顔面神経麻痺などの病機をあらわす用語です。

気虚血瘀・脈絡瘀阻証
・半身不随（感覚障害・運動障害）　・顔面神経麻痺　・失語 ・頻尿　・尿失禁 舌脈は，舌苔白・脈緩が典型的なものです。

●どんな疾患に使えるのか

前述した適応証に当てはまるという前提で，補陽還五湯は以下のような疾患に多用されます。

> 脳血管障害の後遺症（主に片麻痺・顔面神経麻痺）・小児麻痺後遺症・そのほか各種脳炎後遺症・脳震盪後遺症・外科手術後の後遺症・多発性神経炎・レイノー病・坐骨神経痛・不眠症・胃潰瘍・十二指腸潰瘍・慢性腎炎・じんましん・生理不順・声帯麻痺・紫斑病など。

2 補陽還五湯とはどんな薬か？
補陽還五湯の構造と作用を理解する

●基本構造

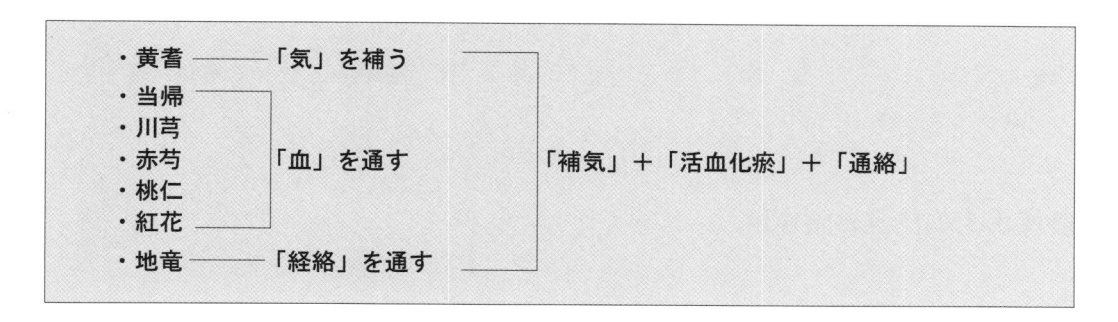

- 黄耆 ──「気」を補う
- 当帰 ┐
- 川芎 │
- 赤芍 ├「血」を通す 「補気」＋「活血化瘀」＋「通絡」
- 桃仁 │
- 紅花 ┘
- 地竜 ──「経絡」を通す

●解説

上図からわかるように補陽還五湯は，①血を通す原動力である「気」を補い，②「血」自体を通し，③「血の通り道」である経絡の通りをよくする，という3部分から構成されています。

そして補陽還五湯の特徴は，この3部分のうち**「補気」作用が突出している**ことです。それは「気虚が血瘀の原因である」という王氏の気血理論（血府逐瘀湯226頁参照）にもとづくものです。

具体的には黄耆の用量が突出して大きく，そのほかの薬の用量は少なく設定されています。『医林改錯』の原方では，黄耆の用量は約120g，残りの6味の合計が約23gです。

3 どのように使うのか？

●基本的加減法

- 便秘がみられる場合（気虚秘）────→麻仁・鬱李仁を加える。
- 浮腫がみられる場合（気虚）────→赤小豆・薏苡仁・茯苓を加える。
- 食欲不振がみられる場合（脾虚）────→焦三仙・莱菔子・鶏内金を加える。
- 下痢がみられる場合（虚寒）────→附子を加える。

- 尿失禁がみられる場合（腎気虚）──→桑螵蛸・山茱萸・五味子・益智仁を加える。
- 上肢の麻痺の場合──→桂枝・桑枝を加える。
- 下肢の麻痺の場合──→牛膝・川断・狗脊・桑寄生を加える。

●服用法

- 黄耆の用量は，まず15〜20ｇ程度から始めて，様子をみながら徐々に増量します。目安としては，1〜2週間毎に10ｇずつ増やし，最終的には120ｇ程度まで増やすことが可能です。
- 服用を停止するときは，徐々に停止します。徐々に用量を減らしたり，または服用する間隔を徐々にひろげたりします。

●使用上の注意と副作用

1　時期について

　補陽還五湯は，中風の後遺症を治療する方剤です。**中風を治療する方剤ではありません。**中風の発作が収まり，純粋な気虚血瘀の状態になるまでは使用することはできません。とくに**「陽気の上亢」「内風」「痰火」などが残っているうちは使用できません。**

2　黄耆について

　補陽還五湯は，中風の後遺症を治療する方剤ですが，**使い方を誤ると，逆に中風発作を起こす**作用があります。

　それは方剤中の**黄耆の副作用による**ものです。補陽還五湯では，温昇性の強い黄耆を大量に使います。たとえば陰虚火旺証や，肝陽上亢証を呈する高血圧患者が，補陽還五湯を服用**したら脳出血を起こす可能性があり**ます。

　また補陽還五湯は，最近では虚血性心疾患にも多用されますが，痰濁阻滞による虚血性心疾患の患者が，補陽還五湯を服用したら，胸中の気壅が生じ，胸部の閉塞感・呼吸困難などが起こる可能性があります。

3　地竜について

　地竜の用量が多過ぎると，吐き気・嘔吐などが起こる可能性があります。

●そのほかの注意事項

- 補陽還五湯は中風の後遺症治療に使いますが，それは「脳梗塞」によるものが中心です。「脳出血」によるものに使う場合，細心の注意が必要です。
- 補陽還五湯の適応証は気虚血瘀証です。寒邪や痰濁による血瘀証には向きません。

2 応用のための基礎知識
補陽還五湯の背後にある中医理論

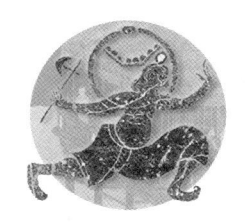

1 基礎理論

●王清任の"補気活血法"

　王氏の医学理論の核心は「気血理論」と呼ばれています（血府逐瘀湯226頁参照）。王氏は，この理論にもとづき，気虚が中風の根本的な原因であると考えました。気虚になると血を通せなくなるので血瘀が生じます。このような気虚血瘀証に対し，王氏が作り出した治法が「補気活血法」です。そして補陽還五湯は，この法の代表方剤とされています。

　王氏以前に「補気＋活血」による方剤がなかったわけではありません。古くは『金匱要略』血痺虚労病篇に，**黄耆桂枝五物湯**という方剤があります。陰陽気血虚という内因に，外邪としての風寒が合わさって生じた肢体局部の感覚障害（皮膚の麻痺）を治療する方剤とされていました。病機だけを較べると大分違うもののようですが，それは時代による認識法の違いによる影響もあります。治法をみると黄耆桂枝五物湯も，補陽還五湯と同じように「補気活血」を柱としています。また清代・顧世澄の『瘍医大全』にある**通脈湯**（黄耆・当帰を含む）も「補気活血」という構造をもっています。

　王氏の「補気活血」法が，それまでのものと違うのはバランスです。**補気薬の占める割合が圧倒的に大きくなっているのが特徴**です。このような組成法は，王氏以前にはなかったものです。具体的には**「大量の補気薬＋少量の活血薬」**という構造をとります。

　『医林改錯』には補陽還五湯のほかにも，この「補気活血」法による方剤が載せられています。それらはすべて「大量の補気薬＋少量の活血薬」という構造を守っていますが，少しずつバランスが違います。そして，それらのなかで比較すると，補陽還五湯は偏りが少ない，最も典型的な「補気活血」方剤であることがわかります。王氏の「補気活血」方剤には，以下のようなものがあります（補気薬と活血薬以外の薬は除いてあります）。

■王氏の「補気活血」方剤（補気薬と活血薬の用量の比較）

方剤名	補気薬	活血薬
黄耆桃紅湯	約240ｇ（黄耆）	合計約15ｇ（桃仁・紅花）

方剤名	補気薬	活血薬
補陽還五湯	約120g（黄耆）	合計約20g（当帰・白芍・川芎・桃仁・紅花）
古開骨散	約120g（黄耆）	合計約15g（川芎）
黄耆赤風湯	約60g（黄耆）	合計約3g（赤芍）
足衛和栄湯	約30g（黄耆）＋9g（党参）	合計約18g（当帰・白芍・桃仁・紅花）
助陽止痒湯	約30g（黄耆）	合計約18g（赤芍・桃仁・紅花・穿山甲）

●王清任の活血化瘀法

王氏は，自らが唱えた「気血理論」にもとづいて，血瘀の多くは気の病理によって生じると考え，血瘀を気から治療する多くの方剤を作り出しました。それらのうちとくに有名なのが血府逐瘀湯と補陽還五湯です。しかし現在では「血府逐瘀湯→活血化瘀の代表方剤」「補陽還五湯→中風後遺症」という結びつけられ方が主流となってしまっています。

このような認識法には，**血府逐瘀湯は「行気活血化瘀の代表」で，補陽還五湯は「補気活血化瘀の代表」で，しかもそれらは，王氏の活血化瘀法の１部分である**という視点が欠けています。

以下『医林改錯』のなかの，さまざまな活血化瘀法を簡単にまとめてみます。

■王清任の活血化瘀法

行気活血化瘀	配伍	行気薬＋活血薬	
	主治	気滞血瘀	
	方剤	「行気」が主	血府逐瘀湯
		「活血」が主	膈下逐瘀湯
		「降気」が主	癲狂夢醒湯
	解説	血府逐瘀湯は「胸」；膈下逐瘀湯は「腹」；癲狂夢醒湯は「脳」と分類することもできます。	
補気活血化瘀	配伍	補気薬＋活血薬	
	主治	気虚血瘀	
	方剤	「補気」＋「活血」＋「通絡」	補陽還五湯
		「通絡」作用を強化	助陽止痒湯
温陽活血化瘀	配伍	温陽（散寒）薬＋活血薬	
	主治	陽虚寒凝血瘀	
	方剤	主に「中焦」に作用	止瀉調中湯
		主に「下焦」に作用	少腹逐瘀湯
回陽固脱活血化瘀	配伍	補気薬＋温陽薬＋活血薬	
	主治	陽脱	
	方剤	急救回陽湯	
	解説	補気活血化瘀と，温陽活血化瘀の合法といえます。	

通竅活血化瘀	配伍	開竅薬＋活血薬
	主治	孔竅閉阻
	方剤	主に「頭部」「四肢」「皮膚」に作用　　通竅活血湯
		「高熱による煩躁」を治療　　通経逐瘀湯
通下活血化瘀	配伍	攻下薬＋活血薬
	主治	「瘀」＋「積」
	方剤	「中焦～下焦」に作用　　古下瘀血湯
		「肝経」（目）に作用　　加味止痛没薬散
宣痺活血化瘀	配伍	去風湿薬＋活血薬
	主治	痺証
	方剤	身痛逐瘀湯
	解説	痺証の病機に「血瘀」を加えたのも王清任が始めてです。
解毒活血化瘀	配伍	清熱解毒薬＋活血薬
	主治	血熱によって生じた血瘀
	方剤	「解毒」が主　　解毒活血湯
		「活血」が主　　通経逐瘀湯
		「以瀉代清」による　　加味止痛没薬湯
	解説	「以瀉代清」とは，清熱薬で体内の熱をさますのではなく，大小便から熱を体外へ排出することで，結果として「清熱」作用を実現させようとする方法です。たとえば涼膈散のなかの大黄・芒硝などがこれに相当します。
養陰活血化瘀	配伍	養陰（生津）薬＋活血薬
	主治	陰虚血瘀
	方剤	会厭逐瘀湯

2　臨床応用

●気虚血瘀証

　気虚血瘀とは，「"還五"とは」（241頁）で述べたように，もとは王氏の中風論にもとづいて，半身不随の病機を説明する用語です。

　しかし，この気虚血瘀という病理状態は，中風に限らず，そのほかの疾患においてもみられるものです。そして**補陽還五湯は，気虚血瘀という証に対してならば，中風後遺症でなくても使うことができます。**このような異病同治の考えによって，現在では補陽還五湯の適応

範囲は広げられています。以下にいくつか例をあげます。

1 「高山病」への応用

　高山病は，頭痛・目眩・動悸などがみられます。患者本人の苦痛は明確なのですが，慢性の場合，たとえば心電図などの検査をしても，はっきりとした異常が認められません。

　しかし慢性の高山病患者には，チアノーゼ，舌紫暗など「血瘀」の証が多見されます。また同時に，目眩，眠気，疲れやすいなど「気虚」の証も多見されます。このことから現在では，高山病の治療に補陽還五湯が使われ，非常にすぐれた効果をあげています。

2 「虚血性心疾患」への応用

　狭心症は，中医学では「胸痹」に属する疾患です。血瘀証によるものに対しては，血府逐瘀湯も多用されます。しかし胸痹の血瘀証は，気滞血瘀だけでなく，疲労・脱力感などを呈する，虚の混在した気虚血瘀によるものも多見されます。

　このタイプの治療に補陽還五湯は使われます。「心痛」を主訴とする「標実が主」な時期は，丹参・田三七などを加えて活血止痛作用を強めて使います。「心痛」など標実証が収まってきた段階で，治療の対象を標実から本虚へ移行させ，柏子仁など養心安神作用のある薬を加えます。

3 「老化防止」への応用

　上海の名老中医であり，中国中医薬学会理事などを歴任されている顔德馨教授は，気虚血瘀が，老化の根本的な原因であるという考えを発表しています。そして老化を遅らせる有効な方法は「益気化瘀」であるとしています。

　この考えにもとづいて，顔教授は「衡法Ⅱ号」という方剤を作り出しています。詳しい組成薬は不明ですが，主要薬として黄耆・当帰・川芎が使われています。治法・薬とも補陽還五湯を出発点としていることは明らかです。

●補陽還五湯"9種の適応症"のまとめ

　王氏は『医林改錯』で，補陽還五湯の適応証として9種の症状を提示しています。同書の下巻の約1／3は，これら9種の症状の説明に当てられています。とくに半身不随については「半身不随論」「半身不随弁」「半身不随本源」の3篇に分けて論じています。それらの内容の要点をまとめると，以下のようになります。

■補陽還五湯 "9種の適応症"

半身不随	出処	「半身不随論」「半身不随弁」
	内容	・すべての半身不随について述べているわけではなく，「真中風」や「痺証」によるものは除外しています。 ・つまり各種脳炎などを原因とするものを除外し，ほぼ今日の脳血管障害による半身不随について述べています。 ・病因は，すべて「気虚」によるものと考えています。
口眼歪斜	出処	「口眼歪斜弁」
	内容	・単純な口眼歪斜ではなく，必ず半身不随を伴うものとしてあります。 ・原因は「気虚」であると述べています。 ・半身不随のみられない元気な人が，突然「口眼歪斜」になるのは風邪が経絡の流れを阻害しているからだとしています。 ・つまり脳血管障害による顔面神経麻痺と，末梢神経性の顔面神経麻痺を区別しています。
口角流涎	出処	「弁口角流涎非痰飲」
	内容	・口角流涎とは，口がきちんと閉じられず，唾液が外に流出してしまう状況を指しています。 ・原因は「気虚」であると述べて，「風痰」「脾胃熱蒸」「外風」などによるものをすべて除外しています。 ・つまり「口眼歪斜」同様，脳血管障害による顔面神経麻痺と，末梢神経性の顔面神経麻痺を区別しています。
大便乾燥	出処	「弁大便乾燥非風火」
	内容	・単純な大便乾燥ではなく，必ず半身不随を伴うものとしています。 ・風火ではなく，気虚が原因であると述べています。
小便頻数	出処	「弁小便頻数遺尿不禁」
	内容	・単純な小便頻数ではなく，必ず半身不随を伴うものとしています。 ・原因は「気虚」であると述べています。
遺尿不禁	出処	「弁小便頻数遺尿不禁」
	内容	「小便頻数」と同じです。
語言蹇渋	出処	「弁語言蹇渋非痰火」
	内容	・単純な語言蹇渋（中風後遺症による言語障害）ではなく，必ず半身不随を伴うものとしています。 ・原因は「気虚」であると述べています。そして「中風による語言蹇渋」「幼児がまだ上手く言葉を話せない」「老いるとうまく話せなくなる」という3種の言語障害は「気虚」という点では一致していると述べています。

口噤	出処	「弁口噤咬牙」
	内容	・口噤とは口の筋肉が硬直して開けられない状態のことです。 ・単純な口噤ではなく，必ず半身不随を伴うものとしています。 ・原因は「気虚」であると述べています。
癱痿	出処	「癱痿論」
	内容	・癱痿とは「上半身不随」または「下半身不随」のことです。 ・原因は「気虚」であると述べています。

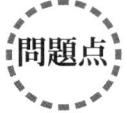

問題点 表からわかるように，王氏は9種の症状の原因を，すべて「気虚」のみで解いています。しかし実際にはさらに多くの病機が存在します。そこで現在では，前述の症状がみられて，さらに弁証の結果が「気虚」である場合，補陽還五湯を使用することができると理解すればよいと思います。

●中風"左癱右瘓"論

『素問』陰陽応象大論に「左右者,陰陽之道路也」（左右とは，陰陽の通り道である）とあり，古来中医学では，左は「陽」に属し，右は「陰」に属するとされてきました。そして，これを男女に当てはめると「男―気―陽―左」「女―血―陰―右」と分類されます。

これは一種の象徴的な言い方で，中薬治療においては歴代あまり実際的な意味はもっていなかったのですが，北京中医薬大学・名誉教授の謝海洲氏は，**中風による半身不随が，男性には左側が多く，女性には右側が多い事実に注目しました。**

そこで謝教授は「**左側の半身不随は気虚血瘀**」にもとづき「**右側の半身不随は痰瘀**」にもとづいて治療を行うという考えを提示しています（絶対的な原則ではありません）。

左側の半身不随の場合，補陽還五湯が基本方剤となります。血瘀が重い場合水蛭・山甲などを加え，上肢が中心の場合桑枝・姜黄などを加え，下肢が中心の場合独活・牛膝などを加え，言語障害がみられる場合は菖蒲・鬱金などを加えます。

右側の半身不随の場合，弁証に応じて，二陳湯・導痰湯・温胆湯・金水六君煎などを使い分けます。

●虫類薬と半身不随

補陽還五湯には「地竜」が含まれています。俗にいう「ミミズ」のことで，中医では虫類薬に分類されます。

虫類薬の多くは,強力な「通す」作用をもっています。経絡の通りを良くし「気」や「血」を強力に通し，「気滞」や「血瘀」を解消し，さらに「堅痞塊」（腫瘤・内臓の腫大など）にも効果があります。しかも同時に，瀉熱作用や熄風作用などを併せもつものが多いので，中風後遺症・関節炎・てんかん・喘息などに多用されます。

たとえば民国期の名医・張錫純も，中風治療に虫類薬を多用しました。捜風湯の白僵蚕，逐風湯の全蠍・蜈蚣などがその例です。

　補陽還五湯における，地竜の作用も「経絡を通す」ことです。普通の行気薬・活血化瘀薬では実現できない「絡を通す」という作用を担っています。このことから現在では，補陽還五湯に，さらに虫類薬を加えて通絡作用を強める方法が行われています。以下２つの方剤を紹介します。

❶ 治偏癱截癱方（鄧鉄涛）

［**適応疾患**］気虚血瘀証を呈する中風後遺症としての半身不随
［**組成**］……補陽還五湯＋丹参・水蛭

❷ 蛭蛇還五湯（内蒙古医学院・中蒙医系内科）

［**適応疾患**］同上
［**組成**］……補陽還五湯＋水蛭・白花蛇・夏天無・豨簽草
［**解説**］……夏天無は行気止痛・活血化瘀作用のある薬です。

　ただし，虫類薬は非常に燥性が強く，また有毒薬も含まれます。副作用の生じやすい薬なので「服用期間」「用量」「薬の組み合わせ」には注意が必要です。

3 疾患・病証別使用例
治癒例のまとめ

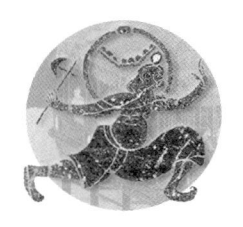

1　神経科疾患

●1．半身不随
［証候］………気虚血瘀証を呈する高血圧→脳梗塞による中風後遺症としての半身不随
　　　　　　　発作後2カ月が経過し，右側の半身不随が残る，脱力感，舌暗，脈細渋。
［方薬］………・補陽還五湯に鶏血藤・桂枝・全蠍・蜈蚣を加える。
［解説］………・桂枝・鶏血藤を加え，気血の両面から経絡の通りをよくします。
　　　　　　　・全蠍・蜈蚣は，地竜による通絡作用を強めるものです。

●2．頭痛
［証候］………肝気鬱滞，気虚血瘀証を呈する血管神経性頭痛
　　　　　　　内向的で気分が晴れない状態が続き，頭痛が起こる。頭痛の部位は，頭頂部と右側の偏頭痛（刺痛，夜間に顕著）。頭痛が1年ほど続き，食欲不振，脱力感，悪心などが起こる。舌暗，舌苔薄白，脈弦渋。
［方薬］………・補陽還五湯に柴胡・鬱金・香附を加える。
［解説］………・もともとの肝気鬱滞証が長びいたため，木克土による気虚が生じ，ついで血瘀も生じているというタイプの気虚血瘀です。
　　　　　　　・単純な気虚血瘀ではなく，気鬱・血鬱の両方をふくむ肝鬱も存在するので，柴胡・鬱金・香附を加え，気分・血分からの疏肝作用を強めています。

●3．坐骨神経痛
［証候］………気虚血瘀証を呈する坐骨神経痛
　　　　　　　腰から右側下肢にかけての疼痛（刺痛，押すと痛みが増す），動悸（動くと悪化），舌暗，舌苔薄白，脈細渋。
［方薬］………・補陽還五湯より紅花をとり，牛膝・防已・白花蛇を加える。
［解説］………・中医診断では痺証に相当する病証です。
　　　　　　　・長期的な（3年）疾患によって，邪気が血分に入ったために血瘀が生じ，また正気虚が生じたと考えます。
　　　　　　　・つまり単純な気虚血瘀ではないので補陽還五湯による補気活血を中心としながら，さらに去風湿作用のある防已・白花蛇を加えます。

- また下肢の疾患なので紅花をとり，体の下部に作用する活血化瘀薬である牛膝を加えています。

●4．不眠症

[証候]………気虚血瘀証を呈する不眠症

不眠症（病歴3年，毎晩1〜2時間程度浅く眠るのみ），動悸，頭痛（張痛），目眩，食欲不振，全身倦怠感，断続的に心煩，尿色が濃い，舌暗，瘀点がみられる，脈やや結。

[方薬]………補陽還五湯に牡丹皮・茯苓を加える。

[解説]………心煩，尿色が濃いなど，血瘀による瘀熱を示す症状がみられるので，活血化瘀作用と，涼血作用を併せもつ牡丹皮を加えています。この症状のような「伏熱」治療に向いている薬です。

- 茯苓は，安神作用・健脾作用・利尿作用のある薬です。水飲による動悸の治療に多用される薬です。ここではとくに水飲を示す症状はありませんが，脾虚がみられること，めまいがみられること，瘀熱によって尿色が濃くなっているけれども傷陰はみられないことなどから使用されていると思われます。

2 循環器系疾患

●1．洞不全症候群

[証候]………陽虚寒凝血脈証を呈する洞不全症候群

目眩，動悸，胸部の閉塞感，両手の痺れ，悪寒，体が冷たい，舌暗，歯痕がみられる，舌苔薄白，脈遅渋，結代。

[方薬]………補陽還五湯に党参・淫羊藿・草果を加える。

[解説]………陽虚寒凝血脈証は，補陽還五湯の適応証である気虚血瘀証の気虚が，陽虚にまで発展したものととらえることもできます。

- そこで党参を加えて補気作用を強化し，さらに補陽薬である淫羊藿を加えています。
- さらに内湿もみられるので，化湿作用のある草果を加えています。

●2．高血圧

[証候]………気虚血瘀，肝陽上亢証を呈する高血圧

左上下肢の異常（痺れ，無力），目眩，耳鳴り，動悸，胸部の閉塞感，心煩，怒りやすい，不眠，口が乾燥する，舌淡紅，舌下脈絡の瘀張（静脈瘤），脈細弦。

[方薬]………補陽還五湯に丹参・鶏血藤・桑寄生・鉤藤・菊花・牛膝・伸筋草を加える。

［解説］………・丹参・鶏血藤・伸筋草を加えて，活血通絡作用を強めています。
　　　　　　　・桑寄生・牛膝は補肝腎作用のある薬です。
　　　　　　　・鈎藤・菊花を加えて，平肝熄風作用を強めています。

3　内分泌系疾患

●糖尿病性神経障害

［証候］………気虚血瘀・肝腎陰虚証を呈する糖尿病性神経障害
　　　　　　　上腹部の張痛，腰痛，背後痛，のどが渇く，発汗が多い，動悸，脱力感，下肢の浮腫，四肢の痺れ，尿失禁，舌紫暗，舌苔薄黄，脈虚大。
［方薬］………・補陽還五湯に天花粉・生地黄・山茱萸・桑寄生・五味子を加える。
［解説］………・たんなる気虚血瘀ではなく，肝腎陰虚がみられるので生地黄・山茱萸・桑寄生を加えています。
　　　　　　　・まだのどの渇きという中消の証（胃陰虚）が消えていないので，天花粉を加えています。
　　　　　　　・尿失禁がみられるので，収斂作用のある五味子を加えています。

4　膠原病類

●MCTD

［証候］………気虚血瘀・寒湿阻絡・肝腎両虚証を呈するMCTD
　　　　　　　紅斑（顔面部，上肢，背後），四肢の筋肉痛（活動後に痛みが増す，上肢はあげることができない），肩，背中の冷感，全身がだるく力が入らない，食欲不振，不眠，舌暗，舌苔薄白，脈沈弦。
［方薬］………・補陽還五湯に鶏血藤・絡石藤・海風藤・鈎藤・知母・川断・枸杞子・生地・牡丹皮・紫草・赤小豆を加える。
［解説］………・鶏血藤・絡石藤・海風藤・鈎籐を加えて，散寒去湿・通絡作用を強めています。
　　　　　　　・知母・川断・枸杞子・生地・牡丹皮を加えて補肝腎作用を強めています。
　　　　　　　・生地・牡丹皮・紫草・赤小豆を加えて清熱化斑作用を強めています。

5　男性科疾患

●1．インポテンス

[証候]　………気虚血瘀証を呈するインポテンス
　　　　　　　　勃起不全，精神的なおちこみ，顔色につやがない，発汗，下腹部の痛み，舌暗，舌苔薄白，脈細。
[方薬]　………・補陽還五湯より地竜をとり，延胡索・田三七を加える。
[解説]　………・下腹部の痛みがインポテンスを引き起こす大元になっているとみています。
　　　　　　　・そこで地竜をとり，行気止痛作用のある延胡索と，活血化瘀止痛作用のある田三七を加えています。

●2．射精障害

[証候]　………血瘀阻竅証を呈する射精障害
　　　　　　　　勃起能力に問題はないが，性交時に射精しない（精液が出ない），性交後に顕著な疲労感，発汗，舌暗無苔，脈沈渋。
[方薬]　………・補陽還五湯に水蛭・山甲を加える。
[解説]　………・血瘀の影響で「精竅」が閉じられている（つまり実証による気化不利）ことが原因と考えます。
　　　　　　　・水蛭・山甲を加え，通絡作用を強めることで「精竅」を通します。

6　婦人科疾患

●堕胎手術後の子宮出血

[証候]　………気虚血瘀証を呈する子宮出血
　　　　　　　　3度目の堕胎手術の後，子宮の出血が2週間ほど止まらない，出血には血塊がふくまれる，下腹部の刺痛，全身の脱力感，舌瘀紅，舌苔薄白やや乾，脈弦細。
[方薬]　………・補陽還五湯と失笑散を併用し，さらに紅参を加える。
[解説]　………・失笑散を加えて，活血化瘀作用を強めています。
　　　　　　　・出血が止まらないという一種の脱証なので，独参湯の意味で，紅参を加えています。

逍遙散

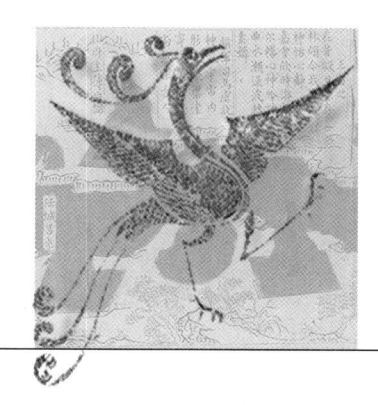

「養肝」「疏肝」「健脾」による調和肝脾の名方剤

●なりたち

もとは『和剤局方』9巻「治婦人諸疾」に載せられていた方剤です。もとは**肝血虚・鬱火を中心病機とした，手足や体のほてり・各種発熱・動悸・寝汗・腹痛・食欲不振・生理不順などを治療**する方剤とされていました。

その後も，元代・明代・清代を通して，非常に高い頻度で使われつづけてきた，名方剤中の名方剤です。清代・呉鞠通が『医医病書』で，世の中の医者は，肝鬱とみると逍遙散しか使わない，と批判したほど多用されてきました。

現在では肝鬱・肝血虚を中心とした肝脾不調を治療する，調和肝脾の基本方剤として，神経疾患・精神疾患・婦人科疾患・消化管疾患・眼科疾患などを中心に，さまざまな疾患の治療に使われています。

●"逍遙"とは

逍遙とは『詩経』『荘子』などに出てくる語で，もともとは「のんびりと，気ままにぶらぶらする」というような意味です。逍遙散の「逍遙」は，それを借りて主に**「のびのびと」**した**「自由自在な」**という意味です。

逍遙散の適応証の中心病機は「肝鬱」です。逍遙散の「逍遙」には，薬を服用することで，**この「鬱」を解き，肝臓がもともと備えている，四方に向かって自由に広がっていく性質を回復させる**という意味が込められています。

1 基本を押さえる
製剤の使い方

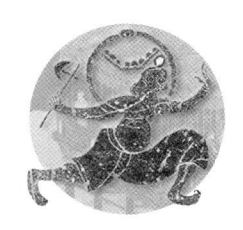

1 どのような患者に使うのか？
逍遙散の適応証＝肝鬱血虚・肝脾不調証を理解する

●**肝鬱血虚・肝脾不調証**

逍遙散の適応証の**核心は「肝気鬱」**です。中医学がいう「肝気」には「情緒」「気分」「機嫌」などの意味も含まれるので，「肝気鬱」という病機も主に情緒的なものを指します。「思うようにいかない」「言いたいことが言えない」など，精神的に「不満」が生じている状態が典型的な出発点です。

そしてこの「肝気鬱」という情緒的な不満が，すぐに「火」となって爆発するような気質と，逍遙散の適応証になりやすい気質とは異なります。**逍遙散の適応証では「肝気鬱」が「肝血虚」と結びついています**。つまり「虚性の鬱」というニュアンスです。もちろん逍遙散の適応証でも，多くの場合，肝鬱が「火」を生みます。しかしその「火」は，肝血虚・肝気鬱を基礎とする火であるという点で，単純な「気滞→化熱」という状態とは区別されます。

この「肝血虚」は，1つには元々の体質であり，2つには肝鬱によって肝血が消耗された結果であり，3つには，肝鬱が脾に影響し，脾が気血を生み出せなくなった結果でもあります。

以上のような**「肝気鬱」「肝血虚」を基礎として，さらに脾の機能に影響している状態**が逍遙散の適応証です。

肝鬱血虚・肝脾不調証

・脇部の痛み，または張り
・精神的に元気がない（やる気の萎え，落ち込みやすいなど）
・食欲不振　　　・（女性の場合）生理不順

上の症状が，最も基本的なものです。また舌脈は，舌淡紅・舌苔薄白，脈弦虚が最も典型的なものです。そのほか，以下のような症状も多見されます。

・（女性の場合）乳房の張り　　・頭痛　　・目眩　　・口やのどの乾燥　　・便秘
・各種発熱（①発熱と悪寒が交代で現れる，②持続的な微熱，③午後〜夜間の発熱）

● どんな疾患に使えるのか

前述した適応症に当てはまるという前提で，逍遙散は以下のような疾患に多用されます。

> 胃潰瘍・十二指腸潰瘍・慢性胃炎・胆嚢結石・胆嚢炎・慢性肝炎・肝硬変・虚血性心疾患・糖尿病・甲状腺機能亢進・老年性白内障・中心性網膜炎・視神経萎縮・メニエール病・慢性咽頭炎・ヒステリー・拒食症・更年期障害・子宮筋腫・おりもの過多・不妊症・じんましん・脱毛・インポテンス・射精障害など。

2 逍遙散とはどんな薬か？
逍遙散の構造と作用を理解する

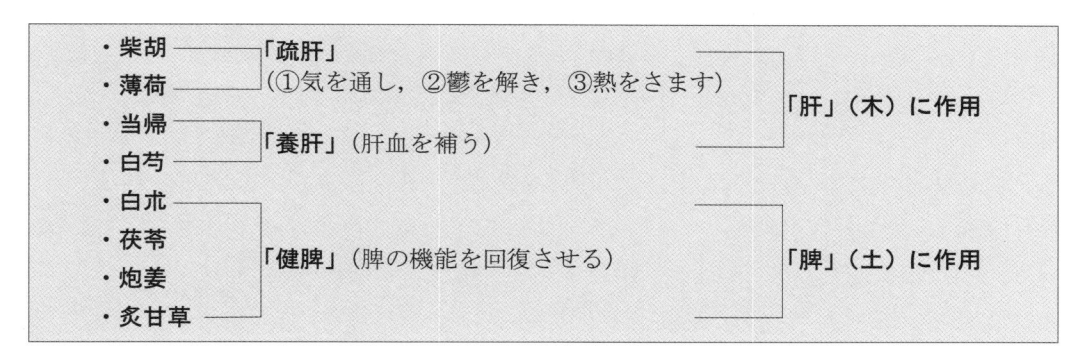

● 構造

```
・柴胡 ─┐
・薄荷 ─┤ 「疏肝」
        （①気を通し，②鬱を解き，③熱をさます）      ┐
・当帰 ─┐                                          ├ 「肝」（木）に作用
・白芍 ─┤ 「養肝」（肝血を補う）                    ┘
・白朮 ─┐
・茯苓 ─┤
・炮姜 ─┤ 「健脾」（脾の機能を回復させる）         ── 「脾」（土）に作用
・炙甘草─┘
```

● 解説

　逍遙散は，四逆散の派生方剤といわれます。つまり『傷寒論』の方剤でいえば，小柴胡湯のような「肝胆の鬱熱に対する清解鬱熱作用」と，当帰芍薬散のような「肝血虚・脾気虚に対する養肝・健脾」作用を併せもっているという意味です。

　前述したように逍遙散の適応証は「肝血虚」「肝気鬱」が中心で，その熱の背後には「血虚」があります。**柴胡は北柴胡ではなく「南柴胡」が向いています。南柴胡がない場合は「醋柴胡」**がよいです。

　また逍遙散は，疏肝剤に分類されることもありますが，上の図からも明らかなように，一般の「行気疏肝」による疏肝剤とは違います。逍遙散の疏肝作用は，養肝血を通して実現されるものです。

3 どのように使うのか？

●基本的加減方

・脇部の張痛が顕著な場合（肝鬱気滞重）──→香附・陳皮を加える，
・発熱・口が苦いなどがみられる場合（肝鬱化火）──→牡丹皮・山梔子を加える。
・頭痛・目眩・耳鳴りなどが顕著な場合（肝陽上亢）──→竜骨・牡蛎を加える。
・不眠が顕著な場合（心神不寧）──→酸棗仁・柏子仁を加える。

●使用上の注意

・少陽病の往来寒熱には使いません（263頁参照）。
・陰虚火旺証には使いません。

2 応用のための基礎知識
逍遙散の背後にある中医理論

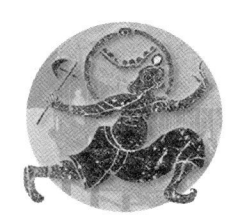

1 基礎理論

●肝脾不調と逍遙散

　逍遙散は「肝脾不調」を治療する「調和肝脾」の名方剤であるといわれます。ただし逍遙散が，すべての肝脾不調に使えるわけではありません。

　まず「肝脾不調」と似た病機である「胆胃不和」「肝胃不和」などと区別する必要があります。「胆胃不和」でも，温胆湯の適応証などは，逍遙散の適応証とは明らかに違いますが，たとえば小柴胡湯や，蒿芩清胆湯などの適応証とは，共通点があります。これら2つの方剤の適応証と，逍遙散の適応証は「何らかの原因で，肝胆の気血の流れが悪くなり，それが脾胃の機能に影響している」という点は共通しています。3つの証はみな，往来寒熱・脇張痛などがみられます。ただし前2者は，どちらも陽証（少陽胆・三焦→胃）であるという点で，逍遙散の適応証（肝→脾）とは異なります。小柴胡湯や，蒿芩清胆湯の適応証では「往来寒熱」は主要な症状ですが，逍遙散の適応証では「あるいは現れるかもしれない症状」です。逍遙散の適応証は，脇痛などのほかに，全体的な元気のなさや食欲不振，また精神的な症状が顕著なことが特徴です。

　また「肝脾不調」の範囲内でも，たとえば痛瀉要方や，柴胡疏肝湯などがあります。この両者と，逍遙散との違いは，前2者の適応証は，いずれも出発点が肝経の気滞という実証であることです。3者とも「肝脾不調」という意味では同じでも，前2者は「木旺克土」（肝強脾弱）であり，**逍遙散の適応証は「木不疏土」（肝脾両虚）である**という違いがあります。

■肝脾不調の区別

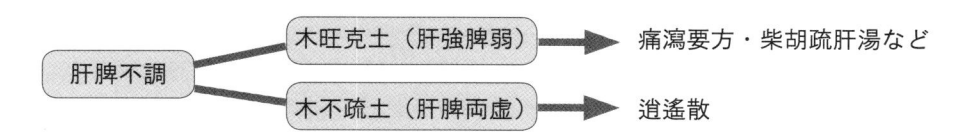

```
                 ┌─ 木旺克土（肝強脾弱）→ 痛瀉要方・柴胡疏肝湯など
    肝脾不調 ──┤
                 └─ 木不疏土（肝脾両虚）→ 逍遙散
```

逍遙散

●養肝体，合肝用とは

清代・呉鞠通『医医病書』第7論に「五臓六腑体用治法論」という論述があります。「臓」はすべて，体（本体のこと）は陰なので，用（機能のこと）は陽である（体陰用陽）；「腑」はすべて，体は陽なので，用は陰である（体陽用陰），という論述です。陰陽の特性から臓腑の生理特性を説くことは『黄帝内経』の時代から行われていたことですが，呉鞠通は書中，個々の臓腑について，その体・用に対する用薬法を提示しています。

『医医病書』では「五臓」はすべて**「体陰用陽」**なのですが，現在では，この言葉は**もっぱら「肝」を表す用語**として使われています。「蔵血」の臓である肝の本体は，まさに「血のかたまり」であり，また「将軍之官」である肝の機能は非常に活発で，その気は四方に広がることなどに起因すると思われます。

これを具体的な治療方法に反映させたのが「養肝体・合肝用」法です。**肝臓を治療するには体・用の両面からの治療が必要だという考え方です。養肝血薬で，血のかたまりである肝の体を強め（養肝体），疏肝薬で肝の気血を通し，肝の用を助長する（合肝用）という方法**です。

そして逍遙散のなかでは，柴胡・当帰・白芍の3味が，これを行っています。「柴胡」の疏肝作用，「当帰」の養血活血作用，「白芍」の養血柔肝作用による共同作業です。

このほか**四逆散**の「柴胡・芍薬」，**竜胆瀉肝湯**の「柴胡・当帰・生地」，**一貫煎**の「川楝子・当帰・生地」などもみな「養肝体・合肝用」法として説明されます。

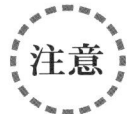

> **注意** 「合肝用」は，「和肝用」といわれることもあります。

●逍遙散を発展させた方剤

前述したように逍遙散は「疏肝」「養肝」「健脾」という構造をもっています。そして，この構造から**「清解鬱熱」「養血」「健脾」**という作用が導き出されます。

しかしすべての病証で，この3方面の病機がバランスよく現れるわけではありません。そこで逍遙散を基礎として，**状況にあわせた加減を行うことで，この3方面に対する作用のバランスを変える**ことができます。

鬱熱が強い場合は，牡丹皮・山梔子を加えて清解鬱熱作用を強めます。これは**「丹梔逍遙散」**と呼ばれます。婦人科で多用される宣鬱通経湯も，これと同一線上にある方剤です。

血虚（陰虚）が顕著な場合は熟地黄を加えます。これは**「黒逍遙散」**と呼ばれます。現在では，熟地黄ではなく生地黄を加える場合もあります。また2味同時に加える場合もあります。熟地黄と生地黄の使い分けには，主に2つの基準があります。1つは寒熱による使い分けです。熱性が強い場合は生地黄を使い，寒象がみられる場合（こういう場合もあります）は熟地黄を使います。2つめの基準は食欲です。熟地黄は食欲への影響が強いので，食欲のない場合

は使用をさけます。また婦人科で多用される定経湯も，黒逍遙散と同一線上にある方剤です。

　このほかに，黒逍遙散と同一線上にあるもう１つの発展があります。元祖は明代の趙献可です。趙氏といえば「命門学説」が有名ですが，「鬱証」論治という意味でも朱丹渓・戴思恭と，張景岳を結ぶ線上にいる重要な人物です。趙氏は**「逍遙散と六味地黄丸の併用」**方剤を使って，多くの鬱証を治療しました。そして，この使い方がヒントとなって，後世２つの名方剤が生まれました。１つは**滋水清肝飲**，もう１つは**一貫煎**です。どちらも「逍遙散＋六味地黄丸」という考え方が基礎となっています。一貫煎の組成薬は，逍遙散や六味地黄丸とは違ってきていますが「法」という意味では同じものです。

■逍遙散を発展させた方剤

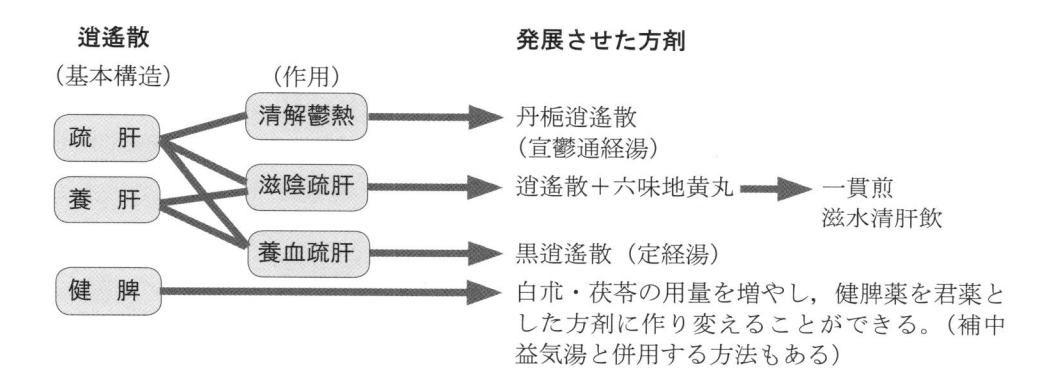

```
逍遙散                            発展させた方剤
（基本構造）  （作用）
                清解鬱熱 ──→  丹梔逍遙散
  疏　肝 ╲  ╱                （宣鬱通経湯）
         ╳    滋陰疏肝 ──→  逍遙散＋六味地黄丸 ──→ 一貫煎
  養　肝 ╱  ╲                                      滋水清肝飲
                養血疏肝 ──→  黒逍遙散（定経湯）

  健　脾 ────────────────→  白朮・茯苓の用量を増やし，健脾薬を君薬と
                              した方剤に作り変えることができる。（補中
                              益気湯と併用する方法もある）
```

2　臨床応用

●往来寒熱と鬱証発熱

　往来寒熱とは，発熱と悪寒が交互に現れる状態です。『和剤局方』では逍遙散の適応証の１つとして「寒熱如瘧」をあげていますが，これは往来寒熱のことです。

　現在『中医診断学』では，発熱をまず３種に大別します。１つは「発熱悪寒」です。発熱と悪寒が同時にみられる状態です。これが表証であると教えます。２つめは「但熱不寒」です。悪寒が消え，発熱だけが残った状態です。これが裏証であると教えます。３つめが「往来寒熱」です。これは前２者の中間にあるもので，半表半裏証であると教えます。そして半表半裏証には２タイプあり，１つは少陽病，もう１つは瘧疾であると教えます。

　以上の内容が基準としてなりたたないことは，多くの臨床事実から明らかなのですが「教科書中医学」は，まだこれを繰り返し続けています。

『中医診断学』が提示している往来寒熱は，2タイプしかありませんが，これはどちらも実証です。実証の往来寒熱には，この2つのほかに調経湯の適応証や，達原飲の適応証などもあります。

そして逍遙散の適応証にみられる往来寒熱は，それらのどれにも当てはまりません。

中医学は「外感」による発熱のほか「内傷発熱」についても，多くの理論と治療方法をもっています。補中益気湯の適応証のような「気虚発熱」や，四物湯の適応証のような「血虚発熱」などがそれです。そして，**逍遙散の治療する内傷発熱は「鬱証発熱」と呼ばれるものです**。

「鬱証発熱」とは，多くは精神的なことを原因とし，多くは肝胆を中心的な病位とする「木鬱」による発熱です。そして往来寒熱は，鬱証発熱の1つの現れかたにすぎません。そのほかにも「午後の低熱」や「精神的な変化におうじた突発的な発熱」など，さまざまな現れ方をします。また鬱証は，必ずしも発熱するとは限りません。ただし鬱証がいったん発熱すると，多くは長期的な「慢性の発熱」となります。

鬱証発熱の治療には，前述した小柴胡湯のような方剤は使用できません。苦寒性の強い方剤は使えません。また滋膩性の強い方剤も使えません。逍遙散のような「ひかえめな清解鬱熱」「ひかえめな養血」作用のある方剤が向いています。つまり「少し苦く」「少し辛く」「少し潤す」方剤です。

この「法」にそって中国・江蘇省・孟河地方の名医，費伯雄氏は「解鬱合歓湯」という方剤を作り出しました。丹梔逍遙散の加減方といえます。肝鬱を中心病機とする鬱証発熱を治療する方剤です。

■解鬱合歓湯（費伯雄）

【組成】合歓花・鬱金・当帰・白芍・丹参・柴胡・薄荷・山梔子・沈香・柏子仁・橘餅

●薄荷同煎の意味

逍遙散には「薄荷」が含まれています。

薄荷は，中薬学では辛涼解表薬に分類され，各種温病の衛分証治療に多用されます。銀翹散や桑菊飲における薄荷が，その例です。また芳香宣透作用も併せもつ薄荷は，湿熱類の温病治療にも多用されます。清代・呉鞠通も『温病条弁』のなかで，湿熱類の温病治療のさい，非常にユニークな薄荷の使い方をしています。

薄荷に，前述したような解表作用・宣透作用をもたせるためには，必ず「後下」にします。そうしないと，それらの作用の根源である揮発油が蒸発してしまうからです。

しかし逍遙散の薄荷は「同煎」です。つまり逍遙散のなかで，薄荷が担っている役目は，前述したものとは違うものです。逍遙散における薄荷の役目は**「涼性の疏肝薬」**であるということです。そして後下にしたものには劣りますが，同煎にしても宣透作用は残っています。

これを柴胡と組みあわせると，血虚肝鬱による発熱にふさわしい，**肝胆にたいする，作用のおだやかな「清透併用」**ができ上がります。肝胆にたいする「清透併用」には，このほか小柴胡湯の柴胡・黄芩，蒿芩清胆湯の柴胡・青蒿などがあります。清を主とした清透併用である「柴胡・黄芩」，透を主とした清透併用である「柴胡・青蒿」に次ぐ，第3の清透併用であるといえます。

3 疾患・病証別使用例
治癒例のまとめ

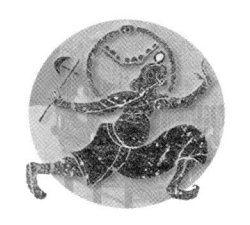

1　神経科疾患

● 1．不眠症

[証候]………肝気鬱結証を呈する不眠症（抑うつ症）
　　　　　　不眠（夢が多い），心煩，悲観的になりやすく，ささいなことで泣く，胸部の閉塞感，ため息が多い，胸脇部の張満感，情緒が不安定でおちこんだり怒ったりする，人と話をしない，食欲不振，舌紅，舌苔薄黄，脈弦細。
[方薬]………・逍遙散より炮姜をとり，山梔子・炒遠志・夜交藤を加える。
[解説]………・心煩・舌苔黄など，肝鬱化火による内熱がみられるので，温性薬である炮姜をとっています。
　　　　　　・山梔子を加えて清熱解鬱作用を強めています。
　　　　　　・主訴は不眠なので，安神作用のある炒遠志・夜交藤を加えています。

● 2．パーキンソン病

[証候]………肝鬱血虚，虚風内動証を呈するパーキンソン病
　　　　　　左手の振戦，腹部の張満感，全身倦怠感，口臭が顕著，目眩，舌胖大，舌苔白滑，脈弦細。
[方薬]………・逍遙散より炮姜・薄荷をとり，生地・麦門冬・阿膠・亀板・鼈甲・生牡蛎を加える。
[解説]………・滋陰作用を強めるため，生地・麦門冬・阿膠を加えています。
　　　　　　・鼈甲・生牡蛎を加えて，滋陰潜陽作用を強めています。

● 3．てんかん

[証候]………肝鬱化火証を呈する癲癇（非発作時に，発作の予防として服用する）
　　　　　　せっかちで怒りやすい，心煩，胸部の閉塞感，ため息が多い，不眠（夢が多い），脇部の張満感，舌尖紅，舌苔黄，脈弦。
[方薬]………・逍遙散より薄荷・炮姜をとり，炒梔子・鬱金・石菖蒲・炒遠志・全蠍・蜈蚣・生竜歯・白僵蚕を加える。
[解説]………・肝火が顕著なので，温性薬である炮姜をとり，薄荷を炒梔子と代えています。
　　　　　　・鬱金を加えて涼血解鬱作用を強めています。

・不眠が顕著なので，安神作用のある石菖蒲・炒遠志を加えています。
・生竜歯は平肝潜陽作用のある薬です。
・全蠍・蜈蚣・白僵蚕を加えて熄風作用を強め，発作を防止します。

2 精神科疾患

●1．ヒステリー

[証候]………肝鬱血虚，傷神証を呈するヒステリー
　　　　　　胸部の不快感（閉塞感，張満感），動悸，情緒が不安定で，喜んだり悲しんで泣いたりの変化が激しい。眠気が強いが，よく眠れない。舌淡紅，脈弦細数。
[方薬]………・逍遙散より白朮・薄荷・炮姜をとり，生地・柏子仁・竜骨・牡蛎・浮小麦・朱砂・炒棗仁を加える。
[解説]………・脾虚は顕著でないので，白朮・炮姜をとっています。
・最終的に「心」に影響しているので，養心安神作用のある柏子仁・浮小麦・炒棗仁を加えています。また交通心腎の角度から生地・朱砂を加えています。
・竜骨・牡蛎は平肝潜陽を通した安神作用のある薬です。

●2．神経症

[証候]………心肝血虚，肝鬱化火証を呈する神経症
　　　　　　情緒的に落ちこみがち，自分の疾患を悲観し，よく泣く。心煩，胸部の閉塞感，ため息が多い，口が苦い，のどが乾燥する，手足のほてり，不眠（夢が多い），脱力感，大便が乾燥している，舌淡，舌苔薄白，脈細弦。
[方薬]………・逍遙散より炮姜をとり，白蒺藜・夜交藤・女貞子・製首烏・肉蓯蓉・黄連・菊花・白薇・黄芩を加える。
[解説]………・女貞子・製首烏・肉蓯蓉を加えて，交通心腎作用をもたせています。
・肉蓯蓉はそのほか潤腸通便作用もあります。
・白蒺藜・夜交藤を加えて平肝安神作用を強めています。
・黄連・菊花・白薇・黄芩を加えて清肝熱作用を強めています。

●3．不眠症

[証候]………血虚肝鬱，肝胃不和，痰湿内擾，心神失養証を呈する不眠症
　　　　　　不眠，情緒が不安定でおちこみやすい，心煩，動悸，口が苦い，目眩，食欲不振，脇から胃にかけての痛み，大便が乾燥（便通は3日に1度），舌尖紅，舌苔薄白，脈細弦。
[方薬]………・逍遙散より炮姜をとり，砂仁・陳皮・木香・白蒺藜・夜交藤を加える。

[解説] ・砂仁・陳皮・木香は芳香性の辛苦温燥湿薬です。また同時に理気作用も強く、ここでは止痛作用もあります。
・目眩があるので、平肝潜陽作用のある白蒺藜を加えています。
・不眠が顕著なので、安神作用のある夜交藤を加えています。

3 肝臓病

●慢性肝炎（B型肝炎）

[証候] ……肝鬱気滞，湿熱困脾証を呈する慢性肝炎
全身の脱力感，食欲不振，口が苦い，口が渇く，軟便，肝区の痛み，下肢が重い（自覚症状），舌暗，舌苔白，脈弦滑。

[方薬] ……・逍遙散より白芍・炮姜をとり、蘇梗・藿梗・白芷・茵蔯蒿・五味子・川楝子・沢蘭葉を加える。
・茯苓を土茯苓に変える。

[解説] ・主に逍遙散の疏肝・健脾作用を利用するので、養血作用の白芍はとられています。
・茯苓を土茯苓に変えて清熱解毒作用を強めています。
・茵蔯蒿を加えて清熱燥湿作用を強めています。
・軟便がみられるので、燥湿止瀉作用のある白芷・蘇梗・藿梗を加えています。
・肝区の痛みがみられるので、通絡止痛作用のある川楝子・沢蘭葉を加えています。

4 眼科疾患

●1．視神経炎

[証候] ……肝気鬱結，気滞血瘀証を呈する視神経炎
視神経炎の症状（視力の低下，眼の痛みなど），気分が落ち込みやすい，胸脇の張痛，食欲不振，舌暗，瘀斑がみられる，脈弦。

[方薬] ……・逍遙散（薄荷・炮姜をとる）と桃紅四物湯（生四物湯による）を併用し、鬱金を加える。

[解説] ・血瘀証が顕著なので、活血化瘀作用のある桃紅四物湯と併用しています。
・血分に対する寒性の疏肝作用を強めるため、薄荷を鬱金に変えています。

●2．視神経萎縮

[証候] ……肝気鬱結，化熱証を呈する視神経萎縮
視神経萎縮の症状（視力低下，眼の張りなど），目眩，気分がすぐれない，

胸部の閉塞感，膨満感，脇の張り，口が苦い，口，のどが乾燥する，脈弦細，（舌苔は不明）。

[方薬] ・逍遙散に，牡丹皮・山梔子・鬱金・伸筋草・石菖蒲・草決明・枸杞子を加える。
[解説] ・牡丹皮・山梔子を加えると丹梔逍遙散になります。清熱作用が強まります。
・鬱金を加えて涼血活血作用を強めています。
・伸筋草・石菖蒲・草決明・枸杞子を加えて，養肝開竅明目作用を強めます。

5 婦人科疾患

●生理不順

[証候] ・肝腎両虚，肝鬱気滞，衝任不暢証を呈する生理不順
月経周期が長くなる（40日を越える），ひどいときには2カ月に1度にまで延びる。また経血の量も少なく，色は黒ずんでいる。月経時は腹痛と，乳房の張りがある。目眩，脱力感，胸部の閉塞感，心煩，あまり眠れない，大便は乾燥ぎみ，舌紅，脈弦滑。
[方薬] ・逍遙散に益母草・紅花・牡丹皮・川断・女貞子を加える。
[解説] ・益母草・紅花・牡丹皮を加えて活血作用を強めています。
・川断・女貞子は補肝腎作用のある薬です。

6 そのほか

●円形脱毛症

[証候] ・肝鬱脾虚，湿熱傷陰証を呈する円形脱毛症
毎日多量の頭髪が抜け落ちる，気分が落ち込む，心煩，怒りやすい，口が苦い，口が乾燥する，よく眠れない，尿色が濃い，舌紅，舌苔黄厚，脈弦数。
[方薬] ・逍遙散より白朮・甘草・炮姜・薄荷をとり，山薬・薏苡仁・花粉・製首烏・枸杞子・牡丹皮・山梔子を加える。
[解説] ・白朮・甘草をとり，山薬・薏苡仁を加えることで，補脾作用を，補脾・補陰・利尿作用に変えています。
・花粉・製首烏・枸杞子を加えて補陰作用を強めています。
・牡丹皮・山梔子を加えると丹梔逍遙散になり，清解鬱熱作用が強まります。

竜胆瀉肝湯

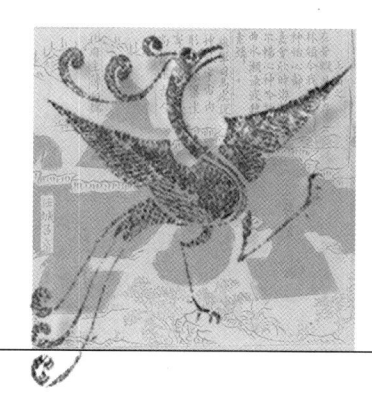

肝経の湿熱・実火治療の代表方剤

●なりたち

　もとは金代・李東垣『蘭室秘蔵』下巻・陰痿陰汗門に載せられていた方剤です。『蘭室秘蔵』は『内外傷弁惑論』や『脾胃論』のように李氏の自著ではありません。李氏の弟子であった羅天益が，李氏の死後20年ほどしてから師の教えをまとめたものです。しかし書中，生前の李氏の臨床実践が非常によくまとめられていることから『内外傷弁惑論』『脾胃論』に次ぐ，李東垣の代表的著作として扱われています。

　もとは**肝経湿熱下注による陰部の熱感や痒み，また異臭などを治療する方剤**とされていました。

●その後

　元代以降の，竜胆瀉肝湯の変遷は非常に複雑です。私が調べただけでも元代では『衛生宝鑑』，明代では『外科理例』『保嬰撮要』『医方考』『外科正宗』，清代では『医方集解』『雑病源流犀燭』『外科証治全書』に載せられています。『雑病源流犀燭』には2種の竜胆瀉肝湯が載せられているので，以上のものをすべてあわせると合計で9カ所ですが，これら9種の竜胆瀉肝湯は，すべて組成薬が異なります。前述した李東垣のものとあわせると**10種類の竜胆瀉肝湯が存在する**ことになります。

　現在『方剤学』の教科書に収められている竜胆瀉肝湯は，清代『医方集解』のものです。『医方集解』では竜胆瀉肝湯の出典は『和剤局方』であると書いていますが，『和剤局方』に竜胆瀉肝湯は載せられていません。

　以下の解説は『蘭室秘蔵』を念頭におきつつ『医方集解』の竜胆瀉肝湯を対象に書いているものです。『医方集解』では，竜胆瀉肝湯は「下巻之十四・瀉火之剤」に分類され，**肝経実火・湿熱による脇部の痛み・難聴・口が苦い・インポテンス・陰部の病症（発汗・腫れ・痛み）・血尿・乳び尿などを治療する方剤**とされていました。さらに後世の『医宗金鑑』などに載せられている竜胆瀉肝湯の組成薬は『医方集解』と同じものです。

　現在では肝経実火・湿熱証という弁証論治にもとづき，神経科疾患・眼科疾患・肝臓病・婦人科疾患・男性科疾患などを中心に，さまざまな疾患の治療に使われています。

1 基本を押さえる
製剤の使い方

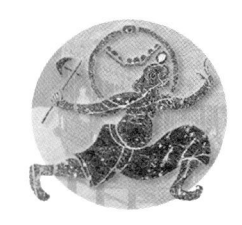

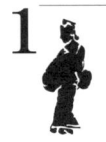

1 どのような患者に使うのか？
竜胆瀉肝湯の適応証＝肝経実火証・肝経湿熱証を理解する

●肝経実火証

肝経実火証は，肝火上炎証とも呼ばれます。

肝火とは，体内の火熱邪気の一種です。火邪には「上炎」するという特徴があるので，肝火は，肝経を通して主に人体の上部に影響します。肝経は目に通じ，頭頂部にいたり，また相互表裏の関係にある胆経を通して耳にも影響します。そこで**肝火上炎の影響は，多くは，頭・目・耳などの症状となって現れ**ます。

肝火は，食生活とも関係がありますが，最も関係が深いのは精神的要素です。もともとせっかちで短気な性質は「肝火」の影響ともいえますし，また「怒る」ということは中医学では「気が上に昇る」ということです。そのほか，普段それほど短気ではなくても，いろいろなことが気になって「ストレス」「鬱憤」がたまりやすい人も，一定限度にいたって「発火」すると，やはり肝火上炎という結果を生みます。

このように「発散しやすい」「ため込みやすい」の違いはあっても，生活のなかで，いろいろなことが気になってしまうタイプに起こりやすい「火」といえます。

これに加えて「酒」「油っこいもの」「辛いもの」など，火を助長するような飲食物を好む場合，肝火上炎は，さらに起こりやすくなります。

肝経実火証

・頭痛（主に張痛）　・目眩　・耳鳴り　・目の症状（充血・張痛など）
・せっかちで短気　・口が苦い　・顔が赤い

舌紅・舌苔黄，脈弦数が典型的なものです。このほか，以下のような症状も多見されます。

・脇部の症状（痛み・張り・灼熱感など）　・耳の腫脹　・不眠
・尿色が濃い

●肝経湿熱証

　肝経湿熱証と肝経実火証との最も重要な違いは「湿」の有無です。単純な火邪は，主に上に向かって上炎します。これに対し「湿」は，下へ沈んでいく特性をもっています。もちろん湿熱は，単純な湿邪ではなく，上炎する特性をもつ火熱と結びついているものなので，具体的な症状としては上部などに現れることもあります。しかし肝経湿熱証で最も典型的なものは，やはり下部に現れる症状です。これは「湿」が火を包みこみ，自らの特性にしたがって，下へ沈んでいった結果です。

　肝経の通り道には「性器」があるので，肝経湿熱証の症状は性器周辺の諸症状となって現れやすいのも1つの特徴です。

　体内で「湿」が生じるということは，単純な「肝」の問題ではありません。体内の水分を，正常に運行させる主役である脾の機能や，または食生活の影響が大きいです。**普段から「酒」「辛いもの」が好きという人は，体内に「湿熱」を生みやすい**といえます。

　また食物の性質だけではなく「量が過ぎる」「時間が不規則」などの要素も，脾胃の消化機能に負担をかけ，湿熱が生じやすい環境を作っていきます。

　そして肝経にかぎらず，**湿熱証が発生するもう1つの重要な原因は「外感」（感染）です**。これは外界の「湿熱の邪気」が体内に入り込んでくるものです。

肝経湿熱証

- 陰部の症状（腫れ・痒み・発汗・灼熱感など）
- 尿が濁る（乳び尿・膿尿などを含む）
- （女性の場合）おりものの異常（黄色・異臭など）

舌紅・舌苔黄膩，脈弦数が典型的なものです。このほか，以下のような症状も多見されます。

- 脇部の痛み　　・腹張　　・食欲不振　　・悪心・嘔吐　　・黄疸など。

●どのような疾患に使えるのか

　前述した適応証に当てはまるという前提で，竜胆瀉肝湯は，以下のような疾患に多用されます。

偏頭痛・頭部の湿疹・脱毛症・急性結膜炎・紅彩毛様体炎・外耳炎・鼻炎・急性肝炎・急性胆嚢炎・急性腎炎・急性膀胱炎・外陰炎・骨盤内感染・痔・帯状疱疹・高血圧症・インポテンス・性欲亢進など。

2 竜胆瀉肝湯とはどんな薬か？
竜胆瀉肝湯の構造と作用を理解する

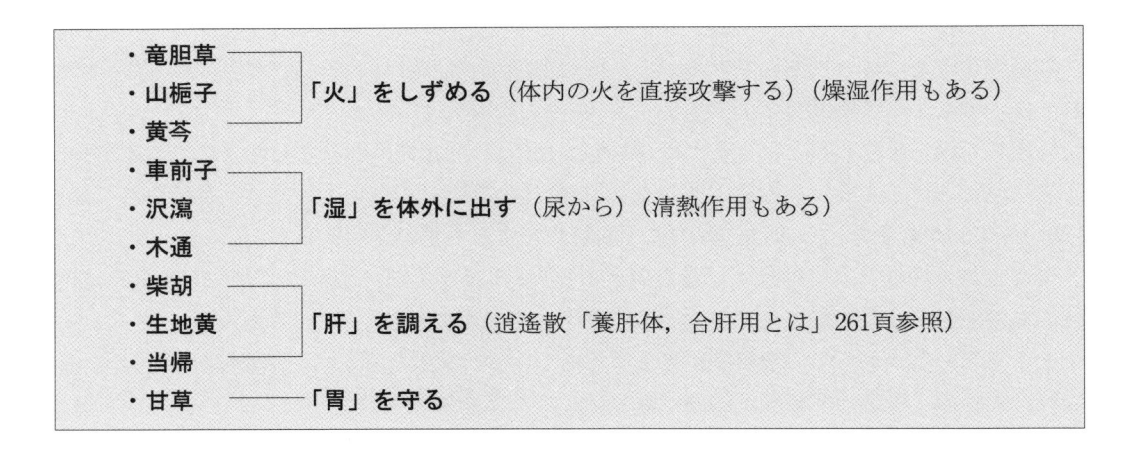

● **構造**

- ・竜胆草 ┐
- ・山梔子 ├「火」をしずめる（体内の火を直接攻撃する）（燥湿作用もある）
- ・黄芩 ┘
- ・車前子 ┐
- ・沢瀉 ├「湿」を体外に出す（尿から）（清熱作用もある）
- ・木通 ┘
- ・柴胡 ┐
- ・生地黄 ├「肝」を調える（逍遙散「養肝体，合肝用とは」261頁参照）
- ・当帰 ┘
- ・甘草 ───「胃」を守る

● **解説**

　上の図では，わかりやすくするため，最も単純な形にまとめてありますが，竜胆瀉肝湯という方剤名からも明らかなように，組成薬の**主役は竜胆草**です。肝経に入る苦寒薬である竜胆草は，体の上部に対しては「肝経の実火」を鎮める作用があり，下部に対しては「肝経の湿熱」を排出させる作用があります。

　つまり竜胆草は1味だけで，すでに竜胆瀉肝湯の適応証を治療する作用があります。竜胆瀉肝湯は，ここにさらにほかの薬をあわせることで「清熱燥湿」作用を強化したり，また竜胆草の強烈な苦味を抑えたりして，よりふさわしいものに改良されたものといえます。

　また竜胆瀉肝湯には，生地・当帰のような滋陰養血薬が含まれていることや，甘草のような健脾和胃薬が含まれていることから「攻と補を兼ねそろえ」「邪気を攻撃はするけれども，正気を損傷することはない」方剤と解説されることもあります。しかし全体としては「攻邪」の性質が強く，また苦味が強くて胃を傷めやすい方剤といえます。

3 どのように使うのか？

●基本的加減法

- 目眩が顕著な場合（肝火盛）――→菊花を加える。
- 便秘がみられる場合（湿熱化燥）――→大黄・芒硝を加える。
- 喀血がみられる場合（木火刑金）――→牡丹皮・側柏葉を加える。
- のどの乾きが顕著な場合（胃熱傷津）――→天花粉・生石膏を加える。

●使用上の注意

- 苦寒性の非常に強い方剤なので，中焦虚寒がみられる場合は使えません。
- 陰虚火旺証にも使えません。
- 苦寒性が強いので，服用は必要最小限にとどめます。主要な症状に改善がみられた場合，すぐに服用を中止します。長期的な服用は禁止です。
- 湯液として使用する場合も，用量が多くなりすぎないように注意が必要です。

2 応用のための基礎知識
竜胆瀉肝湯の背後にある中医理論

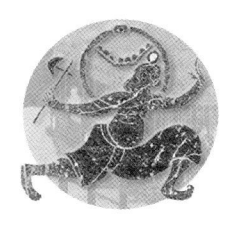

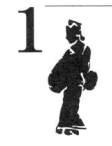

1 基礎理論

●李東垣と苦寒薬

269頁で述べたように，現在の竜胆瀉肝湯は，清代・汪昻『医方集解』のものであり，もともとの李東垣の竜胆瀉肝湯とは，少し組成薬が異なっています。しかし**『医方集解』の竜胆瀉肝湯を貫いているものは，やはり李東垣の理論**です。李氏が竜胆瀉肝湯に込めた意味を理解することは，現在の竜胆瀉肝湯を理解するうえでも必要不可欠なことといえます。

補中益気湯（190頁）で説明しているように，李氏の治療法は「益気」「昇陽」「瀉火」の3方面が中心です。そして方剤によって，この3者のバランスが異なります。補中益気湯では，重点は「益気」「昇陽」にあるといえます。竜胆瀉肝湯では「益気」という意味はなく「昇陽」「瀉火」に重点が置かれています。「昇陽」を担当しているのが柴胡，「瀉火」を担当しているのが竜胆草・木通・生地などの苦寒薬です（李氏の竜胆瀉肝湯には，黄芩・山梔子は含まれません）。

李東垣というと，補土派の代表であり，補中益気湯が有名なことから，一般に「苦寒薬の使い手」というイメージはありません。しかし**李氏は実際には「苦寒薬の名人級の使い手」**であり，李氏の全方剤の約60％には苦寒薬が使われています。

李氏が苦寒薬を使う目的は，1つには前述した3方面の治法の1つである「瀉火」のためです。李氏の苦寒薬による瀉火法も，いろいろな方法があるのですが，竜胆瀉肝湯はそのうちの「湿熱」を対象としたものです。李氏が，湿熱下注証を治療する方法には，竜胆瀉肝湯のほか，蒼朮湯（蒼朮・柴胡・防風・黄柏）もあります。蒼朮を間接的な補脾とみなせば「補中（蒼朮）」「昇陽（柴胡・防風）」「瀉火（黄柏）」となり，やはり3方面を備えています。朱丹渓は，ここから柴胡・防風をとり，二妙散と名づけました。

李氏が苦寒薬を使う，もう1つの意味は「補中」です。李氏は，**苦寒薬は使い方によっては補中作用がある**と考えていました。これに多用されたのが黄芩や黄柏です。

李氏は補土派ですので，苦寒薬の「敗胃」という副作用には，もちろん細心の注意をはらっていました。以下に李氏の方法を簡単に紹介します。

◆1 「薬の組みあわせ」を工夫する

① **「昇陽薬」とあわせる**（竜胆瀉肝湯では，柴胡がこれに相当する）
 ・この方法についての理論を説明すると，非常に長くなってしまうので，ここでの説明は避けますが，ごく簡単にいうと，熱退治の強力な助っ人である苦寒薬が，自分の仕事に熱中しすぎるために生じる弊害をやわらげます。
 ・また苦寒薬を「治標」とすると，昇陽薬は「相対的に治本」といえるので，標本兼治という意味でもバランスをとることができます。

② **「活血化瘀薬」とあわせる**（竜胆瀉肝湯では，当帰がこれに相当する）
 苦寒薬による瀉火作用に，活血化瘀作用をあわせることで，単なる清熱方剤とは違う，幅のある（ここでは血中伏火・鬱熱に対する治療作用）作用をもたせることができます。

③ **「甘寒益陰薬」とあわせる**（竜胆瀉肝湯では，生地がこれに相当する）
 益陰薬をあわせることで，たとえば木通のような傷陰作用のある苦寒燥湿薬の弊害から，陰液を守ります。

◆2 「運用法」を工夫する

① **「炮制」を工夫する**
 苦寒薬の多くは「炒」「酒洗」などの加工を行い，寒性をやわらげてから使っています。

② **「用量」を工夫する**
 李氏の苦寒薬の用量は非常に少ないものです。

③ **「服用期間」に対する注意**
 中病即止，つまり効果が現れたら即刻，服用を中止します。

④ **「加減」を工夫する**
 李氏は，たとえば季節変化に応じた加減を非常に重視していました。

　竜胆瀉肝湯の組成薬は，李氏のものは 7 味，現在のものは10味からなります。しかし前述した理論・方法に照らした場合，**竜胆瀉肝湯の核心は竜胆草・柴胡・当帰・生地の 4 味である**といえます。

●肝経湿熱証について

◆1 「部位」について

　271頁では，肝経の湿熱証は主に下部の症状として現れると説明しました。出発点である『蘭

室秘蔵』が提示する竜胆瀉肝湯の適応証が，陰部の症状であることもあり，竜胆瀉肝湯の適応証としての肝経肝経湿熱証は，まず下部の症状を第一に考慮するのが一般的です。

ただし肝経は，足先から始まり頭部にいたる経脈であり，**肝経の湿熱証は，症状群としてみた場合，ほぼ全身を網羅する**ものです。以下，簡単に例をあげます。

■肝経の湿熱証（部位による症状の違い）

(上) 頭痛，目眩，目の充血，口腔内のびらん，咽喉部のびらん，鼻出血，耳腫など。
(中) 胸部・脇部の張痛，腹痛，悪心，嘔吐，黄疸など。
(下) 陰部の腫れ・痒み・痛み，腰痛，尿の異常，おりものの異常など。

以上のように，**症状としては異なりますが，肝経湿熱という意味では，みな同一線上にあるもの**です。たとえば「偏頭痛」を主訴とする患者も，「陰部の痒み」を主訴とする患者も舌脈などを総合的に判断して，肝経の湿熱証であれば竜胆瀉肝湯を使って治療を行うことができます。

❷ 「症状」「疾患」について

たとえば現在では，竜胆瀉肝湯は帯状疱疹の治療に多用されます。また黄疸の治療にも多用されます。「虚実」「寒熱」についてはきちんと考慮し，竜胆瀉肝湯の適応証は「湿熱証」であると認識していたとしても，**湿熱証を呈するすべての帯状疱疹や黄疸に，竜胆瀉肝湯が使えるわけではありません。**

竜胆瀉肝湯が治療する黄疸は，当然「陽黄」ですが，まず純粋な裏証であるかを区別する必要があります。表証を兼ねる場合は，たとえば甘露消毒飲や，麻黄連軺赤小豆湯などを使います。純粋な裏証の場合も「鬱熱」の性格が顕著なものは茵蔯蒿湯やその加減法を，まず考慮します。それらを除外した，純粋な裏証の湿熱証としての黄疸のなかでも，さらに「熱と湿のバランス」に注意する必要があります。たとえば「熱＞湿」のタイプは竜胆瀉肝湯，「熱＝湿」のタイプは黄芩滑石湯，「湿＞熱」のタイプは茯苓滲湿湯というように使い分けます。また，さらに出血がみられる場合，意識障害がみられる場合など，そのほかの症状による使い分けも必要となります。

帯状疱疹も，すべてが湿熱証なわけではありませんが「湿熱証を呈する帯状疱疹」という角度からみても，竜胆瀉肝湯を使えるのは「肝経の湿熱証」に限られます。そのほかにも利湿解毒湯や，除湿胃苓湯を使う場合などがあります（「帯状疱疹と竜胆瀉肝湯」277頁参照）。また湿熱を基礎として，同時に「血瘀」がみられる場合などは単純な使用はさけます。

2 臨床応用

●苦寒性を抑える

　前述したように竜胆瀉肝湯には，その苦寒性による弊害を減少するための措置が，すでに内包されています。しかし，それでもやはり苦寒性が強く，胃を傷めやすい方剤であることはかわりません。

　1930年代，中国・四川省につくられた「国粋医舘」創設メンバーの１人であった名老中医・葉心清氏は，竜胆瀉肝湯に独自の加減を加えることで，**原方の意味を損なわず，その苦寒性をおさえる方法を提唱**していました。20世紀には，西医の疾患名を対象とした，竜胆瀉肝湯の加減方も多く生まれましたが，それらのものとは一線を画す11種類目の竜胆瀉肝湯といえるかもしれません。以下に葉氏の方法を紹介します。

　①竜胆草の用量は６ｇ以下とする。
　②木通・黄芩をとり，蒲公英・射干を加える。
　③柴胡をとり，薄荷・茯苓・枳殻を加える。

●帯状疱疹と竜胆瀉肝湯

　現在，竜胆瀉肝湯は，帯状疱疹を治療する方剤として有名です。しかし中薬方剤と，西医の疾患名を安易に結びつけることは「慢性肝炎・肝硬変→小柴胡湯」の事件が示しているように，非常に危険なものです。帯状疱疹は，肝硬変ほど重い疾患ではありませんが，しかし竜胆瀉肝湯は，小柴胡湯よりもはるかに副作用の強い方剤です。知識不足からくる誤用は，やはり患者に大きな害をもたらすことになります。

　竜胆瀉肝湯と帯状疱疹の関係を理解するため，以下，ごく簡単にですが，中医による帯状疱疹の認識法と治療法をまとめてみます。

1　中医からみた「帯状疱疹」

［病因］毒（実証にかぎらず，虚証であっても毒が存在します）
［病機］体質・年齢・時期・部位などによってさまざまですが，「毒」のほか「火」「湿」「鬱」
　　　「瘀」「風」「虚」などが複雑に交錯している状態といえます。
［分類］・まず虚証（本虚を主とする本虚標実）と実証に分けます。
　　　　・虚証は，全身状況にたいする弁証と，局部所見による弁証をあわせて，主に「脾虚」「気虚」「気血虚」などに分けます。虚の種類だけではなく，標実とのバランス

や，兼邪について，正確に把握する必要があります。
- 実証は，細かく分けると，非常に細かくなりますが，まず「肝胆の実火や湿熱を主とするもの」「陽明経の湿熱を主とするもの」「風火によるもの」の3大類に大別することができます。そのうえで，さらに「兼邪」「程度」「部位」「湿と熱のバランス」「気血」などの要素について分析します。

② 中医による「帯状疱疹」の治療

[内服薬] 前述した分類法は，非常に大雑把なものですが，その分類にそって，参考方剤を提示すると，以下のようになります。

虚　実	具体的病機		方剤
虚　証 （本虚を主とする 　本虚標実証）	脾虚		除湿胃苓湯など
	気虚		托裏消毒飲など
	気血虚		八珍湯など
実　証	肝胆の実火・湿熱		**竜胆瀉肝湯**など
	陽明経の湿熱	熱＞湿	黄連解毒湯など
		湿＞熱	利湿解毒湯など
	風火		普済消毒飲など
	血瘀が顕著		活血解毒湯など

[外用薬] 帯状疱疹の症状は「火毒による皮膚の損傷・痛み」という点で「やけど」と共通しています。そこで中医学がもっている，豊富な「やけど治療法」を帯状疱疹に応用する試みなどが行われています。

[針治療] ①「瀉血」治療
　　　　　因勢利導の治則にもとづいた，三棱針による瀉血は「透邪外出」という作用をもちます。
　　　　②一般の針治療
　　　　　帯状疱疹だけではなく，帯状疱疹の後遺症としての神経痛治療にも多用されます。

③ 竜胆瀉肝湯からみた「帯状疱疹」

　中医の帯状疱疹治療における，竜胆瀉肝湯の位置は，上に示したようなものです。ただし，実際の疾患が，必ずしも表で区分した範囲内に都合よくおさまっているわけではありません。
　そこで「肝胆に実火・湿熱」を中心としたタイプの帯状疱疹を治療する場合は，竜胆瀉肝湯を基本方剤として，加減を加えることで対応することができます。以下は，基本的な加減法の1例です。

・頭部・顔面部の症状が顕著な場合──→生石膏・菊花などを加える。
・眼部の症状が顕著な場合──→谷精草などを加える。
・痛みが強い場合──→乳香・没薬などを加える。
・「湿」が顕著な場合──→蒼朮・黄柏・厚朴などを加える。
・「毒」が顕著な場合──→連翹・丹皮・大黄などを加える。
・血瘀証が顕著な場合──→血府逐瘀湯と併用する。

3 疾患・病証別使用例
治癒例のまとめ

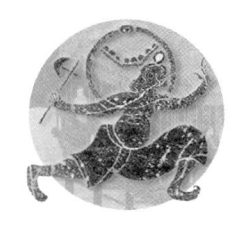

1 神経科疾患

● 1．クモ膜下出血

[証候]………肝陽暴亢（血衝於上）証を呈するクモ膜下出血

激しい頭痛，悪心，嘔吐，もともと短気な性格，発熱，発汗，軽度の意識の錯乱，舌苔黄膩，脈弦数。

[方薬]………竜胆瀉肝湯より当帰・車前子・沢瀉・木通をとり，川芎・葛根・白芷・夏枯草・白菊・竹葉・竹茹・牡丹皮を加える。

[解説]………・川芎・葛根・白芷は頭部に強く作用する薬で，それぞれ少陽経・太陽経・陽明経から頭痛を治療します。
　　　　　　・夏枯草・白菊は清肝熱・平肝潜陽作用があり，頭部の熱を冷まし，気を下に降ろします。
　　　　　　・薬の作用がきちんと頭部に届くように，車前子・沢瀉・木通という下行する薬はとられています。
　　　　　　・竹茹・竹葉は清熱化痰・除煩作用があります。

● 2．Wilson病

[証候]………肝胆湿熱，風火相煽証を呈するWilson病

肢体の振戦，四肢の筋固縮，手の指も動かせない，失語，心煩，舌紅，舌苔黄厚，脈弦数。

[方薬]………竜胆瀉肝湯より生地・木通をとり，地竜・鈎藤・白僵蚕・防風・茵蔯蒿を加える。

[解説]………・地竜・鈎藤・白僵蚕・防風を加えて，熄風止痙作用を強めています。
　　　　　　・生地・木通をとり，茵蔯蒿を加えることで肝胆の湿熱に作用を集中させています。

● 3．不眠症

[証候]………肝胆火盛証を呈する不眠症

不眠（夢が多い），心煩，頭痛，せっかちで短気，耳鳴り，目の充血，暑がり，尿色が濃い，舌紅，舌苔黄膩，脈弦数。

［方薬］………・竜胆瀉肝湯より当帰・木通をとり，石菖蒲・炒遠志を加える。
［解説］………・熱が強いので，温性薬の当帰と，傷陰の弊害がある木通をとっています。
・石菖蒲・炒遠志を加え，交通心腎の角度からの不眠治療作用を強めています。

● 4．目眩

［証候］………肝火上炎証を呈する目眩
目眩（疲労時や怒ったのちに顕著），耳鳴り，頭痛（張痛），せっかちで短気，口が苦い，顔が赤い，目の充血，舌紅，舌苔黄，脈弦数。
［方薬］………・竜胆瀉肝湯より木通をとり，夏枯草・桑葉を加える。
［解説］………・主訴が目眩・頭痛という頭部の症状なので，木通を夏枯草に変えています。
・夏枯草は肝火を下に降ろす作用があります。
・桑葉も頭部に強く作用する涼散薬で，熱性の目眩や頭痛に多用されます。

2 循環器系疾患

●狭心症

［証候］………心肝火盛，心脈瘀阻証を呈する狭心症
頭痛（張痛），強烈な心痛，胸部の閉塞感，不眠（夢が多い），口が乾燥する，舌紅，瘀斑あり，舌苔黄，脈弦数。
［方薬］………・竜胆瀉肝湯より木通・沢瀉・車前子をとり，鬱金・枳殻・丹参・香附を加える。
［解説］………・湿熱ではなく実火なので，湿を体外に排出する作用を受けもつ木通・沢瀉・車前子はとられています。
・鬱金・枳殻・丹参・香附を加えて，心肝にたいする「行気」「活血化瘀」「涼血」作用を強めています。

3 眼科疾患

● 1．角膜炎

［証候］………湿熱内蘊，肝胆火逆証を呈する角膜炎
急激な視力の低下，目の充血，涙目，光に敏感，眼瞼の浮腫，頭痛（張痛），口が苦い，心煩，不眠，便秘，尿色が濃い，舌紅，舌苔黄膩，脈弦数。
［方薬］………・竜胆瀉肝湯に酒軍・夏枯草・丹皮を加える。
［解説］………・火逆が顕著なので，夏枯草を加えて降火作用を強めています。
・便秘がみられるので，大黄を加えています。

・心煩・不眠なども顕著なので，心経に入る涼性の活血化瘀薬である丹皮を加えています。

● 2．視神経炎

［証候］………肝経実熱証を呈する視神経炎

視神経炎の諸症状（視力の低下，眼球の張痛など），口が苦い，脇部の張痛，頭痛，耳鳴り，舌紅，舌苔黄，脈弦数。

［方薬］………・竜胆瀉肝湯に丹皮・桃仁を加える。

［解説］………・丹皮・桃仁を加えて，涼血活血・通絡作用を強めています。

4　血液疾患

●慢性の特発性血小板減少性紫斑病

［証候］………肝胆火盛，脈絡灼傷証を呈する慢性の特発性血小板減少性紫斑病

歯肉の出血，不眠，心煩，怒りっぽい，口が苦い，胸部の閉塞感，顔面部の灼熱感（自覚症状），便秘，舌紅，舌苔薄黄，脈細弦。

［方薬］………・竜胆瀉肝湯に仙鶴草・丹皮を加える。
　　　　　　　・当帰竜薈丸を併用する。

［解説］………・牡丹皮を加えて涼血活血作用を強めています。
　　　　　　　・仙鶴草は止血作用のある薬です。
　　　　　　　・当帰竜薈丸を併用し，瀉下肝火作用をさらに強めています。

5　耳鼻咽喉科疾患

●副鼻腔炎

［証候］………肺胃肝三経火熱上蒸証を呈する副鼻腔炎

鼻粘膜の充血，鼻水，鼻詰まり，嗅覚の減退，口腔の乾燥，のどが乾く，額部の張痛，耳鳴り，口が苦い，舌苔黄膩，脈弦数。

［方薬］………・竜胆瀉肝湯に生石膏・花粉・白芷・辛夷・蒼耳子・薄荷を加える。

［解説］………・白芷・辛夷・蒼耳子・薄荷を加えて，開鼻竅作用を強めています。
　　　　　　　・肝火だけではなく，肺火・胃火も同時に存在するので，清肺火作用のある薄荷・石膏，清胃火作用のある石膏を加えています。
　　　　　　　・肺陰・胃陰の損傷も存在するので，養陰作用のある花粉を加えています。

6　婦人科疾患

●1．老人性膣炎

［証候］………肝経湿熱下注証を呈する老人性膣炎

陰部の強烈な痒み（灼熱感を伴う），口が苦い，頭痛，胸脇部の痛み，舌苔白，脈弦。

［方薬］………・竜胆瀉肝湯に，苦参・黄柏を加える。

［解説］………・苦参・黄柏を加えて，下焦にたいする清熱燥湿作用を強めています。

●2．慢性子宮頸炎

［証候］………肝経湿熱下注証を呈する慢性子宮頸炎

尿道口の痛み，灼熱感，下腹部から会陰部にかけて自覚症状としての下垂感がある，排尿をこらえられない，おりもの過多，口が苦い，心煩，短気，尿色が濃い，大便は乾燥，舌紅，舌苔少，脈沈滑。

［方薬］………・竜胆瀉肝湯より山梔子・当帰・生地をとり，黄柏・敗醤草を加える。

［解説］………・山梔子・当帰・生地をとり，黄柏・敗醤草を加えることで，肝経にたいする清熱解毒作用を強め，下焦にたいする清熱解毒・燥湿作用を強めています。

黄連解毒湯

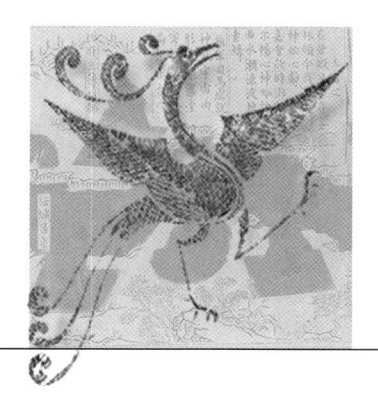

苦寒薬による清熱解毒の代表方剤

●なりたち

　もとは唐代・王燾『外台秘要方』1巻・崔氏方15のなかの1つとして載せられていた方剤です。つまり，現在はすでに散逸してしまった『崔氏方』という書物からの引用です。もとは**大熱盛（程度の強い裏熱）による錯乱・心煩・胸部の閉塞感・乾嘔・口の渇きなどを治療する方剤**とされていました。

　黄連解毒湯は，構造が単純であるという特徴があるので，単独で使用するだけでなく，さまざまな加減を加えることで，相当広範囲の裏熱証に使うことができます。そこで歴代，内科・外科・五官科など，さまざまな疾患の治療に使われてきました。

　現在でも，苦寒薬による清熱解毒（清瀉火毒）の代表方剤として，内科・外科・婦人科・男性科・免疫疾患・感染症・精神疾患など，広い範囲で使われています。

●"毒"とは

　中医学がいう「毒」は非常に広い概念です。いわゆる「毒物」のほか，古代においては「薬」のことを「毒」と呼ぶこともありました。

　ここでいう「毒」とは，主に**「熱邪の程度が強まったもの」**という意味です。つまり「火毒」のことです。絶対的なきまりではありませんが，中医学では，主に熱の程度に応じて「温→熱→火（火熱）→毒（火毒）」というような呼び分けを行います。

1 基本を押さえる
製剤の使い方

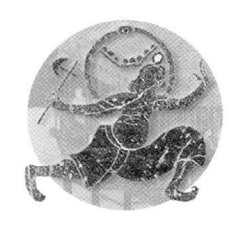

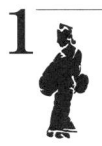

1 どのような患者に使うのか？
黄連解毒湯の適応証＝三焦火毒熱盛証を理解する

●三焦火毒熱盛証

　三焦火毒熱盛証とは，1つには「肺熱」「胃熱」または「上焦熱」などのような局部の熱証ではなく，「三焦」の熱証，つまり**全身性の熱証**であるということです。そして2つには「火毒」という**程度の非常に重い熱証**であるということです。

　第1の特徴は，もちろん高熱を出すということですが，そのほか病位が広いということも特徴です。たとえば熱が神明（心・精神）に影響すれば情緒や精神状態の変化，または睡眠状態の変化などが現れます。また強い熱によって陰液が損傷されると，各種「乾燥」症が生じます。熱が「血」に影響すると，各種出血や斑点などとなって現れます。熱が肌肉に止まると，各種外科疾患として現れます。

　もちろんこれらがすべて同時に現れるわけではありませんが，体内の火毒によって多様な現れ方をします。

三焦火毒熱盛証

- ・高熱　・心煩　・口腔内や咽喉部の乾燥
- ・頭痛　・尿色が濃い

舌紅・舌苔黄，脈数有力が典型的なものです。このほか，以下のような症状も多見されます。

- ・各種出血症（吐血・鼻出血・皮下出血など）　・黄疸
- ・発汗　・のどの乾き
- ・各種腫脹（痛みを伴う赤色の腫脹。咽喉部・口唇・舌・頭部・顔面部・皮表部など）

●どんな疾患に使えるのか

　前述した適応証に当てはまるという前提で，黄連解毒湯は，以下のような疾患に多用されます。

各種感染症・敗血症・急性肺炎・急性肝炎・急性腎炎・日本脳炎・流行性脳炎・急性腹膜炎・赤痢・やけど・統合失調症など。

2 黄連解毒湯とはどんな薬か？
黄連解毒湯の構造と作用を理解する

● 構造

- 黄連 ┐
- 黄芩 ┘ 「上中焦の熱」をとる（同時に燥湿作用もある）
- 黄柏 ── 「下焦の熱」をとる（同時に燥湿作用もある）
- 山梔子 ── 「三焦の熱」をとる（同時に利尿作用もある）

■ 三焦の区別

	部　位	対応する臓腑	主な機能
上焦	咽喉部から横隔膜までの，胸膈部	心・肺	気
中焦	上腹部	肝・胆・脾・胃	食
下焦	下腹部	腎・膀胱	水

● 解説

　黄連解毒湯の特徴は，**組成薬のすべてが寒涼性の強い「苦寒薬」**であるということです。適応証である「三焦の火毒証」に対応するため，前述したように上焦・中焦・下焦のすべてに対して清熱解毒作用を発揮するように構成されています。

　多くの中薬方剤にみられるような「攻補兼施」「昇降併用」など，正気の損傷を防止し，体全体の気の流れを調節するなどという措置は一切含まれていません。

　重症の熱証を治療する，急場を救うための方剤といえます。

3 どのように使うのか？

●基本的加減法

・便秘がみられる場合（熱結腑実）――→大黄を加える
・出血証がみられる場合（火毒迫血妄行）――→生地・玄参・牡丹皮・白茅根などを加える
・黄疸がみられる場合（胆熱）――→茵蔯蒿・大黄などを加える
・咽喉部の腫れがみられる場合（火毒壅滞）――→牛蒡子・桔梗・山豆根などを加える
・清熱解毒作用を強めたい場合――→連翹・金銀花・蒲公英などを加える

●使用上の注意

・非常に寒性の強い方剤なので，程度の強い裏実熱証にしか使いません。
　（程度の軽い裏熱証や，または陰虚火旺証などには使えません）
・脾虚の患者であっても，三焦の火毒証が存在すれば，黄連解毒湯を使うことはできます。
　ただし苦寒薬は，胃を傷めやすいので，たとえば生姜・陳皮など，温性で，気の流れをよくする薬を加え副作用を防ぐなどの措置が必要です。
・長期服用には向きません。効果がみられたら，すぐに服用を中止します。
・湯液として使用する場合も，用量が多くなりすぎないように注意が必要です。

2 応用のための基礎知識
黄連解毒湯の背後にある中医理論

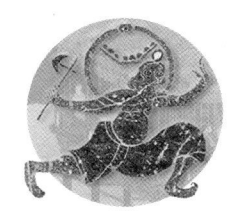

1 基礎理論

●温病・気分証のなかの黄連解毒湯

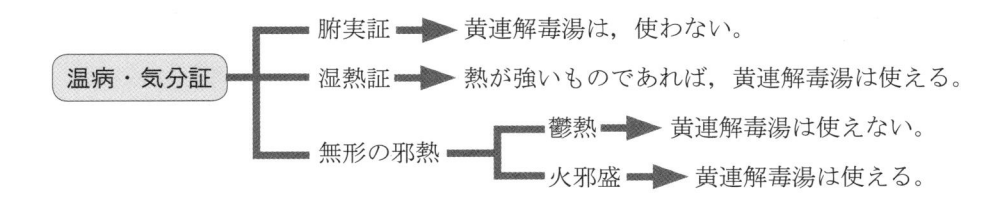

　中医の温病学には「衛気営血弁証」「三焦弁証」という弁証法があります。そのうちの「衛気営血弁証」では，温病を，主に邪気の部位によって「衛分証」「気分証」「営分証」「血分証」に分類します。

　このうち最も定義があいまいなものが「気分証」です。「衛分証」の症状が消え，まだ「営分証」の症状がみられないものは，すべて「気分証」に該当します。これは相当広い範囲の病証を含む概念といえます。病証が多いので，治療法もさまざまで，また方剤も多くあります。そして黄連解毒湯は，このなかの1つです。

　この広い「気分熱証」のなかから，まず便秘・腹痛のみられる，いわゆる「腑実証」を除き，次に「湿熱」類の温病を除くと，「無形の邪熱」による病証がのこります。さらにこれを「鬱熱」と，そうでないものに分けると，黄連解毒湯は，後者を治療する方剤といえます。

　簡単にまとめると，以下のようになります。

■温病・気分証のなかの黄連解毒湯

```
                  ┌─ 腑実証 ────→ 黄連解毒湯は，使わない。
温病・気分証 ─────┼─ 湿熱証 ────→ 熱が強いものであれば，黄連解毒湯は使える。
                  │               ┌─ 鬱熱 ──→ 黄連解毒湯は使えない。
                  └─ 無形の邪熱 ──┤
                                  └─ 火邪盛 → 黄連解毒湯は使える。
```

　ここで最も注意が必要なのは，**黄連解毒湯は「鬱熱」には使えない**ということです。「鬱熱」を治療するには，宣鬱作用のある薬を使って，鬱を解く必要がありますが，黄連解毒湯のような純粋な「苦寒薬」には，この作用はありません。気の流れをよくすることで治療するべき「鬱熱」に，黄連解毒湯のような「苦寒薬」を多用すると，反対に気の流れを妨げ，病状を悪化させる結果になります。

また前述した「無形の邪熱」による「鬱熱」ではない病証のすべてに，黄連解毒湯が使えるわけではありません。たとえば「軽度」「重度」と分けると，比較的「軽度」のものは白虎湯などを使うことができます。白虎湯には，邪熱を外に出そうとする「透邪」と呼ばれる作用があります。黄連解毒湯に，この作用はありません。黄連解毒湯は「透」ではなく「瀉」に属する方剤です。

また，この「透」と「瀉」の使い分けも，「表層→透→邪気を外へ出す」「裏証→瀉→邪気を下へ降ろす」というものではありません。「透邪」法は，温病の衛気営血証すべてに対して使うことができるものです。

● "截断扭転"法とは

前述したように，温病をいくつかの段階に分けて，各段階に応じた治療を行うという方法は，温病学の主流といえます。これは葉天士や，呉鞠通を代表とする，俗に「葉派」と呼ばれる流れです。

これに対し，温病学には，もう1つ別の流れが存在します。明代の呉又可を筆頭に，その後の，戴天章，陸九芝，何廉臣，揚栗山と続く**「温疫派」**とよばれる流れです。

この「温疫派」の特徴は，清熱解毒薬や，苦寒攻下薬を多用したということです。表証の有無にあまりこだわらずに，温病の初期から清裏法（清熱解毒が主）を多用しました。この温疫派の流れをくむ，現代の名老中医である姜春華氏が提唱しているのが「截断扭転」という温病の治療原則です。

「截断」とは，疾患の原因となっている邪気を，直接，迅速に攻撃し，疾患の発展を断ち切ってしまうという意味です。**「扭転」**とは，病勢を，病状が好転していく方向に反転させるという意味です。基本的な考え方は，衛分・気分・営分・血分という段階にあまりこだわらず，少しでも早い時期に，思い切った方法を使って，疾患の進展を遮断してしまおうというものです。

具体的な方法としては，苦寒薬を多用します。1つは，**清熱解毒薬を「早期から」「大量に」使う**ということ，もう1つは，**攻下薬を多用する**ということです。清熱解毒薬として多用されるのは，金銀花・連翹・苦参・黄連・黄芩・黄柏・山梔子・蒲公英・大青葉・板藍根・穿心蓮・四季青・知母・魚腥草・紫花地丁・野菊花・竜胆草・青黛・茅根・芦根などです。攻下薬として多用されるのは大黄です。

前述した，多用される清熱解毒薬のなかに，黄連解毒湯の4味は，そっくり含まれています。截断扭転法は，このような苦寒薬を多用することで，急性膵炎・肺炎・流行性出血熱によるDIC・重症肝炎・日本脳炎・敗血症など，急を要する重症患者に応用され，多くの患者を救っています。

また，この「截断扭転」法の応用は，中医小児科にまで及んでいます。たとえば北京市東直門医院・小児科の徐教授は，肺炎による発熱・咳嗽で来院した4歳の女児に，黄芩30ｇ，山梔子10ｇなどを含む清熱解毒方剤を処方したことがあります。生の山梔子を10ｇというの

は，大人であっても相当な大量ですが，徐教授は，このような清熱解毒薬を大量に使った方剤で，多くの疾患を治療し，すぐれた効果をあげています。ただし，これは私の意見ですが，とくに小児科においては，このような治療法の使用は，典型的な「実熱証」に限るべきだと思います。たとえば抵抗力が弱く，頻繁に肺炎にかかり，聴診をしても「ラ音」がはっきり聞こえないような子供がいますが，このような「正虚」が顕著なタイプには「截断扭転」法は向かないと思います。

また，このように清熱解毒薬を，抗生物質と同一視したような方法には，反対意見もあります。私が支持しているのは，「截断扭転」法は，温病学がいう「逆伝」（または変局）の治療に向いているという意見です。つまり「順伝」（正局）の温病治療には，葉派の方法で対応し，「逆伝」の温病治療には「截断扭転」法の使用も念頭におくという考えです。

2 臨床応用

●外科疾患への応用

中医外科が，治療の対象とする疾患には「癰瘍」「瘤」「癭」「岩」「癬」「各種乳房病」「痔」「疝」など，さまざまなものがあります。そのうちの「癰瘍」には，「癤」「疔」「癰」「丹毒」「発」「有頭疽」「無頭疽」「流注」「流痰」などが含まれますが，その多くは化膿性の炎症です。これらの疾患の多くは，とくに初期においては「灼熱感を伴って赤く腫れ，痛む」という，典型的な「火毒」の証を呈します。そして黄連解毒湯は，このような状況にある各種外科疾患（多くは癰瘍の範囲内）の治療に多用されます。「癰瘍」の病機が，必ずしも「火毒」であるとは限りませんが，最も多いのが「火毒」によるものです。

中医外科の治療法は，内科同様，解表・通裏・清熱・温通・去痰・理湿などさまざまな方法がありますが，最も広く使われるのは「清熱法」です。また，中医外科は，疾患の時期によって「消法」「托法」「補法」という3大治療原則を使い分けますが，黄連解毒湯に代表される苦寒瀉火による清熱法は「消法」のなかの1つの方法です。

「消法」は，初期に使う治療法です。ここでいう初期とは「まだ外皮が破れていない，膿が外へ出てきていない」状態を指します。初期において，清熱法を使うべき病証の弁証は，局部としては「紅・腫・熱・痛」が最も特徴的なものです。つまり「赤く腫れ，熱感を伴い，痛い」ということです。全身症状としては，発熱・悪寒・頭痛・目眩・身体のふしぶしの痛み，尿色が濃い，心煩，舌紅・舌苔黄，脈洪数（または弦数）などがあげられます。

具体的な疾患としては瘭疽・急性リンパ管炎・ガス壊疽・炭疽・丹毒・多発性膿瘍などがあげられます。これらの疾患で，前述した状況（初期・火毒証）に当てはまる場合，黄連解

毒湯のような，苦寒薬による清熱解毒方剤を使って治療を行うことができます。

　１つ注意する必要があるのは，清熱解毒薬の使い方です。局部が赤く腫れて，熱感も痛みも強い場合，清熱解毒薬の用量を増やせば，効き目が強くなるというものではありません。外科疾患を治療する方剤であっても，基本原理は内科と同じです。最も大切なことの１つは，方剤が内包している多様性です。全体の気血の流れや，方剤の寒熱・昇降・散守などのバランスが，作用の決め手になります。「炎症で熱と痛みが強いので，清熱解毒薬を多量に使う」「炎症は，熱を帯びているので，辛温性の補陽薬は使用できない」「高血圧のひとは昇提作用のある補陽・補気薬は使用できない」などという考えは，中医学ではありません。

●劉完素の方法

　前述したように，黄連解毒湯の適応証は，全身性の，程度の重い裏熱証です。温病学の分類でいえば，気分証に属する，腑実証でなく，鬱熱でもないタイプの裏熱証です。

　しかし実際には，黄連解毒湯は，このような範囲にとらわれず，境界線を越えて，さまざまな裏熱証に使われています。それは，黄連解毒湯の適応証が，多くの裏熱証の一部をなすものだからです。また黄連解毒湯は，４味の苦寒性の清熱解毒薬よりなる方剤ですが，この組成の単純さが，さらに手を加えるには，非常に便利なものであるといえます。そこで黄連解毒湯を基礎として，足りない作用を補足することで（つまり加減を加えることで）さらに多くの熱証に対して使うことができるようになります。

　たとえば，宋～金代の劉完素も，このような使用法を実践していました。劉氏の黄連解毒湯使用法をみてみると，まず単独では，やはり腑実証・鬱熱証を除く，さまざまな裏熱証に使っています。主訴としては頭痛・身体の痛み・発狂・発戦などがありますが，裏熱証という意味では共通しています。また表裏兼証としての表熱証に対しても単独で使っています。ただし表寒証の存在する証には使いません。

　また劉氏は，黄連解毒湯に承気湯類をあわせることで，腑実証に使えるようにしています。劉氏が多用したのは三一承気湯です。三一承気湯とは，大黄・芒硝・厚朴・枳実・甘草よりなる方剤です。つまり大承気湯・小承気湯・調胃承気湯という，『傷寒論』の３種の承気湯を１つにあわせたものです。腹満・譫言・潮熱・発狂など「火毒」＋「腑実」を呈する証には三一承気湯をあわせています。このほか，陽鬱による「厥証」には，大承気湯をあわせています。上に，黄連解毒湯は「鬱熱証」には使えないと書きましたが，それは主に梔子豉湯証のような，または四逆散証のような「鬱証」です。劉氏が黄連解毒湯を使っている厥証は，『傷寒論』でいえば350条（白虎湯証）と同じ「熱厥重症」です。また，正虚のみられる腑実証の場合，黄連解毒湯に涼膈散をあわせています。

　このほか，裏熱証が少陽証を呈する場合は，状況に応じて，黄連解毒湯に大・小柴胡湯をあわせています。

　また黄連解毒湯は，湿熱証にも使えます。中湿・湿熱痢に対しては，黄連解毒湯を単独で使っています。また傷寒が治癒した後，飲酒が原因で再発した状況に対しても，単独で使っ

ています。この使い方は，黄連解毒湯の出典である『外台秘要方』に載せられている使用法と同じものです。黄疸がみられる場合は，黄連解毒湯に茵蔯蒿湯をあわせています。痰熱による結胸に対しては，黄連解毒湯に枳殻を加えています。

●加減による調節

上では，劉氏の方法を紹介しましたが，このような加減による作用の調節は，このほかにも歴代多くの方法が考えられてきました。

たとえば「**火毒**」＋「**腑実**」の場合，劉氏は三一承気湯をあわせましたが，単味の大黄を加えるという方法も多用されます。黄連解毒湯に大黄を加えた方剤が『景岳全書』の大金花丸です。一部の本は，黄連解毒湯に大黄を加えたものを梔子金花湯（丸）としていますが，これは間違いです。また「火毒」＋「腑実」であっても，「火毒」の程度が強くない場合は，黄連解毒湯の作用を抑えたうえで，大黄を加えます。『外台秘要方』の大黄湯（黄連解毒湯より黄芩をとり，大黄を加える）や，『宣明論方』『儒門事親』の大金花丸（黄連解毒湯より山梔子をとり，大黄を加える。前述した『景岳全書』の大金花丸とは同名異方）などが，これに該当します。「火毒」がさらに弱い場合，黄連解毒湯より2味とることもできます。『銀海精微』の三黄湯（黄連解毒湯より山梔子・黄柏をとり，大黄を加える）が，その例です。この三黄湯は，黄連解毒湯の派生方剤なのですが，のちには，この三黄湯を基礎とした三黄枳朮丸（『蘭室秘蔵』）や，三黄四物湯（『医宗金鑑』）などの方剤も生まれています。

また，**表証を兼ねる裏熱証**に対しては，黄連解毒湯に解表薬を加えて使うこともできます。『医方集解』の三黄石膏湯（黄連解毒湯＋麻黄・生姜・豆豉・石膏・大棗・茶）などがあります。

■「火毒」＋「腑実」証への対応

基本法：黄連解毒湯に，大黄を加える。
具体例：①単純に，大黄を加える。（黄連解毒湯＋大黄→大金花丸）
　　　　②「火毒」が強くない場合，黄連解毒湯の作用を弱める。
　　　　　1．黄連解毒湯より黄芩をとる＋大黄→大黄湯
　　　　　2．黄連解毒湯より山梔子をとる＋大黄→大金花丸
　　　　　3．黄連解毒湯より山梔子・黄柏をとる＋大黄→三黄丸

3 疾患・病証別使用例
治癒例のまとめ

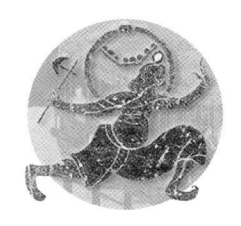

1　感染症

●デング熱

[証候]………外感風熱，順伝陽明証を呈するデング熱
　　　　　　発熱，悪寒，頭痛，四肢の痛み，体の痛み，咽痛，口腔内の乾燥，のどが乾く，結膜の充血，舌尖紅，舌苔薄黄，脈数。
[方薬]………・黄連解毒湯に板蘭根・白茅根・葛根を加える。
[解説]………・板蘭根は咽部に強く作用する清熱解毒薬です。
　　　　　　・葛根は陽明経に入る清熱薬です。
　　　　　　・結膜の充血がみられるので，涼血止血作用のある白茅根を加えています。

2　神経科疾患

●1．帯状疱疹

[証候]………肝胆湿熱蘊毒，外感風邪入絡証を呈する帯状疱疹
　　　　　　左側頬部〜左頸部に赤色の腫れた，激痛を伴う水泡性発疹，涙目，口が苦い，舌の潰瘍，心煩，怒りっぽい，大便が乾燥，痛みの影響で眠れない，舌紅，舌苔黄膩，脈弦滑。
[方薬]………・竜胆瀉肝湯（当帰・生地・沢瀉・車前子・木通をとる）と，黄連解毒湯を併用し，さらに金銀花・連翹・蒲公英・菊花・川芎・羌活・薏苡仁を加える。
[解説]………・竜胆瀉肝湯に黄連解毒湯をあわせ，強力な苦寒清熱燥湿方剤を作り出しています。苦寒薬による「瀉」が強いので，竜胆瀉肝湯で主に「利湿」作用をもつ沢瀉・車前子・木通をとっています。そのかわりに薏苡仁を加えています。
　　　　　　・川芎・羌活を加えて，辛温性の散風作用を強めています。
　　　　　　・金銀花・連翹・蒲公英を加えて，清熱解毒退疹作用を強めています。

●2．パーキンソン病

[証候]………三焦火盛動風，痰火阻塞経絡証を呈するパーキンソン病

　　　　　　　全身の振戦（上肢が中心），手の指の振戦，筋肉の硬直，歩行困難，頭痛，
　　　　　　　口腔内が乾燥する，のどが渇く，便秘，舌紅，舌苔黄膩燥，脈滑大。
［方薬］………・黄連解毒湯と羚角鈎藤湯を併用し，さらに天竺黄・菖蒲・半夏を加える。
［解説］………・清熱解毒作用の黄連解毒湯と，涼肝熄風化痰の羚角鈎籐湯を組みあわせて
　　　　　　　います。
　　　　　　・天竺黄・菖蒲・半夏を加え，清熱化痰開竅作用を強めています。

3　肝炎

●肝性昏睡

［証候］………湿毒熱邪熾盛，弥漫三焦証を呈する肝性昏睡
　　　　　　　反応がにぶい，意識はある，黄疸，脇部の痛み，腹張，腹痛，口が乾く，
　　　　　　　便通が悪い，舌紅，舌苔黄，脈弦滑。
［方薬］………・黄連解毒湯に茵蔯蒿・金銀花・蒲公英・地丁・菊花・板蘭根を加える。
［解説］………・茵蔯蒿は黄疸に多用される清熱利湿薬です。
　　　　　　・金銀花・蒲公英・地丁・菊花・板蘭根を加えて，清熱解毒作用を強めています。

4　精神疾患

●統合失調症

［証候］………肝鬱化熱，痰火互結，蒙蔽清竅証を呈する統合失調症
　　　　　　　幼少より癲癇の発作歴のある31歳の男性。失恋が原因で精神状態に異常が
　　　　　　　生じる（主にぼんやりとしている），不眠，四肢の脱力感，舌紅，舌苔白厚膩，
　　　　　　　脈滑。
［方薬］………・黄連解毒湯に鬱金・胆南星・菖蒲を加える。
［解説］………・鬱金を加えて，肝経への活血化瘀作用を強めています。
　　　　　　・胆南星・菖蒲を加えて，化胆開竅作用を強めています。

5　アレルギー疾患

●食物アレルギーによる水泡性発疹・紫斑

［証候］………裏熱証（陽明熱証）を呈するアレルギー性の水泡性発疹，紫斑
　　　　　　　卵を食べた後，背部に水泡性発疹がでる，右側の足の甲に10cm×15cm程
　　　　　　　度の紫斑，顔色が赤い，食欲不振，尿色が濃い，大便は正常，舌紅，舌苔

薄黄，脈数。
[方薬]‥‥‥‥・黄連解毒湯に生地・牡丹皮を加える。
[解説]‥‥‥‥・生地・牡丹皮を加えて，涼血化瘀作用を強めています。

6 外科疾患

●化膿性リンパ節炎

[証候]‥‥‥‥心脾湿熱流於小腸証を呈する化膿性リンパ節炎

臍部に2cm×2cm大の赤色の腫塊（灼熱感・痛み・痒みを伴う），体のふしぶしが痛い，断続的な悪寒とふるえ，発熱，発汗，口が苦い，便秘，尿色が濃い（量が少ない），舌紅，舌苔黄膩，脈洪数。

[方薬]‥‥‥‥・黄連解毒湯に，金銀花・連翹・紫花地丁・茯苓・花粉・赤芍・当帰・甘草を加える。

[解説]‥‥‥‥・中医学では，臍癰と呼ばれる疾患です。心脾にたまった熱が，小腸に移動し，気血の流れが悪くなり，経絡がつまり，瘀血や熱を生じ，最後には熱毒にまで発展したものととらえます。
・金銀花・連翹・紫花地丁・甘草を加えて，清熱解毒消癰作用を強めています。
・赤芍・当帰を加えて，涼血活血化瘀作用を強めています。

7 性病

●梅毒

[証候]‥‥‥‥毒熱内蘊証を呈する1期梅毒

亀頭，陰茎の潰瘍，膿が流出し強い異臭がある，局部は赤紫色，灼熱感を伴う，歩行困難（局部症状のため），排尿痛，便秘，心煩，口が乾く，舌紅，舌苔黄，脈弦数。

[方薬]‥‥‥‥・黄連解毒湯と五味消毒飲を併用する。
[解説]‥‥‥‥・五味消毒飲を加え清熱解毒作用を強めています。

防風通聖散

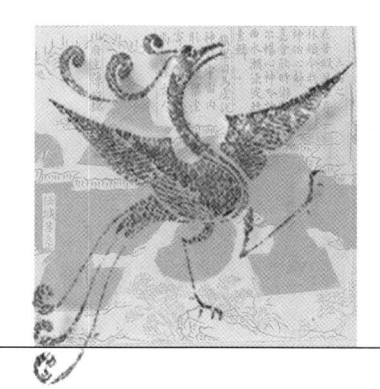

表裏双解の名方剤
肥満治療にも応用される

●なりたち

　もとは宋〜金代・劉完素『黄帝内経宣明論方』3巻・風門・諸風総論に載せられていた方剤です。もとは**風熱（鬱結）病による，四肢の運動障害・目眩・背〜腰の硬直や痛み・耳鳴り・鼻詰り・口が苦い・口が乾燥する・咽喉部の腫脹・胸部の閉塞感・咳嗽・喘息・便秘・排尿痛などを治療する方剤**とされていました。

　18味の組成薬からなる大方剤である防風通聖散の作用は，表裏・上下・気血のすべてに及ぶことから，後世においては，風熱という病因にこだわらず，表裏三焦倶実の証を治療する方剤として，内科や外科で多用されてきました。

　現在では，主に風熱を原因とする，表裏倶実証を治療する方剤として，内科・外科のほか，耳鼻咽喉科・眼科・神経科などで，さまざまな疾患の治療に使われています。また近年では，防風通聖散は，肥満を治療する「ダイエット効果のある方剤」としても注目され，ひろく使われています。そして防風通聖散の「法」にもとづく，新しいダイエット方剤も開発されています。このほか防風通聖散は，ベーチェット病の治療にも使われます。ベーチェット病の治療は「肝」を中心に，脾・腎などの角度から治療を行うのが主流ですが，一部に顕著な表証を呈する，表裏同病のタイプも存在します。このタイプのベーチェット病に対して，防風通聖散が使用されることもあります。

●"通聖"とは

　防風通聖散の治療範囲は「表」「裏」「上」「中」「下」「気」「血」のすべてに及ぶ，非常に広いものです。また，ただ治療範囲が広いだけではなく，非常に確かな効果をもっています。このような「**広い範囲にたいする，確かなききめ**」は，**まるで神技である**という意味を強調するため，「**聖なるもの（ここでは神の技）に通じる**」という言葉を方剤名に使っています。

1 基本を押さえる
製剤の使い方

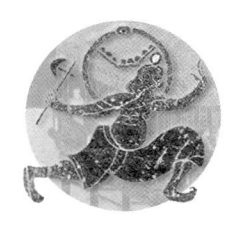

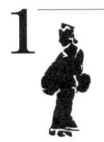

1 どのような患者に使うのか？
防風通聖散の適応証＝風熱壅盛・表裏倶実証を理解する

●風熱壅盛・表裏倶実証

　自然界の風邪（「カゼ」ではありません）が人体の表を侵し，さらに体内には「熱」がこもっている状態が，風熱壅盛・表裏倶実証です。風が体表を侵したために，気血の流れが悪くなり，陽気が内鬱するので「熱」がこもり，閉じ込められた熱は，さらに「火」へと発展していきます。「火」が起こると，今度は「火」によって「風」が生じます。このように「風」と「火（熱）」の間には，相互に作用する関係があります。

　具体的症状としては，体表の風邪による「表証」のほか，体内の熱による「裏熱証」，さらに裏熱に風が作用して引き起こされる「風熱による症状」が現れてきます。「風」も「熱」もともに陽邪なので，「風熱」による症状はおもに陽位（上・表）に現れます。風熱が上へ昇ると，目眩・頭痛・目の充血など，頭部・顔面部の症状が現れてきます。風熱が外に影響すると，皮表部の腫瘍など外科的症状となって現れます。

> **風熱壅盛・表裏倶実証**
> ・表証の症状（発熱・悪寒・無汗など）
> ・内熱の症状（口が苦い・口が乾燥する・便秘・尿色が濃い・咽喉部の腫脹など）
> ・風熱の症状（目眩・目の腫れや充血・各種腫瘍・発疹など）
> 舌苔黄膩，脈数

●どんな疾患に使えるのか

　前述した適応証に当てはまるという前提で，防風通聖散は，以下のような疾患に多用されます。

感冒・急性化膿性扁桃腺炎・肺膿瘍・喘息・蓄膿症・急性結膜炎・角膜潰瘍・帯状疱疹・胆嚢炎・関節炎・高血圧症・肥満症・難聴・てんかん・急性の細菌性下痢・薬物性皮膚炎・皮脂腺炎・毛嚢炎など。

2 防風通聖散とはどんな薬か？
防風通聖散の構造と作用を理解する

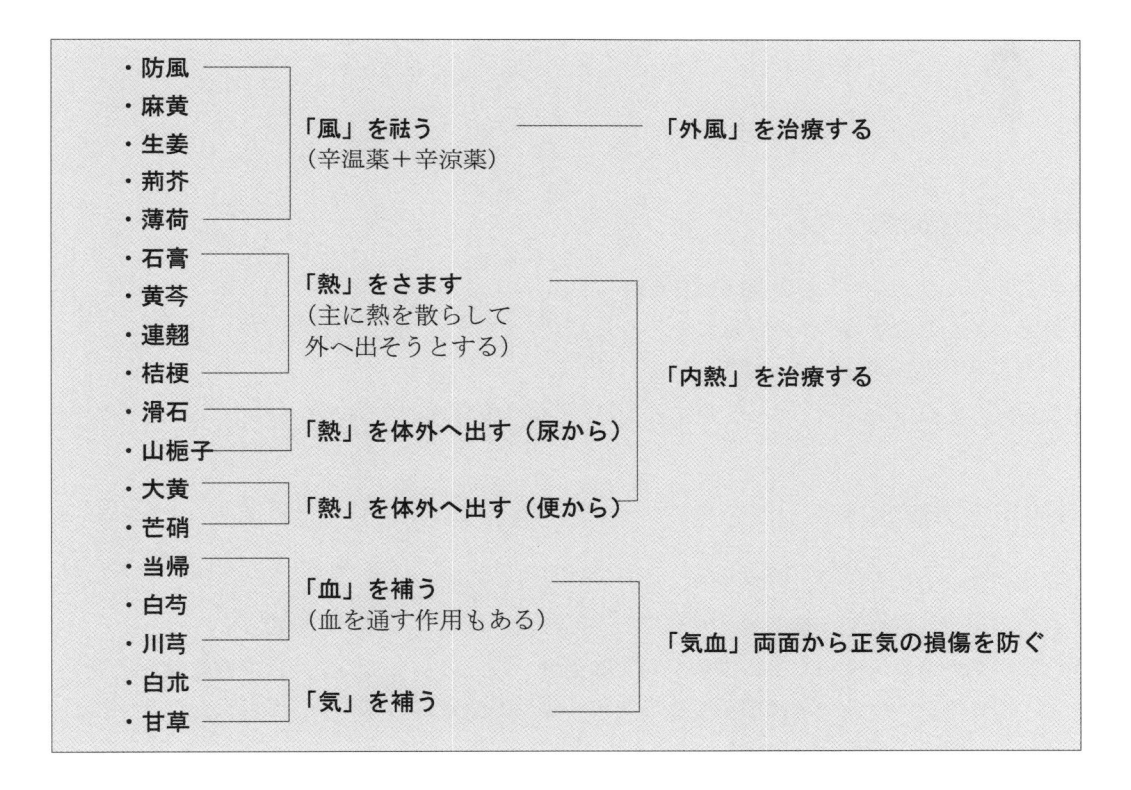

● **構造**

- 防風
- 麻黄
- 生姜　　「風」を祛う　　　　　　　　「外風」を治療する
- 荊芥　　（辛温薬＋辛涼薬）
- 薄荷

- 石膏
- 黄芩　　「熱」をさます
- 連翹　　（主に熱を散らして
- 桔梗　　外へ出そうとする）　　　　　「内熱」を治療する

- 滑石　　「熱」を体外へ出す（尿から）
- 山梔子

- 大黄　　「熱」を体外へ出す（便から）
- 芒硝

- 当帰
- 白芍　　「血」を補う
- 川芎　　（血を通す作用もある）　　　「気血」両面から正気の損傷を防ぐ

- 白朮
- 甘草　　「気」を補う

● **解説**

防風通聖散は，前述したように，表証と裏証が同時にある状態を治療する**「表裏双解」作用のある方剤**です。

「表」を治療する部分は，辛温薬と辛涼薬の併用になっています。「裏」を治療する部分は，治表につながる「宣透」作用をもつ部分と，大小便から熱邪を体外に排出しようとする分消

部分からなっています。

また防風通聖散は，以上のような「治表」「治裏」という「攻邪」部分だけではなく，邪気や攻邪薬から正気を守る「扶正」部分も含まれています。そしてこの「扶正」部分は「気」「血」の2方面にわかれています。

中薬方剤では，方剤全体の作用のバランスをとるため，寒薬だけでなく同時に温薬を使ったり（寒温併用），攻邪薬だけでなく同時に補薬を使ったり（攻補兼施）しますが，防風通聖散には，このような対比的使用法がほとんどすべて含まれています。つまり防風通聖散には「表裏同治」「標本同治」「気血併治」「寒熱併用」「攻補兼施」「昇降併用」「斂散併用」などが，すべて含まれています。

3　どのように使うのか？

●基本的加減法

・表証が軽い場合────→解表薬の用量を減らす。
・悪寒がみられない場合────→麻黄をとる。
・内熱が強くない場合────→石膏をとる。
・便秘がみられない場合────→芒硝をとる。

●使用上の注意

・作用の強い方剤なので，表裏倶実ではない証には使えません。
・女性の場合，妊娠期・授乳期・月経期の服用には，細心の注意が必要です。
・内熱の強い病証であっても，傷津が顕著な場合，原方のままでの使用は向きません。
・もともと脾胃の虚弱な人が服用する場合も，細心の注意が必要です。

2 応用のための基礎知識
防風通聖散の背後にある中医理論

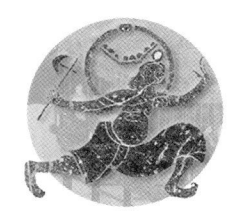

1 基礎理論

●劉完素の医学理論と防風通聖散

1 概況

劉氏の医学理論には，主に以下のような特徴があります。

① 「火」を中心とした，独自の「六気理論」＝火熱論

「六気」とは，風・寒・署・湿・燥・火のことです。この六気が，病因にとなって（六淫邪気）人間を病気にさせるとき，劉氏以前の理論では，それぞれを独立した単独のものと認識していました。たとえば「風邪による疾患」「または風と寒の邪による疾患」などととらえ，治療する場合には，それぞれ「風邪に対して」「風寒に対して」治療を行っていました。

これに対して劉氏は「六気」の中心的存在は「火」であり，この「火」は，残りの「五気」を生み出す原因となると考えました。そこで疾患を治療するさいにも，非常に「火」を意識していました。

② 「運気学説」を重視

劉氏は宋〜金代の人物ですが，宋代という時代は，徽宗皇帝が「天運政治」を行っていたことに象徴されるように，運気学説が非常に流行した時代です。この風潮は，当然医学界にもおよび「五運六気を知らなければ，まともな医者にはなれない」という考え方まで生まれていました。

このような時代背景もあり，劉氏は「運気学説」を非常に重視していました。劉氏の運気理解の特徴は，非常に実際的であるということです。空論を嫌う劉氏は，臨床医学に役立つ部分で，運気学説を応用しました。

③ 『局方』を批判，経典を重視

また宋代は，国家が医学を非常に重視した時代です。長い中国の歴史のなかでも，この

ような時代は，ほかにはありません。国をあげて，過去の医学書の総整理を行いましたし，また，和剤局という官府が「薬局」を設立し，薬材・薬剤の管理を行っていました。この「薬局」における薬剤使用のマニュアル本として編纂されたのが『和剤局方』（『太平恵民和剤局方』の前身）です。

温燥薬を多用する傾向の強い『局方』方剤に対しては，後世多くの批判がありますが，劉氏も，『局方』方剤の影響による，温薬の濫用を強く批判しました。そして劉氏は，このような風潮が生じる根本的な原因は，中医学の出発点である『黄帝内経』のような経典をきちんと読まないからだと考えました。

④独自の「傷寒」理解

劉氏以前の中医学では，傷寒とは寒なのか，熱なのかまだ論争が続いている状態でした。これに対し劉氏は『素問』熱論をふまえたうえで，さらに北宋期の成無己・龐安時・朱肱らが示した認識を継承し，「傷寒とは熱病である」という認識を明確に打ち出し，多くの治療法を提示しました。

2　病因・病機観

前述のように，劉氏は，六気による疾患の中心を「火」と考え，また傷寒の本質は熱病と考えていました。そしてさらに，五志についても，五志のうち，どれか１つが過剰になっても，すべて熱病になると考えていました。このように「外感」「内傷」を問わず，病因・病機の核心に「火」「熱」を置いているのが，劉氏の特徴です。

また五運六気と疾患との関係をとらえる場合，五運については「肝木風」「心火熱」のように，五臓・五行・五気を結びつけて，５つの単位を設定し，それらの間にある関係の乱れが疾患を生むという「亢害承制論」を提示しました。六気については，前述したように，六気は個々に独立したものではなく「火」を中心として，相互に同化したりするものととらえ，それが人体に影響すると考えていました。

病機の中心に「火」「熱」を置くことを，劉氏の病機認識の，１つ目の特徴とすると，このように，六気の間の同化（または兼化）による１種の融合という考え方は，２つ目の特徴といえます。

そして３つ目の特徴といえるのが「鬱」です。さまざまな病因が「火」に変化する前提条件を「鬱」としていました。「風」「寒」「署」「湿」「燥」「火」などの病因が人体に作用すると，陽気が抑えられ（鬱），気液の通りが悪くなります。このような「鬱」状態が一定限度に達したとき，爆発して「火」を生むという考えです。

以上が，劉氏の病因・病機観の，核心部分です。

3　治法・用薬法

劉氏には「十益不及一損也」という，有名な言葉があります。疾患の治療は，「補法」よりも「攻

法」のほうが重要だという意味です。

　そして前述したように，劉氏の病機観の中心は「火」なので，早期より寒涼性の薬を使い，根本原因である「火」「熱」を攻撃することを重視しました。

　具体的用薬法は「辛」＋「苦」＋「寒」です。治療対象が「火熱」だからといって「苦寒」薬だけを使うのではなく，さらに「辛（味薬）」が入れられているのが劉氏の特徴です。これは前述したように，劉氏の病機観の，もう１つの中心は「鬱」だからです。「火」「熱」が存在しても，「鬱」を解くためには辛温薬が必要であると，劉氏は考えました。辛薬で鬱を解き，陽気・気血の通りをよくするということです。つまり「火」を生じる原因である「鬱」を解消します。そして，すでに生じてしまっている「火」「熱」（または湿熱）を解決するために必要なのが「苦寒」薬ということです。

　劉氏は，このような考え方・方法を基礎として，具体的疾患の特性にあわせることで，多くの方剤を生み出しました。そのなかで「治風」の代表方剤が，防風通聖散です。

4　防風通聖散について

　防風通聖散は，風熱による疾患を治療する方剤です。そして劉氏は『黄帝内経宣明論方』諸風総論で「風は熱から生じる，熱が本であり，風は標である」といっています。

　これを受けて，治標としての「去風」には辛薬，治本としての「瀉火」には苦寒薬を組みあわせたものが，防風通聖散の核心部分です。

　「去風」のための辛薬は，辛温薬（防風・麻黄・荊芥）と辛涼薬（薄荷）の併用になっています。また「瀉火」のための苦寒薬は，単純な苦寒薬ではなく，苦寒攻下と，寒涼（辛甘寒・辛平・苦寒・辛苦寒などの総体として）の併用になっています。つまり解表作用を受けもつ辛薬と，攻下作用を受けもつ大黄・芒硝などの間に，まず石膏・黄芩・連翹・桔梗という，辛味があって質の軽い，つまり「宣透」作用のある寒薬を配し，次に滑石・山梔子という利尿作用をあわせもつ寒薬を配しています。

　そして防風通聖散には，以上のような，内外の邪気にたいする「攻邪」だけではなく，邪気や薬の作用から正気を守る「扶正」部分も含まれています。この「扶正」部分は「気」「血」の２方面から構成されていて，「気」に対応する薬として白朮・甘草，「血」に対応する薬として当帰・白芍・川芎が使われています。

2 臨床応用

●作用の方向性を調節する

　防風通聖散の作用は「表」「裏」「三焦」におよびます。そして，このような広範囲にたいする作用を実現するため，組成薬が18味という，大きな規模をもつ方剤になっています。そこで，実際に使用する場合には，具体的病状の特徴にあわせて，組成薬の用量を変える，または加減を行うという作業をとおして，作用の方向性を調節し，より治療効果の高い方剤へと作り変えていくことができます。

　たとえば，防風通聖散の適応証を呈する，急性の**泌尿器系感染**を治療する場合，主訴は，頻尿・排尿痛・排尿時の熱感などとなります。これは裏証が，もともとの裏熱証だけではなく，下焦の湿熱証がみられるということです。そこで防風通聖散のなかで，下焦の湿熱にたいする治療効果の高い，滑石・山梔子の用量を増やし，さらに車前子などを加えることで治療効果を高めることができます。

　またたとえば，防風通聖散の適応証を呈する，**扁桃腺炎**を治療する場合，主訴は，発熱・咽喉部の痛みなど，肺熱による症状が主となります。このような場合は，防風通聖散のなかで，肺熱にたいする治療効果の高い，石膏・黄芩・桔梗の用量を増やし，さらに板藍根などを加えることで治療効果を高めることができます。

　また，大黄・芒硝については，一般には便秘の有無や，程度などによって使用法を考えます。しかし，それだけではありません。たとえば前述したような泌尿器系の感染を治療する場合，大黄を残し，芒硝をとることがあります。それは便秘がみられないからではなく，また便秘の程度が軽いからでもありません。下焦の湿熱に対して苦寒薬（大黄）は問題ないけれども，内凝作用のある鹹味の寒薬（芒硝）は使わないということです。

●子癇への応用

　現代の中医婦人科の「子癇」理解は，「本虚標実としての肝陽上亢」です。これは1つには，肝腎陰虚のうえに生じる肝陽上亢，もう1つは，脾虚や陰虚による痰の存在する，心火も関係している肝陽上亢です。

　つまり現代中医学の中心である「臓腑弁証」を中心として，病位は「肝」（「腎」「脾」「心」），病機は「陽気上亢」（「陰虚」「脾虚」「痰」「火」）という理解がされています。

　しかし，古代の認識は，少し違います。子癇は，もともと「眩」や「痙」と共通する側面をもつ疾患です。そこで『諸病源候論』などにあるように，古代人の子癇にたいする第1印象は，まず「風」（多くは，内に熱のある風）でした。たとえば，宋代・陳自明『婦人大全

良方』では，子癇の治療に葛根湯（『傷寒論』の葛根湯とは，同名異方）や，防風葛根湯が使われています。

「内に熱のある風」といえば，防風通聖散の適応証ということもできます。明代『名医類案』には，朱丹渓が，防風通聖散の加減法を使って「子癇」を治癒した医案が載せられています。朱氏は，防風通聖散より甘草をとり，桃仁・紅花を加えて使いました。

現代中医がいう「肝陽上亢」も，もちろん「風」です。ただし「肝陽上亢」という言いかたをした場合，そこから浮かんでくるのは「平肝潜陽」「鎮肝熄風」などの方薬です。前述した防風葛根湯や防風通聖散のような，いわゆる「去風」剤は，浮かんでこないと思います。

古代と現代で，人間に起こることが変わるわけではありません。つまり「子癇」病自体は，基本的に同じ筈です。ただ主流となる理論が変わると，とらえ方が変わり，導き出されてくる方薬も変わります。この弊害を打ち破り，1つでも多くの発想法と，そこから生まれる治療法を手に入れることは，中医学の発展のためにも必要不可欠な作業です。

3 疾患・病証別使用例
治癒例のまとめ

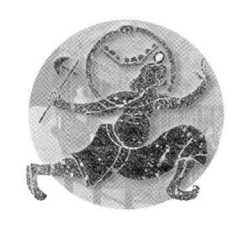

1 耳鼻咽喉科疾患

● 1．副鼻腔炎

［証候］………表寒裏熱証を呈する副鼻腔炎
　　　　　　悪寒，高熱，自汗，悪寒による体の痛み，強烈な頭痛，鼻水（黄色，粘り気が強い，異臭），嗅覚障害，便秘，尿色が濃い（量が少ない），食欲不振，悪心，舌紅，舌苔黄やや膩，脈弦大緊。
［方薬］………・防風通聖散に鉤籐を加える。
［解説］………・無汗ではありませんが，悪寒や，悪寒による体の痛みが顕著なので，麻黄はとられていません。
　　　　　　・鉤籐は平肝潜陽作用のある清熱薬です。頭痛が激しいため使われています。

● 2．突発性難聴

［証候］………少陽胆火上犯証を呈する突発性の難聴
　　　　　　半年前，感冒が原因で難聴になる，検査の結果，器質的な異常はみられない，発熱と悪寒が交互に現れる，口が苦い，のどが乾燥する，両耳部の閉塞感，目眩，顔色が赤い，心煩，怒りやすい，便秘，舌紅舌苔黄，脈弦数。
［方薬］………・防風通聖散より，麻黄・荊芥・滑石・桔梗・白朮・甘草をとり，竜胆草・柴胡・蒲公英を加える。
［解説］………・最初は風熱の邪気が肺に入ったタイプの感冒だったものが，内熱が解かれきらずに少陽胆経に入りこみ，胆経が鬱して火を生じ，胆火が上炎して耳竅を侵した結果，耳の機能が失われたと考えます。
　　　　　　・表寒証はみられないので，麻黄・荊芥はとられています。
　　　　　　・滑石・桔梗をとり，竜胆草・柴胡に変えています。肝胆にたいする昇散・潜陽・清熱作用を強めています。
　　　　　　・蒲公英は，竜胆草や黄芩などの作用を強めるために，よく組みあわせられる清熱解毒薬です。

2　アレルギー疾患

●1．慢性じんましん

[証候]　………風熱壅滞表裏証を呈する慢性じんましん
　　　　　　　　全身に紅斑（強い痒みを伴う，夜間に顕著），肥満体型，口が苦い，心煩，不眠，尿色が濃い，便秘になりやすい，舌紅，舌苔黄膩，脈洪有力。
[方薬]　………・防風通聖散に赤芍を加える。
[解説]　………・赤芍を加えて，涼血活血化瘀作用を強めています。

●2．急性じんましん

[証候]　………風熱証を呈する急性のじんましん
　　　　　　　　遠足に行き，原っぱで遊んだことを原因とするじんましん，全身に紅斑，湿疹（強い痒みを伴う，下肢が顕著），発熱，のどが渇く，舌尖紅，舌苔薄白，脈浮数。
[方薬]　………・防風通聖散より，麻黄・大黄・芒硝・山梔子・滑石・黄芩・石膏・桔梗・白朮・甘草をとり，金銀花・牡丹皮・白蘚皮・蝉蛻・赤芍を加える。
[解説]　………・風熱による病証ですが，おもに表層の問題で，裏熱が顕著でないことから，裏熱に対応している苦寒・寒涼薬は，黄芩を残してすべてとられています。つまり防風通聖散の，治表部分のみを利用した使い方です。
　　　　　　　・悪寒もみられないので，麻黄はとられています。
　　　　　　　・牡丹皮・赤芍を加えて，涼血活血化瘀作用を強めています。
　　　　　　　・金銀花・蝉蛻は宣透作用のある清熱薬です。
　　　　　　　・白蘚皮は，皮膚に強く作用する，痒みを止める作用もある清熱解毒薬です。

3　泌尿器系疾患

●泌尿器系感染

[証候]　………外感風寒，下焦湿熱証を呈する泌尿器系の感染
　　　　　　　　発熱，悪寒，悪寒による体の痛み，無汗，胸部の閉塞感，腰痛，下腹部の張痛，頻尿，尿意切迫，排尿痛，尿色が濃い，便秘，舌苔黄厚，脈数。
[方薬]　………・防風通聖散より薄荷・芒硝・当帰・芍薬・白朮をとり，石葦・竹葉を加える。
[解説]　………・風寒による表証なので，辛涼性の薄荷はとられています。
　　　　　　　・湿熱証なので，滋膩性の強い当帰・芍薬はとられています。
　　　　　　　・下焦の湿熱なので，内凝作用のある鹹味薬（芒硝）はとられています。
　　　　　　　・石葦・竹葉を加えて，清熱利尿作用を強めています。

4 眼科疾患

●眼瞼縁炎

[証候]………脾胃湿熱，外受風邪証を呈する眼瞼縁炎

左右眼瞼の潰瘍（赤く腫れ，痒みを伴う），起床時に眼脂の分泌量が多すぎて目をあけるのが困難，口が乾燥する，便秘，尿色が濃い，舌紅，舌苔厚膩，脈滑数。

[方薬]………・防風通聖散より麻黄・荊芥・芒硝・石膏・桔梗をとり，茯苓・黄柏を加える。

[解説]………・眼瞼縁炎の多くは，風湿熱という病機より起こりますが，風・湿・熱のバランスはさまざまです。
・この症例は「湿」の顕著なタイプの風湿熱といえます。
・そこで清熱燥湿作用を強めるため，石膏をとり，茯苓・黄柏が加えられています。
・表証は顕著ではないので，麻黄・荊芥はとられています。
・湿熱証なので，鹹味の芒硝はとられています。
・風湿熱が上部を侵している病証なので，昇散作用のある桔梗もとられています。

5 そのほか

●1．狂証

[証候]………外感によって引き起こされた急性の狂証

平素よりせっかちで短気な性格。疲労時に風にあたり，発熱，悪寒，頭痛が現れる。その後，家族と言い争いをしたことを原因として以下の諸症状が現れる。怒りが鎮まらず，たえず人を罵りつづける，そのほかにも意味不明の言葉を叫ぶ，人に暴力をふるう，物を破壊する，顔が赤く目も充血している，尿色が濃い，3日間眠っていない，大便も3日間出ていない，舌紅，舌苔黄厚，脈弦滑。

[方薬]………・防風通聖散より桔梗・当帰・白朮・甘草をとる。

[解説]………・非常に程度の重い陽明不実証がみられるので，滋膩性の強い当帰，中焦にたいする温性薬である白朮，甘草の緩性を取り除いています。
・熱が上へ昇るのを避けるため，昇散性の強い桔梗もとられています。

●2．不眠

[証候]………外感によって引き起こされた急性の不眠

飲酒後，風に当たったことが原因で，以下の諸症状が現れる。不眠，発熱，悪寒，頭痛，無汗，胸部の閉塞感，口が苦い，心煩，便秘，腹張，腹満，尿色が濃い，舌紅・舌苔黄厚膩，脈滑数。

［方薬］………・防風通聖散より桔梗・当帰・白芍・白朮をとり，竹葉・山楂を加える。

［解説］………・陽明不実証が顕著なので，桔梗・当帰・白芍・白朮をとっています。
・竹葉は除煩利尿作用のある清熱薬です。
・腹張・腹満がみられるので，消食作用のある山楂を加えています。

玉屏風散

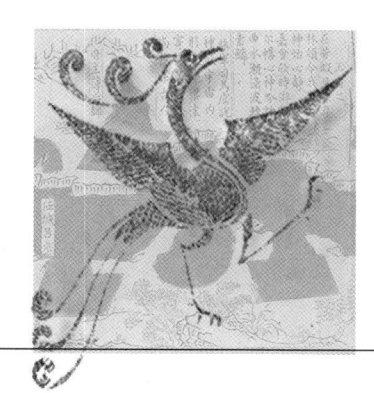

「屏風を立てて風をよける」
益気固表の代表方剤

●なりたち

　もとは金札蒙らの撰による『医方類聚』（15世紀・朝鮮）に『究原方』よりの引用方剤として載せられていた方剤です。方剤学の教科書は，一般に『医方類聚』を出典としています。ただし，『医方類聚』が朝鮮の書物であるためか，または原書がすでに散逸しているためか（日本では19世紀に活字出版されている）わかりませんが，現在では，非常に多くの本が，玉屏風散の出典を『丹渓心法』としています。

　もとは**①腠理不密による，易感風邪（バリヤーとしての気が体表をきちんと覆っていないために生じる外邪を受けやすい体質），②自汗（環境や薬物などの影響ではない発汗症）を治療する方剤**とされていました。

　前述の①は『医方類聚』に，②は『丹渓心法』に載せられている適応証です。両者は，気虚による衛外不固という病機は一致しているとみることもできるので，現在では一般にこの両者が適応証とされています。

　『医方類聚』と『丹渓心法』は，どちらも15世紀の書なので，年代としては大差ありませんが，ただし，両書では玉屏風散の用量と服用法が異なっています。黄耆:防風:白朮の比率が，『医方類聚』では2:1:2であるのに対し，『丹渓心法』では1:1:2となっています。また『医方類聚』では玉屏風散に大棗を加えて煎じるのに対し，『丹渓心法』では生姜を加えて煎じます。

　その後16〜18世紀（明〜清代）にかけて刊行された呉昆の『医方考』，張景岳の『景岳全書』，汪昂の『医方集解』，呉儀洛の『成方切用』などの用量はみな『丹渓心法』と同じです（服用法は何も加えない場合と，生姜を加える場合とに分かれる）。このことも玉屏風散の出典を『丹渓心法』とする根拠であると思われます。また清代・呉謙の『医宗金鑑』では3薬の比率が1:1:1とされ，酒で服用するという新しいタイプが紹介されています。清代・徐霊胎『蘭台軌範』の玉屏風散も『医宗金鑑』と同じものです。

　現在では，状況に応じて臨機応変に比率を変えることで広い範囲の病証に対応させて使用されています。自汗・盗汗を含む各種発汗症や，抵抗力が弱く風邪を引きやすい体質，軽度の外感，また各種アレルギー疾患の治療などに多用されています。

●玉屏風とは？

「玉屏風」には2つの意味があります。1つは『南史・王虔僧伝』に見られるような「玉による装飾が施された屏風(びょうぶ)」を指します。これは埋葬品として使われた高級な屏風です。もう1つは『金瓶梅』に見られるような「美女を並ばせて屏風に見立てたもの」を指します。これは貴族が自らの権勢を誇示するために行った一種のパフォーマンスです。両者とも**「普通とは違う，貴重な屏風」**という意味は共通しています。

玉屏風散は「益気固表」という作用をもつ方剤です。ここには外邪の侵入を防ぐバリヤーとして体表を覆っている衛気の作用を強めるという意味が含まれます。その**「風をよけるバリヤー」としての作用を，「屏風(びょうぶ)」に見立てて命名**されたものです。「玉」は，その作用の貴重さを表しています。

1 基本を押さえる
製剤の使い方

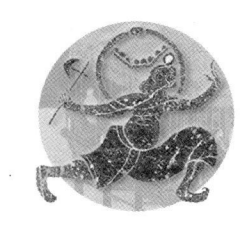

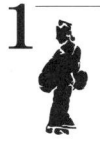

1 どのような患者に使うのか？
玉屏風散の適応証を理解する

●玉屏風散の適応証

玉屏風散の適応証とは「気虚（主に肺脾の気の不足）」〜「衛外不固（バリヤーとしての衛気が体表をきちんとカバーしていない状態）」〜「風邪乗虚而侵襲（バリヤーの不備という虚に乗じて邪気が侵入してきた状態）」の範囲内にあるさまざまな病理状態の総称です。

ここでは特徴をとらえてわかりやすく理解するために，その中から3種類の典型的な状態をあげますが，この3種の状態が適応証なのではなく，**3種の病証によって示されている，その背後にある一定範囲内の病理状態が，玉屏風散の適応証**であるということです。

1 易感風邪

- 体内の気が不足したため，バリヤーとして体表を覆っている気が弱まり，外邪の影響を受けやすい状態。
- 生理状態と病理状態のはざまにある状態といえます。

2 自汗証

- 体表を覆う気が弱まったため，体液を外に漏らさないようにするシステムが失調し，発汗を促す外的要因（気温が高い・運動後・薬を服用したなど）も存在しないのに顕著な発汗が持続する状態。

3 風傷衛

- 体表を覆うバリヤーの不備に乗じて邪気が侵入してきた状態。（風傷衛は，自汗証の1タイプでもあります。）

①②③の病理変化を「内⟷外」の視点でみると,「気虚が衛外不固を引き起こす」という「内→外」の流れが主流ですが,それだけではなく「風傷衛によって衛外不固が顕著になる」という「外→内」という流れもあります。ただし虚の存在しない状態では邪気の侵入はありませんので,後者はギリギリ生理状態に踏みとどまっていた軽度の「気虚→衛外不固」状態のうえに「風傷衛」が起こり病理状態としての「衛外不固」が生じたということです。

　わかりやすくするため,前述した①②③を便宜上,①易感風邪＝玉屏風散証の軽証,②自汗証＝典型的な玉屏風散証,③風傷衛＝玉屏風散証の重証,ととらえて下のような図を作りましたが,3者は,必ずしも①（軽証）→②（典型証）→③（重証）の順で発展するわけではありません。

玉屏風散の適応証			
邪気の有無	無邪		有邪
病機	気虚（肺脾気虚）	気虚＋衛外不固	気虚＋衛外不固＋風傷衛
病証	易感風邪	自汗証	自汗証
分類	玉屏風散証の軽証 （生理病理の狭間）	典型的な玉屏風散証 （無邪の自汗証）	玉屏風散証の重証 （有邪の自汗証）

玉屏風散の適応証

　①気虚～②衛外不固の状態では,以下のような症候がみられます。
・自汗（理由なく発汗が持続する）　・悪風（軽い悪寒,風に当たるのを嫌う）
・顔色が白い　　・カゼをひきやすい
脈は虚,舌は淡,舌苔は白薄が一般的です。そのほか,以下のような症候もみられます。
・疲れやすい　　・むくみやすい　　・尿の量が少ない　　・手足が冷えやすい
　③風傷衛の場合,前述したものに加え,以下のような症候もみられます（単数または複数が同時に現れる）。
・発熱　　・頭痛　　・浮腫　　・水様鼻汁　　・かゆみを伴う発疹
脈は浮虚,または浮緩,舌・舌苔は基本的に①②と同一です。

●どんな疾患に使えるのか

　前述した適応証に当てはまるという前提で,玉屏風散は,以下のような疾患に多用されます。

　　　上気道感染・慢性気管支炎・慢性鼻炎・アレルギー性鼻炎・慢性のじんましん・
　　アレルギー性紫斑病・喘息（緩解期）・慢性腎炎（カゼを引きやすく,カゼ
　　によって病状が誘発される）・更年期障害など。

2 玉屏風散とはどんな薬か？
玉屏風散の構造と作用を理解する

●基本構造

```
・黄耆 ──── バリヤーとしての体表の気を補う ──→ 扶正兼去邪
           （①補肺脾，②固表止汗，③去風邪）

・白朮 ──── 気を補い，黄耆を補助する      ──→ 主に扶正
           （①健脾益気，②止汗）

・防風 ──── 体表の邪気を追い払う        ──→ 去邪兼扶正
           （①去風邪，②温昇脾陽）
```

●解説

前述したように，玉屏風散の適応証は，気虚・衛外不固を中心として無邪～有邪の範囲に及ぶ病理状態です。2味の補気薬と1味の去邪薬からなるという玉屏風散の組成も，これに対応したものといえます。

防風は去邪薬ですが，少量にして補薬と組みあわせると，温昇脾陽という作用が強調されます。この温昇脾陽作用を通して，黄耆・白朮が行っている「気を補い，それを体表にはりめぐらす」という仕事を助けることができるので，邪気の存在しない状態にも使うことができます。

3 どのように使うのか？

●基本的加減方

・自汗が顕著な場合（衛外不固）────→浮小麦・煅牡蛎を加える。
・外感による発熱，悪風，汗出，脈緩がみられる場合（風傷衛）────→桂枝・浮小麦・煅牡蛎・五味子を加える。
・盗汗（夜間の発汗）を兼ねる場合（気陰両虚）────→浮小麦・煅牡蛎・五味子・白芍・丹

参を加える。
・水様鼻汁・くしゃみなどがみられる場合（風邪上犯鼻竅）────→辛夷花・蒼耳子・地竜を加える。
・腎炎などで腎陽虚を兼ねる場合────→淫羊藿を加える。

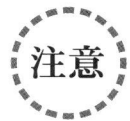

注意 蒼耳子を散剤として使用する場合，少量にし，服用は短期間にとどめる。長期的に服用する場合，または量を多めにする場合，必ず煎じ薬にする。

●比率設定のめやす

311頁で紹介したように，黄耆：防風：白朮の比率は，歴代2：1：2，または1：1：2が主流です。現在では［4：1：2］［4：1：5］［1：2：2］［2：1：3］などさまざまな比率で使われます。

基本的な原則としては「解説」（315頁）でも述べたように，邪気がなく主に補気の目的で使う場合は防風の比率を低くし，邪気があり去邪の目的も兼ねる場合は，防風の比率を高めます。

また「バリヤーの不備」という「標（現象）」が顕著な場合，黄耆＞白朮という組成になりますが，「気の不足」という「本（根本原因）」が顕著な場合，黄耆＜白朮，または黄耆＝白朮という組成が基本となります。

●使用上の注意

・すでに述べたように，玉屏風散は有邪の証にも使えます。ただし，それはあくまでも気虚・衛外不固を基本として，軽度の外感が存在する場合を指します。たとえば玉屏風散の適応証と同時に，顕著な中風表虚証が存在するような場合は，すでに比率を変化させて対応するという範囲を超えているので，桂枝を加えたり，または桂枝湯と併用したりします。
・汗証という角度からみた場合，玉屏風散は，気虚による自汗証に使用する方剤です。純粋な陰虚による盗汗証には使えません。ただし実際の盗汗には，純粋な陰虚によるもののほかに，気虚を兼ねる気陰両虚のタイプが多見されます。その場合，玉屏風散に渋薬や補陰血薬などを組みあわせて使用することができます。

2 応用のための基礎知識
玉屏風散の背後にある中医理論

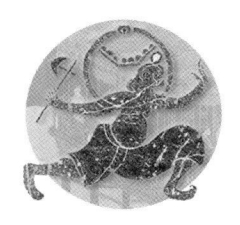

1 基礎理論

●玉屏風散をとりまく誤解

1　有邪・無邪の誤解

　現在，非常に多くの本が，玉屏風散は気虚・衛外不固という無邪の証を治療する方剤なので，傷風のような有邪の実証には使うことができないと述べています。これは「わかりやすく分類する」という教科書中医学の生んだ弊害で，実際とは乖離した説明です。「1 基本を押さえる」（313頁）で説明したように，**玉屏風散の適応証は，無邪・有邪にまたがる範囲をもつ病理状態**です。清代・徐霊胎は『蘭台軌範』で玉屏風散の適応証を「風邪久留而不散」とし，陳念祖は『時方歌括』で「風傷衛」としています。現代でも，たとえば蒲輔周氏は玉屏風散を傷風や感冒の治療に使用しています。

　また玉屏風散証と桂枝湯証は「汗出・悪風」（発熱も）という症状が共通しているので，多くの本が両者をきちんと区別して使用するよう注意しています。この区別法も，多くは（1）桂枝湯証は太陽中風という有邪の証であり，玉屏風散証は無邪の証である；（2）桂枝湯証の病機は営衛不和であり，玉屏風散証の病機は衛外不固である，という説明になっています。この2種の解説は，方剤学の範囲でしか桂枝湯証を知らない素人の言葉です。『傷寒論』に提示されている桂枝湯証のなかで自汗証に属するものは53条・54条・95条がありますが，そのうち54条は無邪で，しかも営衛不和ではない証です。54条は，衛気が弱まったために起こる時発熱自汗出（断続的に発熱・発汗が現れる）という証です。つまり気虚・衛外不固による自汗という点は，玉屏風散の適応証と同じです。54条の特徴は「時」つまり症状が断続的に現れるという点です。たとえば更年期障害などに多見される状況です。また方剤の作用から両者の一般的な違いを割り出すと，黄耆を使う玉屏風散の適応証では，浮腫・小便不利など水液の停滞による症状がみられやすく，桂枝を使う桂枝湯証では，心陽虚による動悸や上衝（自覚症状としての気の突き上げ感），または各種痛み（胃寒による腹痛，または風湿痺痛）などがみられやすいといえます。ただし，両者には多くの共通点があり，実際には玉屏風散

に桂枝（または桂枝湯）を加えたり，桂枝湯に玉屏風散を加えたりする方法が多用されます。清代・呉儀の『成方切用』でも，春季・夏季に発熱・悪風・自汗の証を治療する場合，黄耆湯（玉屏風散の３薬の比率を１：１：１にしたもの）を桂枝湯の代用方剤として使う方法が紹介されています。

■桂枝湯（証）と玉屏風散（証）の違い

	病位	症状	作用
桂枝湯（証）	心脾	動悸・上衝・痛み	解肌・調和気血営衛
玉屏風散（証）	肺脾	浮腫・小便不利	益気固表

2　治本・治標の誤解

　玉屏風散をめぐる治本・治標の誤解には２層の内容があります。１層目は，玉屏風散は治本方剤であるという解釈です。多くの本が，玉屏風散を「補気剤」に分類し，虚証を治療する補剤であるとまとめています。ただし，玉屏風散には去邪薬である防風が含まれるので，組成薬の説明のときには，去邪作用をもつ方剤として説明されています。つまり最初の分類を誤まっているので，説明に自己矛盾が生じています。**玉屏風散は，治本を主とした標本同治の方剤**です。『素問』標本病伝論や『傷寒論』では，標と本を分けて治療する治療原則や治療方法が示されています。ただし，**標と本という概念は相対概念**であって，両者の間に明確な境界線を引くことはできません。そして中医方剤の大部分を占めているのは標本同治作用をもつ方剤です。それらは方剤によって「治標＞治本」「治標＜治本」「治標＝治本」など治標と治本のバランスが異なっています。治療しようとする病証に最もふさわしいバランスをもつ方剤を選び，さらに具体的状況にあわせて，組成薬の比率を変えたり，加減を行ったりすることで，患者の個人的状況にあわせた微調整を行うのが中医の治療方法です。２層目は，標本同治という前提で組成薬を説明する際，黄耆・白朮を補気作用による「治本」薬（扶正）であり，防風を去邪作用による「治標」薬（去邪）であるする解釈です。これは非常に短絡的な方剤理解です。玉屏風散の適応証は，主に気虚・衛外不固・傷風の３方面を含みます。このうち気虚に対しては，主に白朮が健脾益気作用を発揮し，黄耆もこれを助けます。衛外不固に対しては，主に黄耆が固表作用を発揮し，白朮がこれを助けます。そして防風も温昇脾陽作用を通してこれら白朮・黄耆の作用を助けることができます。防風は，風薬としては燥性が少ないので「風薬の中の潤剤」と呼ばれています。また傷風に対しては，主に防風が去風邪作用を発揮しますが，黄耆や白朮も固表作用や補脾建中作用を通して風邪に作用することができます。黄耆は，その益気固表作用を通して風邪に作用することができるので「補剤の中の風薬」と呼ばれています。つまり**玉屏風散は，それぞれ濃淡の違う補気・去風作用をもつ３味の薬からなる方剤**です。まとめると以下の表のようになります。

	気虚・衛外不固に対する作用	傷風に対する作用
白朮	健脾益気	寧風（健脾を通した温分肉作用）
黄耆	補肺脾・益気固表	御風（固表実衛作用）
防風	温昇脾陽	去風

このように**中薬方剤における個々の薬の作用は，ほとんどの場合相互に交錯**しています。そのようなあり方をしている作用は**交錯したままで理解する**必要があります。そして玉屛風散では，この交錯の仕方を念頭において，具体的な状況にあわせて，それぞれの比率を設定して使うことができます。

また防風の温昇脾陽作用は「補気の中に昇陽作用がある」（補中兼昇）という意味をもち，これは補中益気湯の中の升麻・柴胡と同じです。補中益気湯を使用する際，升麻の強い昇散性を嫌って，升麻を防風に換えて使う人もいます。また気虚の顕著な自汗証を治療する場合，玉屛風散と補中益気湯をあわせて使うこともあります。

3 汗証に対する誤解

汗証（ここでは無汗証は除く）には，いろいろなものが含まれますが，そこから黄汗・戦汗・絶汗など特殊な疾患や，特殊な状態にみられるものを除き，平素から多見されるものを取り上げると自汗と盗汗が残ります。そして現在の教科書は，自汗の病機は陽虚であり，盗汗の病機は陰虚である，と説明しています。これを受けて，現在多くの本が玉屛風散は自汗を治療する方剤なので，盗汗治療には使用できないと注意しています。しかし実際には，玉屛風散は自汗治療のほか，盗汗治療にも多用されています。これは実際の汗証では，気陰両虚によるタイプが多見されることによります。また長期にわたる気虚・陽虚が，血虚・陰虚を引き起こす場合もあります。つまり**過度の発汗という汗証の総体のなかで，ある部分に便宜上「自汗」「盗汗」という名称をつけているだけ**であり，両者は陽虚・陰虚という単純な分類方法で，明確に区別されうるものではありません。もちろん比較的典型的な自汗・盗汗も多数存在しますが，同時に両者の間には，多くの状況が存在することを念頭に置いておく必要があります。

気陰両虚に属する自汗証を治療する際，たとえば趙文魁氏は，玉屛風散と生脈飲と牡蛎散の合方を使用していました。このように玉屛風散を基礎として，さらに養血調営作用をもつ薬（白芍・丹参・当帰など）や，渋薬（牡蛎・浮小麦・五味子）を加えるのが一般的な手法です。また黄文東氏のように，黄耆・牡蛎・当帰の類を使わず，四君子湯と桂枝湯の合方を中心にして治療する方法もあります。

●自汗証のなかの玉屛風散

自汗は，玉屛風散の適応証の主要な症状の1つですが，その病因病機はさまざまなものがあります。歴代の自汗証に対する認識は，以下のようなものがあります。

書名	病因・病機
『黄帝内経』	炅汗（陽熱太盛）（『素問』長刺節論篇・挙痛論篇など）
	漏泄（外受風邪＋内有熱）（『霊枢』営衛生会篇）
	灌汗（気虚・陽虚）（『素問』脈要精微論篇）
『傷寒論』	表証自汗（53条・54条・95条）（注意：表証が有邪とは限らない）
	裏熱自汗（182条・192条・203条・213条・253条・268条）
	亡陽自汗（155条・283条・346条・353条・389条）
『三因方』	内因（①**傷風**，②傷暑）
	外因（喜怒驚恐）
	不内外因（房室虚労）
『丹渓心法』	虚証（①**気虚**，②血虚，③陽虚）
	実証（①湿，②痰）
『医学心悟』	①**風傷衛**，②熱邪伝裏，③中暑，④中寒

　以上のように自汗証にはさまざまな原因がありますが，表の中で，玉屏風散の使用が検討できるのは，太字にしてある証です。どれも「気虚」または「風邪」と関係する証です。
　また気虚自汗と陽虚自汗は，同一線上にある程度の違う証といえるので，陽虚自汗には玉屏風散に附子を加えるなどして使うことができます。
　自汗証全体の中での玉屏風散の位置を知るには，上のような八綱弁証を基礎とした分類だけでなく，臓腑弁証を基礎とした分類もみる必要があります。気虚・陽虚・陽脱・気陰両虚の証は，どれも自汗や悪寒がみられますが，どの臓腑を中心にしているかで治療法は異なります（以下に提示してある方剤は，参考方剤であり，必ずこれを使用するというわけではありません）。

	心	肺	腎
気虚	養心湯	玉屏風散	八味腎気丸
陽虚	桂枝甘草湯	甘草乾姜湯	──
陽脱	参附丸	──	四逆湯
気陰両虚	炙甘草湯	生脈飲	五子衍宗丸
＋脾虚	帰脾湯	玉屏風散（肺＞脾） 補中益気湯（脾＞肺）	実脾飲

　上で示してきたさまざまな角度からの玉屏風散の位置をまとめると以下のようになります。
①「気虚─陽虚─陽脱」という軸の上では「気虚」
②「気虚─気陰両虚─陰虚」という軸の上では「気虚」
③「肺脾虚」のなかでは「肺＞脾」または「肺＝脾」
④「無邪─有邪（軽）─有邪（重）」という軸の上では「無邪─有邪（軽）」
⑤「標（風傷衛）本（気虚・衛外不固）」の関係では「治本を主とした標本同治」
　この基本位置を認識した上で，状況にあわせて加減を行ったり，ほかの方剤と併用したりして使うことができます。

2 臨床応用

●予防薬としての用法

「1 基本を押さえる」（313頁）で述べた「気が足りないので外邪が侵入しやすい」（抵抗力が弱いので感染しやすい）という玉屛風散軽証は，生理状態から準病理状態を含む概念です。このような状況に対して，玉屛風散のもつ「益気固表」作用は「抵抗力をつけて外邪が侵入しないようにする」という働き方をするので，玉屛風散はこの範囲内にあるさまざまな状況に対して応用されています。

玉屛風散を，このように一種の体質改善薬として使う場合，蒲輔周氏の方法が参考になります。蒲氏の使用法には（1）湯液としてではなく散剤として使用する（2）少量（1日9g）を長期的に（約1カ月）服用する（3）用量の比率は，白朮＞黄耆となるように設定する，という3つの原則が貫かれています。（1）は，散剤にすることで，薬をゆっくり的確に作用させる（2）は，少量にして毎日少しずつ作用させる（3）は，治本方剤としての性格を強める，という意味です。どれも慢性の状態を改善するのに必要な措置といえます。

1 「カゼをひきやすい」状態を改善する

これは玉屛風散の主要な適応証の1つであり，歴代多用されてきた使用法です。前述の蒲氏の方法のように使うのも1つの方法です。またこの状態は，子供に多見されることから玉屛風散は，中医小児科でも多用されています。中医学は，まだ成長過程にある子供の脾胃は，正常な状態にあっても「未完成なもの」と考えています。そこで玉屛風散にさらに補気薬・行気薬・収渋薬を加えた方剤（玉屛風散＋陳皮・山薬・生牡蛎）を使い，1日おきに服用するという方法が多用されています。ただし「カゼをひきやすい」という子供の虚弱な体質を改善するために最も大切なことは，服薬ではなく，衣食住・精神のすべてを含む人為的環境の作用です。なるべく薄着をさせるが，同時に不用意に風をあびないようにする（例：汗をかいたら服を着替えさせるなど），消化のよいものを腹8分目にあたえる，など毎日の生活の仕方が大切です。

2 日和見感染の予防

この使用法は，基本的に前述の1と同じ使い方ですが，担っている意味の重さが違います。玉屛風散をHIV感染者に使用する場合，免疫不全状態の予防という目的で，ウイルスの感染は確認されていても，まだ顕著な症状は現れていない段階から使われています。つまり一過

性の疲労がみられる程度の，外面的には比較的健常な状況です。中医学的にも「気虚」以上のつっこんだ弁証が成り立ちにくい時期です。そこで状況に応じて，さまざまな補気方剤が使われます。状況がもう少し進み，全身倦怠感・発熱・自汗・悪風などがみられる状態でも，補中益気湯や玉屏風散は使用されます。発熱が顕著な場合，玉屏風散に竹筎・黄芩などを加えます。

③ 破傷風の予防

　これは，張錫純の『医学衷中参西録』に載せられている使用法です。破傷風も文字通り「傷風」の一種ですし，また外傷によって生じた「破」も，広くとらえれば「気虚・衛外不固」の一種といえます。現在，破傷風の予防に玉屏風散を使用することは考えにくいですが，常に「発想法」として存在している中医学の治療法を学ぶさいには，古人の手法だけでなく，発想法を取り入れることも大切です。張氏が破傷風の予防に使用した方剤は加味玉屏風散（玉屏風散＋当帰・桂枝尖・黄蝋・生白礬）です。張氏は，この方剤を外傷後の中風の予防（つまり破傷風の予防）に使うだけではなく，すでに中風が生じ（感染し）筋肉の硬直や痙攣が起こっている状態にも使えるとしています。また外傷後，性交をしたため抵抗力がおちて中風を引き起こした状況にも使えるとしています。

●アレルギー疾患への応用

　アレルギー疾患（ここでは主にⅠ型を指す）は，アレルゲンという外邪が人体に作用することで起こりますが，アレルゲンは，健常な人にとっては外邪となりえないものです。病因としての六淫邪気ではなく，自然な季節変化としての六気が，外邪として作用してしまうのは，その人が虚弱だからであると中医学は考えます。そしてこの仕組みは，玉屏風散の適応証である「気虚・衛外不固による易感外邪」という状況と重なります。これが玉屏風散が，アレルギー疾患に多用される理由です。アレルギー疾患の基本病機は「本虚標実」です。本虚としては，肺虚・脾虚・腎虚が多見されます。このうち肺虚・脾虚，または肺脾虚・肺腎虚など，肺虚を含む状況に玉屏風散は多用されます。とくに肺や，中医理論からみて肺と関わりの深い鼻・皮膚の症状を中心とする，喘息・アレルギー性鼻炎・じんましんの治療に多用されます。

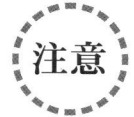

> **注意** 以下，わかりやすくするために各種アレルギー疾患の病機を，簡単に分類し表にまとめてあります。これは，その疾患のなかで，玉屏風散の適応証がどの位置にあるのを，大まかに理解するためだけのものです。大雑把な地図として以上の参考にはなりえません。

1　アレルギー性鼻炎

　アレルギー性鼻炎に多見される病機には，以下のようなものがあります。玉屏風散が使われるのは，太字にしてある証です。

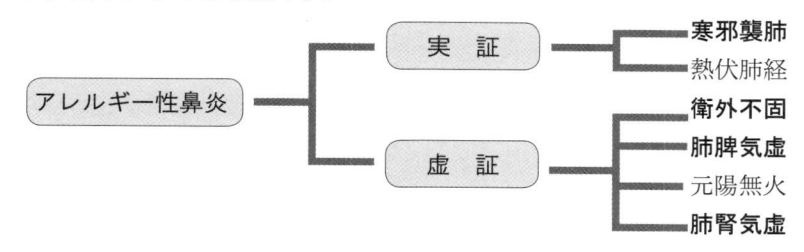

```
                              ┌─ 寒邪襲肺
                    ┌─ 実 証 ─┤
                    │         └─ 熱伏肺経
アレルギー性鼻炎 ─┤
                    │         ┌─ 衛外不固
                    │         ├─ 肺脾気虚
                    └─ 虚 証 ─┤
                              ├─ 元陽無火
                              └─ 肺腎気虚
```

　寒邪襲肺証の治療は，主要方剤としては，麻黄・桂枝などをふくむ辛温性の発散作用のある方剤を使います。ただし，このタイプには同時に衛気虚がみられることがあります。その場合，麻黄など発散作用の強い薬を除き，玉屏風散を加えることができます。

　衛外不固証の治療は，玉屏風散が中心となります。干祖望氏は，玉屏風散に参苓白朮散の組成薬を加える方法をとっています。健脾滲湿作用を強めた用法です。このほか干氏は，アレルギー性鼻炎を治療する際には，弁証によって方剤を選択し，加減を行うだけでなく，一律に蟬衣・乾地竜を加えることを提唱しています。また張贊臣氏は，玉屏風散に南北沙参を加えることで益気固表作用を強め，さらに薄荷葉・石菖蒲・辛夷花などを加えることで疏邪通竅作用を強めて使用しています。

　肺脾気虚証の治療は，玉屏風散に，温中作用のある薬や方剤を加えます。周維鎔氏は，玉屏風散に甘草乾姜湯をあわせて使用しています。温中作用を強めた用法です。

　肺腎気虚証の治療は，玉屏風散に補腎薬を加えます。夏翔氏は，玉屏風散に補骨脂を加えることで益腎固本作用を強め，さらに荊芥・蒼耳子・辛夷・地竜などを加えることで去風宣竅作用を強めて使用しています。

2　喘息

　中医の喘息治療は，発作期と緩解期に分けられます。発作期は「急則治標」の原則に従い「治標」が主となり，緩解期は「緩則治本」に従い「治本」が主となります。玉屏風散は，治本を主とした標本同治方剤なので，一般に緩解期の治療に使われます。緩解期に多見される病機には，主に以下のようなものがあります。玉屏風散が使われるのは，太字にしてある証です。

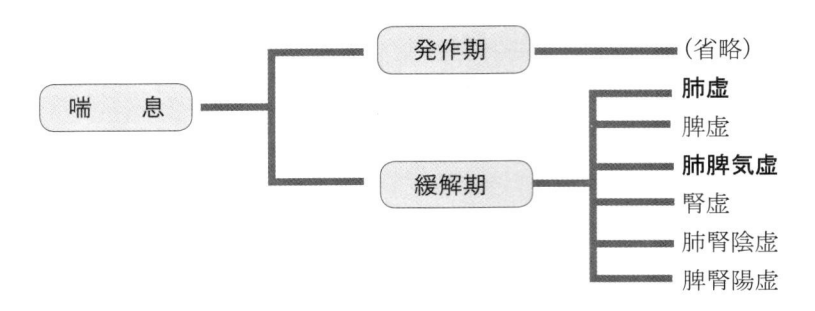

```
                              ┌─ 発作期 ──────── (省略)
                              │
                              │              ┌─ **肺虚**
                              │              ├─ 脾虚
   喘 息 ──────────────────────┤              ├─ **肺脾気虚**
                              └─ 緩解期 ──────┤─ 腎虚
                                             ├─ 肺腎陰虚
                                             └─ 脾腎陽虚
```

　肺虚証の治療は，玉屏風散を基礎として，さらに党参・五味子・胡桃肉・淮山薬などを加えます。補気温肺斂肺作用を強めた用法です。

　肺脾気虚証の治療は，玉屏風散に健脾作用のある薬を加えて使うことができます。張鏡人氏は，玉屏風散と六君子湯の合方を基礎に，さらに杏仁・百部を加えて平喘作用を強め，桂枝・芍薬を加えて調営衛作用を強め，神麹・穀芽を加えて和胃腸作用を強めて使用しています。曹頌昭氏は，玉屏風散に桂枝竜牡湯や参苓白朮散をあわせて使用しています。

③ じんましん

　じんましんの主要な症状はかゆみです。中医には「風盛則痒」・「無風不作痒」という言い方があり，痒みの主要な原因の1つは「風」であると考えています。中医によるじんましん治療は，まず虚実，次に寒熱，さらに臓腑と，こまかく弁証を行いますが，どのようなタイプであっても，多くは「風」と関係しています。じんましんに多見される病機には，主に以下のようなものがあります。玉屏風散が使われるのは，太字にしてある証です。

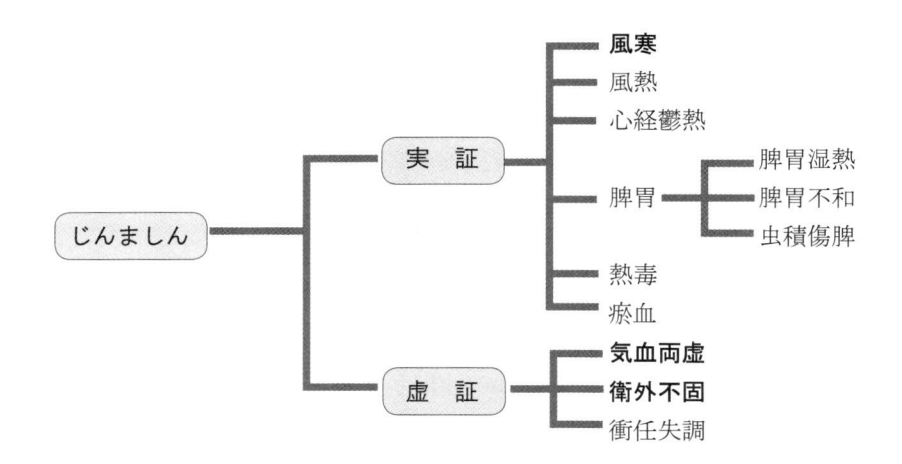

```
                              ┌─ **風寒**
                              ├─ 風熱
                              ├─ 心経鬱熱
                              │                  ┌─ 脾胃湿熱
                    ┌─ 実 証 ──┼─ 脾胃 ────────────┼─ 脾胃不和
                    │         │                  └─ 虫積傷脾
   じんましん ──────┤         ├─ 熱毒
                    │         └─ 瘀血
                    │
                    │         ┌─ **気血両虚**
                    └─ 虚 証 ─┼─ **衛外不固**
                              └─ 衝任失調
```

　風寒証の治療は，主要方剤としては，麻黄・桂枝などをふくむ辛温性の発散作用のある方剤を使います。ただし，このタイプには同時に衛気虚がみられることがあります。その場合，さらに玉屏風散を加えて使用することができます。

　衛外不固証の治療は，玉屏風散を基礎として，さらに桂枝・芍薬を加えて調営衛作用を強

めたり，連翹・赤小豆を加えて清熱疏風利尿作用を強めたり，生竜骨・生牡蛎を加えて収斂潜陽作用を強めたりして使用することができます。

気血両虚証の治療は，玉屏風散を基礎として滋陰薬や清熱薬を加えます。黄文東氏は，玉屏風散に，さらに生地・玉竹・連翹・銀花を加えて滋陰清熱作用を強め，地膚子・豨簽草を加えて皮膚に対する清化湿熱を強めて使用しています。張志礼氏は，玉屏風散に多皮飲をあわせて使用しています。

3 疾患・病証別使用例
治癒例のまとめ

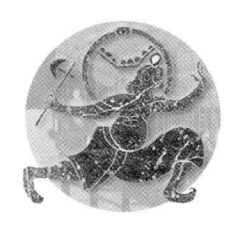

1 呼吸器系疾患

●1．慢性気管支炎

[証候]………肺脾気虚，衛陽不固証を呈する慢性気管支炎

断続的に咳喘がみられ，寒いときに悪化する状態が3年。秋になり涼しくなったため半月前から咳喘が悪化。顔に生気がない。自汗，悪風，水様の鼻汁と痰がみられる。舌質は胖で歯痕がみられる，舌苔は薄白，脈濡細。

[方薬]………・玉屏風散に麦冬・前胡・山薬・陳皮・炙甘草を加える。

[解説]………・山薬は補脾作用と補肺作用のある渋薬です。固本作用を強めています。
・麦冬も補肺のほか補脾作用のある薬です。
・陳皮・炙甘草には，ゆるやかな温中行気作用があります。陳皮はまた，麦冬の滋膩性をおさえる作用もあります。
・前胡を加え，肺気の宣降を助けています。

●2．気管支拡張症

[証候]………気血不足，衛外不固証を呈する気管支拡張症

74歳の老人。平素よりカゼひきやすく，カゼをひくと高熱，咳，咳血などがみられる。精神状態がふるわない，痩せ型，疲れやすい，舌質淡紅，舌苔白，脈細無力。

[方薬]………・玉屏風散・異功散・甘麦大棗湯を併用する。（人参は太子参に変える）

[解説]………・人参を太子参に変え，より緩やかな補気作用に変えています。患者が老人であるための措置と思われます。
・異功散を加え補気作用を強めています。
・血虚のほか，精神状態がふるわない，という症状もみられるので，養心血作用のほか，安神作用もある甘麦大棗湯を加えています。

2 アレルギー疾患

●1．アレルギー性鼻炎（その1）

[証候]………衛外不固証を呈するアレルギー性鼻炎
　　　　　　水様鼻汁，鼻づまり，鼻がかゆい，朝気温が低いときに諸症状が顕著に悪化する，頭痛，舌質淡，舌苔薄白，脈細滑。

[方薬]………・玉屏風散に蒼耳子・辛夷・白芷・蟬蛻・荊芥・薄荷・甘草を加える。

[解説]………・蒼耳子・辛夷・白芷・蟬蛻を加えて，宣竅作用を強めています。
　　　　　　・荊芥・薄荷を加えて去風作用を強めています。
　　　　　　・白芷はまた，風寒性の頭痛などに多用される止痛薬です。

●2．アレルギー性鼻炎（その2）

[証候]………衛外不固症を呈するアレルギー性鼻炎
　　　　　　気候が少し涼しいと水様鼻汁，鼻づまり，鼻が痒い，くしゃみなどの症状が現れる。平素より悪寒が続く。舌質淡，舌苔白，脈は早くない。

[方薬]………・玉屏風散に桂枝・党参・訶子肉・炙甘草・生姜・大棗を加える。

[解説]………・玉屏風散と桂枝湯の合方より，芍薬を取り，党参・訶子肉を加えたものです。風寒性のアレルギー性鼻炎の治療には，玉屏風散と桂枝湯の合方が多用されます。
　　　　　　・この症例は悪寒が強いので，温性を強めるために桂枝湯を加えています。そこで芍薬を除き，さらに補気作用を強めるため党参を加えています。
　　　　　　・訶子肉を加え，肺気に対する収斂作用を強めています。

3 老人疾患

●咳をすると失禁する

[証候]………脾腎陽虚，衛外不固証を呈する咳に伴う尿失禁
　　　　　　72歳の老人。毎年冬になると咳が続くようになる。咳をすると発汗し，失禁する。咳は夜に悪化する。舌淡，舌苔薄白，脈沈滑。

[方薬]………・玉屏風散に益智仁・熟地黄・菟絲子・補骨脂・甘草・韮子・五味子・附子・杜仲・烏薬・覆盆子を加える。

[解説]………・中医では「膀胱咳」と呼ばれる状況です。
　　　　　　・陽虚証が顕著なので温補腎陽作用のある益智仁・菟絲子・補骨脂・杜仲・覆盆子を加え，さらに附子・烏薬などの辛熱薬を加えています。
　　　　　　・附子と烏薬はどちらも作用の強い辛熱薬ですが，両者を比較すると，相対

的に，附子は内に対する補陽作用が強く，烏薬は外に対する去風寒作用が強いという特徴があります。
- 菟絲子・補骨脂・韮子・五味子・覆盆子は，みな収斂薬でもあり，縮尿作用のある薬です。

4　泌尿器系疾患

●慢性腎炎

[証候]………腎陽虚を主とした腎陰陽両虚証で，寒熱錯雑を呈する慢性腎炎
　　　　　　排尿痛，尿意切迫，頻尿が，約10年断続的に続いている。排尿時には刺すような痛みがあり，血尿がみられる。カゼを引きやすく，発熱しやすい。平素より体の痛み，悪寒がある，便秘（排便は2～5日に1回），食欲に異常はない。唇に瘀色がみられる。舌質胖，舌青，舌苔薄黄，脈弱。
[方薬]………・玉屏風散と桂附地黄湯を併用し，間に茴香橘核丸を服用する。
[解説]………・この証の出発点は腎陽虚です。腎の陽気が弱まり，水を気化できなくなったので，体内に湿濁がたまります。それが長期化すると熱を生み，陽虚による寒と同時に，熱も存在する寒熱錯雑の証となります。
- 陽気虚によって引き起こされた衛外不固（カゼをひきやすい）が存在するので補腎陽薬である桂附地黄湯に，さらに玉屏風散を加えています。
- 茴香橘核丸は，橘核丸に小茴香を加えたものです。温腎暖肝作用のほか，行気活血作用を通して積熱，湿熱を治療することができます。

5　消化器系疾患

●1．慢性腸炎

[証候]………脾虚湿困，清陽下陥証を呈する慢性腸炎
　　　　　　慢性の下痢が4年続いている。ここ数日，雨が続いたため症状が悪化。腹部が冷えるので，暖めると心地よい。顔色は黄色味をおび，つやがない（黄疸ではない）。痩せ型。舌淡，舌苔白滑，脈沈弦。
[方薬]………・玉屏風散に山薬・白扁豆・薏苡仁・附子・焦山楂を加える。
[解説]………・山薬・白扁豆・薏苡仁は，参苓白朮散の中で，滲湿渋腸作用を受けもっている薬です。
- 附子を加えて温陽作用を強めています。
- 焦山楂を加えて消食化滞作用を強めています。

●2. 吐血

[証候]………中気下陥証を呈する胃粘膜脱出のみられる吐血症

　　　　　　胃部に張痛があり，食後に悪化する．吐血，げっぷ，呼吸が浅い，全身の脱力感，話をするのもおっくう，顔色が白い，舌淡，脈細弱．

[方薬]………・①玉屏風散を服用する．②別に大黄粉を服用する．

[解説]………・玉屏風散を益気昇陥の目的で使っています．

　　　　　　・清代・唐容川は『血証論』で，吐血治療に大黄黄連瀉心湯を使うことを提唱していますが，ここで大黄を加えているのも同じ意味といえます．

6　婦人科疾患

●1. 月経に伴う発熱

[証候]………気血両虚証を呈する月経に伴う発熱

　　　　　　月経期に毎回発熱する．活動後は発熱がとくに顕著となる．全身倦怠感，悪風，自汗，めまい，食欲不振，舌淡胖，脈虚緩．

[方薬]………・玉屏風散に当帰・白芍・桂枝・党参・牡蛎・甘草を加える．

[解説]………・当帰・芍薬を加え，養血作用を強めています．

　　　　　　・桂枝・芍薬を加え，調和営衛・気血作用を強めています．

　　　　　　・肝血虚を原因とする陰虚陽亢によるめまいが生じているので，平肝潜陽作用のある牡蛎を加えています．

●2. 更年期障害

[証候]………気陰両虚，衛外不固証を呈する自汗，盗汗

　　　　　　昼も夜も汗がとまらない，動悸，呼吸が浅い，心煩，怒りやすい，あまりよく眠れない（夢が多い），食欲不振，食後腹部がもたれる，舌暗，舌苔薄白，脈沈細結代．

[方薬]………・玉屏風散に沙参・五味子・麦冬・浮小麦・玉竹・茯苓・遠志・酸棗仁・生地・阿膠珠を加える．

[解説]………・沙参・五味子・麦冬を加えるのは，生脈飲の意味で，益気斂汗・養陰生津作用を強めています．

　　　　　　・浮小麦を加えて，斂心陰・止虚汗作用を強めています．

　　　　　　・玉竹・生地・阿膠珠を加えて，滋陰養血作用を強めています．

　　　　　　・遠志・酸棗仁・茯苓を加えて，養心安神作用を強めています．

本文に登場する方剤の出典と組成

（文中組成を紹介したものと経方を除く）

	方剤名	出典	組成
あ	安神定志丸	『医学心悟』	茯苓・茯神・人参・遠志・石菖蒲・竜歯・朱砂
い	一貫煎	『続名医類方』	北沙参・麦門冬・当帰身・生地黄・枸杞子・川楝子
	胃風湯	『脾胃論』	人参・茯苓・川芎・肉桂・当帰・白芍・白朮・粟米
	胃苓湯	『丹渓心法』	甘草・茯苓・蒼朮・陳皮・白朮・官桂・沢瀉・猪苓・厚朴・生姜・大棗
え	会厭逐瘀湯	『医林改錯』	桃仁・紅花・甘草・桔梗・生地・当帰・玄参・柴胡・枳殻・赤芍
	益気補肝湯	四川省梓潼県―城郊公社医院・衛生局・紅旗区人民医院方	黄耆・党参・白芍・枳実・厚朴・甘草
お	黄芩滑石湯	『温病条弁』	黄芩・滑石・猪苓・茯苓・大腹皮・白豆蔲仁・通草
	黄連香薷飲	『丹渓心法』	香薷・黄連・酒
か	槐花散	『本事方』	槐花・柏葉・荊芥穂・枳殻
	膈下逐瘀湯	『医林改錯』	霊脂・当帰・川芎・桃仁・丹皮・赤芍・烏薬・元胡・甘草・香附・紅花・枳殻
	活血解毒湯		解毒活血湯と同方
	化斑湯	『温病条弁』	石膏・知母・生甘草・玄参・犀角・粳米
	加味止痛没薬散（湯）	『医林改錯』	没薬・血竭・大黄・朴硝・石決明・清茶
	完帯湯	『傅青主女科』	白朮・山薬・人参・白芍・車前子・蒼朮・甘草・陳皮・黒芥穂・柴胡
	甘露消毒飲（丹）	『続名医類案』	飛滑石・淡黄芩・綿茵蔯・石菖蒲・川貝母・木通・藿香・連翹・白蔲仁・薄荷・射干
き	枳実導滞丸	『重訂通俗傷寒論』	枳実・生大黄・檳榔・厚朴・連翹・黄連・神麴・紫草・山楂肉・木通・生甘草
	橘核丸	『済生方』	橘核・海藻・昆布・海帯・川楝子・桃仁・厚朴・木通・枳実・延胡索・桂心・木香
	急救回陽湯	『医林改錯』	党参・附子・乾姜・白朮・甘草・桃仁・紅花
	玉鎖丹	『御薬院方』	竜骨・蓮花蕊・鶏頭実・烏梅肉

	挙元煎	『景岳全書』	人参・炙黄耆・炙甘草・炒升麻・炒白朮
	金鎖固金丸	『医方集解』	沙苑蒺藜・芡実・蓮鬚・竜骨・牡蛎
	金水六君煎	『景岳全書』	当帰・茯苓・半夏・熟地黄・陳皮・炙甘草・生姜
け	桂苓甘露飲	『宣明論方』	茯苓・甘草・白朮・沢瀉・官桂・石膏・寒水石・滑石・猪苓
	解毒活血湯	『医林改錯』	連翹・葛根・柴胡・当帰・生地・赤芍・桃仁・紅花・枳殻・甘草
	巻柏丸	『奇効良方』	巻柏・黄耆
こ	蒿芩清胆湯	『重訂通俗傷寒論』	青蒿脳・淡竹茹・仙半夏・赤茯苓・青子芩・生枳殻・陳広皮・碧玉散
	香薷飲		香薷散と同方
	香薷散	『太平恵民和剤局方』	炒扁豆・厚朴・香薷
	孔聖枕中丹	『千金要方』	亀板・竜骨・遠志・菖蒲
	控涎丹	『三因方』	甘遂・大戟・白芥子
	交泰丸	『韓氏医通』	黄連・肉桂
	厚朴湯	『症因脈治』	厚朴・陳皮・甘草・乾姜・茯苓
	香連丸	『太平恵民和剤局方』	黄連・木香
	古下瘀血湯	『医林改錯』	桃仁・大黄・䗪虫・甘遂
	五子衍宗丸	『摂生衆妙方』	枸杞子・菟絲子・五味子・覆盆子・車前子
	固衝湯	『医学衷中参西録』	白朮・生黄耆・竜骨・牡蛎・萸肉・生杭芍・海螵蛸・茜草・棕辺炭・五倍子
	琥珀多寐丸	『景岳全書』	琥珀・羚羊角・人参・茯神・遠志・甘草
	五皮飲（五皮散）	『三因方』	炙大腹皮・炙桑白皮・茯苓皮・生姜皮・陳皮
	五味消毒飲	『医宗必読』	金銀花・野菊花・蒲公英・紫花地丁・紫背天葵子
さ	犀角地黄湯	『千金要方』	水牛角・生地黄・芍薬・牡丹皮
	柴胡升麻湯	『雑病源流犀燭』	柴胡・升麻・前胡・赤芍・桑白皮・黄芩・葛根・荊芥・石膏
	柴胡疏肝散	『景岳全書』	陳皮・柴胡・川芎・枳殻・芍薬・香附・炙甘草
	三黄枳朮丸	『内外傷弁惑論』	枳実・黄連・煨大黄・炒神麴・橘皮・白朮・黄芩
	三黄四物湯	『医宗金鑑』	当帰・白芍・川芎・生地黄・黄連・黄芩・大黄

	三仁湯	『温病条弁』	杏仁・半夏・滑石・薏苡仁・通草・白蔲仁・竹葉・厚朴・甘瀾水
	三補丸	『丹渓心法』	黄連・黄芩・黄柏
し	滋陰大補丸	『類証治裁』	熟地黄・山薬・山茱萸・茯苓・牛膝・杜仲・五味子・巴戟天・小茴香・肉蓗蓉・遠志・石菖蒲・枸杞子・大棗
	地黄飲子	『黄帝内経素問宣明論方』	熟地黄・巴戟天・山茱萸・石斛・肉蓗蓉・炮附子・五味子・官桂・白茯苓・麦門冬・石菖蒲・遠志・生姜・大棗・薄荷
	止瀉調中湯	『医林改錯』	黄耆・党参・甘草・白朮・当帰・白芍・川芎・紅花・附子・良姜・官桂
	磁朱丸	『千金要方』	磁石・朱砂・神麴
	四神丸	『内科摘要』	肉豆蔲・補骨脂・呉茱萸・五味子
	滋水清肝飲	『医宗己任編』	熟地黄・山薬・山茱萸・牡丹皮・茯苓・沢瀉・柴胡・白芍・梔子・酸棗仁・当帰
	止嗽散	『医学心悟』	炒桔梗・荊芥・紫菀・百部・白前・甘草・陳皮
	失笑散	『太平恵民和剤局方』	五霊脂・蒲黄
	実脾飲（実脾散）	『重訂厳氏済生方』	厚朴・白朮・木瓜・木香・草果仁・大腹皮・炮附子・茯苓・炮姜・炙甘草・生姜・大棗
	滋脾飲	索延昌氏の方剤	沙参・山薬・茯苓・石斛・麦門冬・白芍・蓮子肉・陳皮・白扁豆・炒山楂・炒穀芽・炙甘草
	朱砂安神丸	『医学発明』	朱砂・黄連・炙甘草・生地黄・当帰
	寿胎丸	『医学衷中参西録』	菟絲子・桑寄生・続断・阿膠
	小営煎	『景岳全書』	熟地黄・当帰・白芍・炒山薬・枸杞子・炙甘草
	昇陥湯	『医学衷中参西録』	生黄耆・知母・柴胡・桔梗・升麻
	漿水散	『素問病機気宜保命集』	半夏・炮附子・乾姜・桂枝・炙甘草・高良姜
	升麻湯	『中医臨床備要』	升麻・小薊・茜草・艾葉・寒水石・生地黄汁
	少腹逐瘀湯	『医林改錯』	小茴香・乾姜・元胡・没薬・当帰・川芎・官桂・赤芍・蒲黄・五霊脂
	生脈散（飲）	『内外傷弁惑論』	人参・麦門冬・五味子
	除湿胃苓湯	『医宗金鑑』	炒蒼朮・厚朴・陳皮・猪苓・沢瀉・赤茯苓・土炒白朮・滑石・防風・生梔子・木通・肉桂・生甘草・灯心
	身痛逐瘀湯	『医林改錯』	秦艽・川芎・桃仁・紅花・甘草・羌活・没薬・当帰・五霊脂・香附・牛膝・地竜

333

	参附湯	『重訂厳氏済生方』	人参・炮附子・生姜
	参苓白朮散	『太平恵民和剤局方』	蓮子肉・薏苡仁・砂仁・炒桔梗・白扁豆・茯苓・人参・炒甘草・白朮・山薬・大棗
せ	清胃散	『蘭室秘蔵』	生地黄・当帰身・牡丹皮・黄連・升麻
	清営湯	『温病条弁』	水牛角・生地黄・玄参・竹葉心・麦門冬・丹参・黄連・銀花・連翹
	聖愈湯	『蘭室秘蔵』	生地黄・熟地黄・川芎・人参・当帰・黄耆
	宣鬱通経湯	『傅青主女科』	白芍・当帰・牡丹皮・炒梔子・炒白芥子・柴胡・香附・鬱金・黄芩・生甘草
そ	桑菊飲	『温病条弁』	桑葉・菊花・杏仁・連翹・薄荷・桔梗・生甘草・芦根
	桑杏湯	『温病条弁』	桑葉・杏仁・沙参・象貝・香豉・梔皮・梨皮
	桑螵蛸散	『本草衍義』	桑螵蛸・遠志・菖蒲・竜骨・人参・茯神・当帰・亀甲
	捜風湯	『医学衷中参西録』	防風・人参・清半夏・生石膏・僵蚕・柿霜（沖服）・麝香
	双和散	蒲輔周氏の方剤	党参・茯神・菖蒲・遠志・丹参・鶏血藤・鬱金・香附・血竭・琥珀
	側柏散	『衛生家宝』	柏葉・人参・荊芥穂
た	大補陰丸（原名：大補丸）	『丹渓心法』	熟地黄・亀板・黄柏・知母・猪脊髄
	托裏消毒飲	『外科正宗』	人参・川芎・白芍・黄耆・白朮・茯苓・当帰・金銀花・白芷・甘草・桔梗・皂角刺
	達原飲	『瘟疫論』	檳榔・厚朴・知母・芍薬・黄芩・草果仁・甘草
	多皮飲	北京中医医院皮科方	地骨皮・五加皮・桑白皮・乾姜皮・大腹皮・白鮮皮・丹皮・赤苓皮・冬瓜皮・扁豆皮・川槿皮
ち	治金煎	『目経大成』	玄参・桑白皮・枳殻・黄連・杏仁・旋覆花・防風・黄芩・白菊花・葶藶子
	逐風湯	『医学衷中参西録』	黄耆・当帰・羌活・独活・全蠍・蜈蚣
	治中湯	『類証活人書』	人参・炮姜・白朮・炙甘草・陳皮・青皮
	調経湯	『験方新編』	酒当帰・牡丹皮・肉桂・赤茯苓・甘草・陳皮・細辛・炒乾姜・生姜
つ	通竅活血湯	『医林改錯』	赤芍・川芎・桃仁・紅花・老葱・鮮姜・紅棗・麝香・黄酒

	通経逐瘀湯	『医林改錯』	桃仁・紅花・赤芍・山甲・皂刺・連翹・地竜・柴胡・麝香
	痛瀉要方	『医学正伝』	炒白朮・白芍・陳皮・防風
	通脈散	『瘍医大全』	生黄耆・当帰・白芷・猪蹄
て	定経湯	『傅青主女科』	菟絲子・白芍・当帰・炒山薬・熟地黄・茯苓・荊芥穂・柴胡
	定志小丸	『千金要方』	菖蒲・遠志・茯苓・人参
	癲狂夢醒湯	『医林改錯』	桃仁・柴胡・香附・木通・赤芍・半夏・腹皮・青皮・陳皮・桑皮・蘇子・甘草
	天王補心丹	『摂生秘剖』	酸棗仁・柏子仁・当帰身・天門冬・麦門冬・生地黄・人参・丹参・玄参・白茯苓・五味子・遠志・桔梗
と	当帰補血湯	『内外傷弁惑論』	黄耆・当帰
	桃紅四物湯	『医宗金鑑』	桃仁・紅花・熟地黄・当帰・白芍・川芎
	導赤散	『小児薬証直訣』	生地黄・木通・生甘草梢・竹葉
	導痰湯	『済生方』	半夏・天南星・橘紅・枳実・赤茯苓・炙甘草
	独参湯	『十薬神書』	人参
に	二仙湯	『中医方剤臨床手冊』（上海中医学院）	仙芽・淫羊藿・当帰・巴戟天・黄柏・知母
	人参飲子	『世医得効方』	人参・桔梗・五味子・赤茯苓・炒白朮・枳殻・炙甘草・生姜
	人参蛤蚧散	『衛生宝鑑』	蛤蚧・杏仁・炙甘草・知母・桑白皮・人参・茯苓・貝母・茶
	人参胡桃丸（湯）	『済生方』	人参・胡桃・生姜
	人参芍薬湯	『脾胃論』	麦門冬・当帰身・人参・炙甘草・白芍・黄耆・五味子
	人参定喘湯	『太平恵民和剤局方』	人参・麻黄・炙甘草・炒阿膠・半夏麹・桑白皮・五味子・罌粟殻・生姜
	人参養栄湯	『太平恵民和剤局方』	白芍・当帰・陳皮・黄耆・桂心・人参・煨白朮・炙甘草・熟地黄・五味子・茯苓・遠志・生姜・大棗
は	八正散	『太平恵民和剤局方』	車前子・瞿麦・扁蓄・滑石・山梔子・炙甘草・木通・熟軍・灯心草
	八珍湯	『正体類要』	人参・白朮・白茯苓・当帰・川芎・白芍・熟地黄・炙甘草
	半夏秫米湯（半夏湯）	『霊枢』	半夏・秫米

335

	半夏白朮天麻湯	『医学心悟』	半夏・天麻・茯苓・橘紅・白朮・甘草
ひ	百合固金湯	『慎斎遺書』	百合・熟地・生地・当帰身・白芍・甘草・桔梗・玄参・貝母・麦門冬
ふ	茯苓滲湿湯	『衛生宝鑑』	茵蔯・茯苓・猪苓・沢瀉・黄連・黄芩・梔子・漢防已・白朮・蒼朮・陳皮・青皮
	普済消毒飲	『東垣試効方』	黄芩・黄連・陳皮・甘草・玄参・柴胡・桔梗・連翹・板蘭根・馬勃・牛蒡子・薄荷・僵蚕・升麻
	附子理中丸	『閻氏小児方論』	人参・白朮・乾姜・炙甘草・黒附子
ほ	防風葛根湯	『婦人大全良方』	防風・葛根・川芎・生乾地黄・杏仁・麻黄・桂心・独活・甘草・防已
	補肝湯	『医学六要』	当帰・川芎・白芍・熟地黄・酸棗仁・炙甘草・木瓜
	保元湯	『博愛心鑑』	黄耆・人参・炙甘草・肉桂・生姜
	補腎安胎飲	『婦科治療学』	人参・白朮・杜仲・続断・狗脊・益智仁・阿膠・艾葉・菟絲子・補骨脂
	補心茯苓丸	『千金要方』	茯苓・桂心・大棗・紫石英・甘草・人参・麦門冬・赤小豆
	補脾胃瀉陰火昇陽湯	『脾胃論』	柴胡・炙甘草・黄耆・蒼朮・羌活・升麻・人参・黄芩・黄連・石膏
	牡蛎散	『太平恵民和剤局方』	黄耆・麻黄根・煅牡蛎
み	妙香散	『太平恵民和剤局方』	麝香・煨木香・山薬・茯苓・茯神・黄耆・遠志・人参・桔梗・炙甘草・朱砂・酒
よ	養心湯	『仁斎直指方論』	黄耆・白茯苓・茯神・半夏麹・当帰・川芎・遠志・辣桂・柏子仁・酸棗仁・北五味子・人参・甘草・生姜・大棗
	洋参附子湯	蒲輔周氏の方剤	西洋参・製川附・白芍・炙亀板・茯神・山萸肉・枸杞子・懐牛膝・杜仲
り	利湿解毒湯	河北省清苑県中医院方	土茯苓・地膚子・白蘚皮・白花蛇舌草・紫花地丁・薏苡仁・蒼朮・苦参
	涼膈散	『太平恵民和剤局方』	川大黄・朴硝・甘草・生梔子仁・薄荷・黄芩・連翹・竹葉・蜜
れ	羚角鈎藤湯	『通俗傷寒論』	羚角片・鈎藤・桑葉・菊花・生地・生白芍・川貝・淡竹葉・茯神木・生甘草
	連朴飲	『霍乱論』	製厚朴・川連・石菖蒲・製半夏・香豉・焦梔・芦根
ろ	六神散	『証治準縄』	人参・茯苓・白朮・甘草・白扁豆・生黄耆

参考文献

1．方剤学
『方剤学』（第6版）段富津主編．上海中医薬大学出版社
『中医名方配伍技巧』李亜著．北京科学技術出版社
『中医名方異用指南』李義等主編．山西科学技術出版社
『神奇的中医八大名方』宋乃光等編著．中国中医薬出版社
『中医十大名方』王平主編．中国中医薬出版社
『方薬心悟』黄煌主編．江蘇科学技術出版社
『名医方証真伝』崔応珉等主編．中国中医薬出版社
『八名方臨床応用』鄧偉達著．人民衛生出版社
『中国古方方名考』趙存義著．中国中医薬出版社
『中西医匯通常用方剤』頼天松主編．広東科技出版社
『名方新用』王新民等編著．中国中医薬出版社
『古方今用』李世文等編著．人民軍医出版社
『方剤心得十講』焦樹徳著．人民衛生出版社
『千家名老中医妙方秘典』劉学勤等主編．中国中医薬出版社
『名医名方新用』李培英主編．河南医科大学出版社
『湯方弁証及臨床』暢達等編著．中国中医薬出版社
『名医奇方秘術』閻洪臣主編．中国医薬科技出版社
『中医臨床方剤学』朱玉祥等編著．人民軍医出版社
『中医治法与方剤』陳潮祖著．人民衛生出版社
『中医十大類方』黄煌．江蘇科学技術出版社
『現代中医薬応用与研究大系―方剤』施杞総主編．上海中医薬大学出版社

2．中薬学
『古今薬方縦横』周鳳梧主編．人民衛生出版社
『施今墨薬対臨床経験集』呂景山編．山西人民出版社
『朱良春用薬経験集』朱歩先等整理．湖南科学技術出版社
『実用中医対薬方』田代華主編．人民衛生出版社
『中国薬話』王煥華等編著．中国中医薬出版社

3．『傷寒論』『金匱要略』
『張仲景薬法研究』王占璽．科学技術文献出版社
『傷寒論詮解』劉渡舟著．天津科学技術出版社
『劉渡舟傷寒臨証指要』陳明等整理．学苑出版社

4．医論・医話
『謙斎医学講稿』秦伯未著．上海科学技術出版社
『黄河医話』孫継芬主編．北京科学技術出版社
『北方医話』夏洪生主編．北京科学技術出版社
『長江医話』詹文涛主編．北京科学技術出版社
『南方医話』劉尚義主編．北京科学技術出版社
『燕山医話』陳彤雲主編．北京科学技術出版社
『中国歴代医論選講』陳大舜・周徳生編著．中国医薬科技出版社
『岳美中医学文集』陳可冀等合編．中国中医薬出版社
『宋代医家学術思想研究』厳世芸主編．上海中医学院出版社
『趙錫武医療経験』中医研究院西苑医院編．人民衛生出版社
『譚畔医話』劉承山主編．科学普及出版社
『章次公医術経験集』朱良春主編．湖南科学技術出版社
『内経類証』秦伯未編．上海科学技術出版社
『名中医治病絶招』盧祥之編著．中国医薬科技出版社
『中国証候弁治軌範』冷方南主編．人民衛生出版社
『医学微言』朱良春著．人民衛生出版社
『読書折疑与臨証得失』何紹奇著．人民衛生出版社
『壺天雲煙』謝海洲編著．中医古籍出版社
『葉天士学説研究専輯』浙江中医薬副刊
『診屋偶記』湯万春著．安徽科学技術出版社
『金元医学評析』丁光迪編著．人民衛生出版社
『虚証論』索延昌著．人民衛生出版社
『中医昇降学』寇華勝編著．江西科学技術出版社
『名老中医帯教録』巫君玉著．人民衛生出版社
『三十年臨証探研録』鄒孟城著．上海科学技術出版社
『温病浅談』趙紹琴編著．人民衛生出版社
『肝胆源流論』劉渡舟主編．天津科学技術出版社
『医林改錯発揮』王懐義編著．山西科学技術出版社
『血瘀論』蒋森著．中国医薬科技出版社
『中医百病名源考』張綱著．人民衛生出版社
『黄帝医術臨証切要』王洪図等編著．華夏出版社
『内経病証弁析』張吉等編著．遼寧科学技術出版社
『気血証治』張問渠等著．科学技術文献出版社

5．臨床
[内科]
『中医内科学』（第5版）張伯臾主編．上海科学技術出版社

『中医臨床経典』内科巻．周珉等主編．上海中医薬大学出版社

『古今中医心病方薬集成』鄧梅生主編．中国医薬科技出版社

『内科心法』董建華著．中医古籍出版社

『過敏性疾病的中医治療』周珉等主編．上海中医薬大学出版社

『神経系統疾病中医証治精要』周紹華等編著．中国農業科技出版社

『消渇専輯』史宇広等主編．中医古籍出版社

『奇証専輯』史宇広等主編．中医古籍出版社

『血証専輯』史宇広等主編．中医古籍出版社

『頭痛眩暈専輯』史宇広等主編．中医古籍出版社

『肝炎肝硬化専輯』史宇広等主編．中医古籍出版社

『癲狂癇専輯』史宇広等主編．中医古籍出版社

『不孕専輯』史宇広等主編．中医古籍出版社

『痺証専輯』史宇広等主編．中医古籍出版社

『乙型肝炎的中医治療』梅国強主編．科学技術文献出版社

『肝炎与肝硬化的中医弁治』陳継明著．中国医薬科技出版社

『名医・名方』梁静玉主編．青島出版社

『中医内科新論』印会河．山西人民出版社

『中医湿病学』王彦著．人民衛生出版社

『血虚証弁治与研究』陳如泉主編．中国医薬科技出版社

『新脾胃論』索延昌著．山西科学技術出版社

『脾胃学新詮』劉炳凡編著．中医古籍出版社

『鮑友麟論胃腸病』唐博祥等編著．世界図書出版社公司

『中医薬抗癌研究与臨床』郁文駿等主編．四川科学技術出版社

『中医臨床備要』秦伯未著．人民衛生出版社

［その他］

『艾滋病中西医防治学』呂維柏主編．人民衛生出版社

『皮科百覧』李博鑑著．人民衛生出版社

『皮膚病良方1500首』王海亮等主編．中国中医薬出版社

『中医眼科学』陳明挙主編．科学出版社

『中医眼科学』祁宝玉主編．人民衛生出版社

『男性性功能障碍』陳文伯・李彪主編．江蘇科学技術出版社

『男性不育』金之剛等主編．江蘇科学技術出版社

『男科専輯』史宇広等主編．中医古籍出版社

『中医性病学』張志礼等主編．江西科学技術出版社

『朱南孫婦科臨床秘験』朱南孫著．中国医薬科技出版社

『蔡氏女科経験選集』蔡庄等編著．上海中医薬大学出版社

『劉奉五婦科経験』北京中医学院・北京市中医学校編．人民衛生出版社

『中医痔瘻病学』呉存亮主編．河南科学技術出版社

『針灸医家治病妙法』鐘起哲編著．中国医薬科技出版社

『干祖望経験集』干祖望著．人民衛生出版社

6．医案

『張子琳医療経験選輯』趙尚華等整理．山西科学技術出版社

『当代児科名老中医経験集』王萍芬・周本善主編．江蘇科学技術出版社

『鄧鉄涛臨床経験輯要』鄧鉄涛著．中国医薬科技出版社

『何任臨床経験輯要』何任著．中国医薬科技出版社

『蔡福養臨床経験輯要』蔡福養著．中国医薬科技出版社

『斑秀文臨床経験輯要』斑秀文著．中国医薬科技出版社

『焦樹徳臨床経験輯要』焦樹徳著．中国医薬科技出版社

『李今庸臨床経験輯要』李今庸著．中国医薬科技出版社

『章真如臨床経験輯要』章真如著．中国医薬科技出版社

『謝海洲臨床経験輯要』謝海洲著．中国医薬科技出版社

『沈宝潘臨床経験輯要』胡暁霊等主編．中国医薬科技出版社

『張琪臨床経験輯要』張琪著．中国医薬科技出版社

『歴代名医医案選講』陳大舜主編．上海中医薬大学出版社

『祝諶予証験案精選』董振華等編著．学苑出版社

『劉渡舟証験案精選』陳明等編著．学苑出版社

『中国百年百名中医臨床家叢書・葉心清』沈紹功等編著．

『中国百年百名中医臨床家叢書・劉雲鵬』劉雲鵬等編著．中国中医薬出版社

『中国百年百名中医臨床家叢書・李克紹』姜建国等編著．中国中医薬出版社

『中国百年百名中医臨床家叢書・潘澄濂』盛増秀等編著．中国中医薬出版社

『中国百年百名中医臨床家叢書・徐志華』梁文珍等編著．中国中医薬出版社

『中国百年百名中医臨床家叢書・宋祚民』宋文芳等編著．中国中医薬出版社

『中国百年百名中医臨床家叢書・羅元愷』羅頌編著．中国中医薬出版社

『中国百年百名中医臨床家叢書・李翰卿』王象礼等編著．中国中医薬出版社

『中国百年百名中医臨床家叢書・王伯岳』張世卿等編著．

中国中医薬出版社
『百家験案弁証心法』肖森茂等編著．中国中医薬出版社
『顔徳馨診治疑難病秘箋』顔徳香著．文匯出版社
『黄文東医案』上海中医学院附属竜華医院編著．上海科学技術出版社
『沈仲理臨証医集』沈春暉主編．上海中医薬大学出版社

7．古典（19世紀以前の書）

[唐代以前]
『外台秘要方』王燾
『仙授理傷続断秘方』蘭道人

[宋代～元代]
『小児薬証直訣』銭乙
『厳氏済生方』厳用和
『太平恵民和剤局方』太平恵民和剤局編
『婦人大全良方』陳自明
『黄帝素問宣明論方』『素問病機気宜保命集』『傷寒標本心法類萃』劉河間
『儒門事親』『三法六門』張子和
『脾胃論』『内外傷弁惑論』李東垣
『金匱鈎玄』『本草衍義補遺』朱丹渓
『世医得効方』危亦林

[明代]
『医方考』呉昆
『医貫』趙献可
『赤水玄珠』孫一奎
『先醒斎医学広筆記』繆希雍
『内科摘要』『正体類要』『口歯類要』薛立斎

『明目至宝』楊希洛・夏惟勤
『審視揺函』傳仁宇
『張氏医通』張璐

[清代～民国期]
『古今名医方論』羅美
『類証治裁』林珮琴
『医医病書』呉瑭
『医方集解』汪昂
『湿熱経緯』王士雄
『傅青主女科』傅山
『目経大成』黄庭鏡
『外科理例』汪機
『外科証治全書』許克昌
『傷科補要』銭文彦
『成方切用』呉儀洛
『医宗金鑑』呉謙等
『筆花医鏡』江筆花
『医理真伝』『医法圓通』鄧欽安
『医林改錯』王清任
『呉医匯講』唐笠山
『医学衷中参西録』張錫純

8．その他

『中医大辞典』中国中医研究院・広州中医学院主編．人民衛生出版社
『実用医易小辞典』漆浩主編．中国医薬科技出版社
『中華医易全書』張益民・張韜著．山西古籍出版社

方剤索引

あ

安神定志丸·················· 214

い

異功散······ 133, 141, 158, 326
一加減正気散················ 175
一貫煎··················· 262, 263
一味薯蕷飲·················· 12
胃風湯······················ 194
胃苓湯······················ 174
陰四物湯···················· 97
咽燥健脾湯·················· 135
茵蔯蒿湯···················· 276

う

茴香橘核丸·················· 328
右帰飲······················ 41
右帰丸······················ 130
烏頭湯······················ 45
温胆湯············ 214, 232, 250

え

会厭逐瘀湯·················· 247
益陰腎気丸·················· 41
益陰湯······················ 43
益気固表湯·················· 203
益気補肝湯·················· 127
益母勝金丹·················· 113

お

黄耆桂枝五物湯·············· 245
黄耆赤風湯·················· 246
黄耆桃紅湯·················· 245
黄耆補中湯·················· 135
黄芩滑石湯·················· 276
黄芩四物湯·················· 104
黄土湯······················ 213
黄連阿膠湯·············· 211, 214
黄連温胆湯··············· 92, 214
黄連解毒湯·················· 278
黄連香薷飲·················· 174
黄連二陳湯·················· 74

か

解鬱合歓湯·················· 264
槐花散······················ 213
開二湯······················ 75
化陰煎··················· 10, 11
膈下逐瘀湯·········· 228, 229, 233, 246
藿麹湯······················ 176
化堅二陳丸·················· 76
加減温胆湯·················· 92
加減四物湯·················· 114
加減十味温胆湯············ 85, 92
加減補中益気湯·············· 203
活血解毒湯·················· 278
藿香・砂仁による香砂六君子湯
  ························ 137
藿香散······················ 172
藿香正気散·················· 155
葛根湯······················ 305
瓜蒂散······················ 155
化斑湯······················ 213
加味温胆湯··············· 91, 92
加味玉屏風散················ 322
加味地黄丸·················· 42
加味止痛没薬散·············· 247
加味止痛没薬湯·············· 247
加味四物湯············· 113, 114
加味二陳湯·················· 72
加味麦味地黄湯·············· 44
加味補中益気湯·········· 203, 204
栝楼薤白白酒湯·············· 84
栝楼薤白白酒湯証············ 232
栝楼薤白半夏湯·············· 84
甘草乾姜湯············· 320, 323
甘草附子湯·················· 45
完帯湯······················ 191
巻柏丸······················ 126
甘麦大棗湯············· 196, 326
坎离丸··················· 23, 211
甘露消毒飲·················· 276

き

枳殻湯·················· 229, 230
枳桔二陳湯·················· 74
麹麦二陳湯·················· 75
枳実導滞丸·················· 159
帰芍異功散·················· 134
帰芍地黄丸················ 7, 42
橘枳姜湯···················· 83
橘皮竹茹湯·················· 83
帰脾湯········· 191, 194, 232, 320
枳朴二陳湯·················· 73
急救回陽湯·················· 246
九子地黄丸·················· 43
杏蘇散······················ 73
玉鎖丹······················ 127
玉屏風散············ 111, 126, 195
挙元煎······················ 126
銀翹散··················· 54, 264
金鎖固精丸·················· 127
金水六君煎·················· 250

く

九味地黄丸……………… 42

け

桂枝加附子湯……………… 126
桂枝甘草湯………………… 320
桂枝四物湯………………… 104
桂枝湯………130, 316, 318, 319, 326
桂枝湯証…………………… 317
桂枝竜牡湯………………… 324
桂附地黄湯………………… 328
桂苓甘露飲………………… 174
血府逐瘀湯………… 214, 279
解毒活血湯…… 228, 233, 247

こ

控涎丹……………………… 63
香薷飲……………………… 174
香薷湯……………………… 172
厚姜半甘参湯……………… 84
蒿芩清胆湯………………… 261
香砂胃苓湯………………… 160
香砂二陳湯………………… 73
香砂六君子湯……………… 158
孔聖枕中丹………………… 214
交泰丸……………… 211, 214
香附・砂仁による香砂六君子湯
……137
厚朴湯……………………… 174
香連丸……………………… 160
古開骨散…………………… 246
五加減正気散……………… 175
古下瘀血湯………………… 247
黒逍遙散…………………… 262
五子衍宗丸………………… 320
呉茱黄湯…………………… 86
固衝湯……………………… 127
琥珀多寐丸………………… 214

五皮飲……………………… 121
五皮散……………………… 155
五味消毒飲………………… 296
五苓散……………… 155, 160
芩連二陳湯………………… 75

さ

済陰湯……………………… 11
犀角地黄湯………………… 213
柴胡升麻湯………………… 192
柴胡疏肝散………………… 232
柴胡疏肝湯………………… 261
柴胡六合湯………………… 113
済生腎気丸………………… 7, 40
左帰飲……………………… 7, 41
左帰丸……………………… 7
三一承気湯………… 292, 293
三黄枳朮丸………………… 293
三黄四物湯………………… 293
三黄石膏湯………… 12, 293
三黄湯……………… 45, 293
三加減正気散……………… 175
参胡温胆湯………………… 91
酸棗仁湯…………… 214, 232
三仁湯……………………… 171
三物白散…………………… 155
三補丸……………………… 105
三拗湯……………………… 172

し

滋陰大補丸………………… 105
滋陰地黄丸………………… 42
滋陰地黄湯………………… 19
滋陰八味丸………………… 19
地黄圓……………………… 1, 7
地黄飲子…………………… 210
地黄青娥湯………………… 43
四加減正気散……………… 175
四逆散…… 200, 232, 262, 292
四逆湯……………… 174, 320

子宮脱垂1号方…………… 203
四君子湯…… 37, 139, 141, 142, 151, 158, 173, 191, 195, 208, 319
四君子湯加山薬湯………… 128
止痙散……………………… 38
梔子金花湯………………… 293
梔子豉湯…………… 214, 292
止瀉調中湯………………… 246
磁朱丸……………………… 5
滋腎生肝飲………………… 42
滋水清肝飲………………… 263
四生丸……………………… 26
止嗽散……………………… 5, 13
七味地黄丸………………… 41
七味都気丸………………… 42
失笑散……………………… 255
実脾飲……………………… 320
実脾散……………………… 155
十補丸……………………… 9, 40
四二五合方………………… 113
滋脾飲……………………… 128
四物五子丸………………… 114
四物消風飲………………… 115
四物退翳湯………………… 114
四物湯……………… 97, 211, 264
四物竜胆湯………………… 114
炙甘草湯…………………… 320
熟四物湯…………………… 97
藿香散……………………… 172
朱砂安神丸………………… 214
寿胎丸……………………… 127
十味温胆湯………………… 92
昇陥湯……………………… 126
小営煎……………………… 103
小陥胸湯…………… 145, 230
小柴胡湯…… 24, 82, 85, 90, 107, 259, 261, 264, 277, 292
小建中湯…………………… 193
小承気湯…………… 160, 292
承気湯……………………… 12

正気散 …………… 168, 172	桑菊飲 ………………… 264	調中益気湯 ……… 192, 194
菖志温胆湯 …………… 93	蒼朮湯 ………………… 274	丁沈四君子湯 ………… 134
漿水散 ………………… 174	壮腎固精湯 …………… 43	猪苓湯 ………… 10, 11, 26
滌痰湯 ………………… 74	桑螵蛸散 ………… 127, 210	珍珠温胆湯 ………… 92, 204
小半夏加茯苓湯 ……… 83	捜風湯 ………………… 251	
少腹逐瘀湯 ……… 228, 246	蒼附導痰湯 …………… 74	**つ**
衡法Ⅱ号 ……………… 248	双和散 ………………… 85	通竅活血湯 …228, 229, 233, 247
升麻湯 ………………… 213	足衛和栄湯 …………… 246	通経逐瘀湯 ……… 233, 247
升麻六合湯 …………… 113	側柏散 ………………… 126	痛瀉要方 ……………… 261
生脈飲 ………… 68, 319, 320	蘇蝉六味地黄湯 ……… 44	通脈湯 ………………… 245
生脈散 ………………… 148	蘇朴温胆湯 …………… 91	
逍遙散 …………… 35, 196		**て**
除湿胃苓湯 ……… 276, 278	**た**	定癇丸 ………………… 74
除風益損湯 …………… 114	大黄黄連瀉心湯 ……… 329	定経湯 ………………… 263
助陽止痒湯 …………… 246	大黄湯 ………………… 293	定志小丸 ……………… 127
薯蕷納気湯 …………… 9	大金花丸 ……………… 293	抵当湯 ………………… 213
梔連二陳湯 …………… 74	大柴胡湯 ……………… 292	天王補心丹 …………… 214
辛芷六味地黄湯 ……… 44	大承気湯 ……………… 292	癲狂夢醒湯 ……… 228, 246
腎気丸 ……… 1, 7, 13, 320	大補陰丸 ……… 24, 103, 104	天門冬四物湯 ………… 104
新擬麻黄都気湯 ……… 44	大補丸 ………………… 105	
身痛逐瘀湯 ……… 233, 247	沢瀉湯 …………… 89, 180	**と**
参附丸 ………………… 320	託裏益気湯 …………… 135	当帰芍薬散 ……… 26, 259
参附湯 ………………… 126	托裏消毒飲 …………… 278	当帰補血湯 …… 54, 103, 192, 193, 208, 212
真武湯 …………… 158, 211	託裏消毒散 …………… 135	当帰養栄湯 …………… 114
参苓白朮散 ……127, 194, 323, 324	託裏排膿湯 …………… 136	桃紅四物湯 …… 54, 103, 113, 213, 224, 267
	達原飲 ………………… 264	導赤散 ………………… 213
せ	多皮飲 ………………… 325	導痰湯 …………… 74, 250
清胃散 …………… 194, 213	丹梔逍遙散 ……… 262, 268	都気丸 …………… 7, 127
清営湯 …………… 54, 213		独参湯 ………… 126, 127, 255
生料四物湯 …………… 115	**ち**	独活続断湯 …………… 45
生四物湯 ……… 97, 224, 267	治金煎 ………………… 213	
生附四君子湯 ………… 134	竹筎温胆湯 …………… 85	**な**
聖愈湯 ………………… 103	治重症肌無力方 ……… 202	南星二陳湯 …………… 75
宣鬱通経湯 …………… 262	治中湯 ………………… 174	
旋覆代赭湯 …………… 237	知柏地黄丸 …………… 232	
	知柏八味丸 …………… 19	
そ	逐風湯 ………………… 251	
桑杏湯 ………………… 213	治偏癱截癱方 ………… 251	
増損四物湯 …………… 112	調胃承気湯 …………… 292	
	調経湯 ………………… 264	

に

二加減正気散······················ 175
二十四味流気飲········ 142, 158
二朮二陳湯························ 72
二仙湯······························ 101
二丹四物湯························ 101
二陳四七湯························ 73
二陳湯············ 83, 132, 139,
　　　　142, 148, 151, 194, 250
二陳平胃散························ 73
二母二陳湯························ 73
二妙散······························ 274
二六湯······························ 44
人参飲子···························· 126
人参蛤蚧散························ 126
人参固肌湯························ 136
人参胡桃丸························ 127
人参五味子湯···················· 135
人参定喘湯························ 126
人参芍薬湯························ 192
人参養栄湯························ 211

ね

寧肺湯······························ 135

は

麦味地黄丸··················· 7, 41
八正散······························ 155
八珍散······························ 133
八珍湯　　103, 110, 211, 278
半夏散······························ 155
半夏秫米湯·················· 65, 211
半夏白朮天麻湯·················· 74

ひ

蛭蛇還五湯························ 251
百合固金湯························ 213
白朮散······························ 133

白虎湯···12, 15, 54, 174, 290
表虚六合湯························ 112
表実六合湯························ 112

ふ

不換金正気散··············· 168, 172
茯苓二陳煎························ 72
茯苓滲湿湯························ 276
普済消毒飲························ 278
附子理中丸························ 158
文蛤散······························ 155

へ

平胃散························ 172, 173

ほ

防風葛根湯························ 305
防風四物湯························ 104
補肝湯······························ 103
補気運脾湯························ 134
保元湯······························ 130
補腎安胎飲························ 127
補腎地黄丸························ 41
補心茯苓丸························ 127
補中益気湯··· 110, 124, 126,
　　　　　145, 264, 319, 320, 322
補中益気湯加味·················· 204
補脾胃瀉陰火昇陽湯　191, 192
補陽還五湯······ 226, 228, 233
牡蛎散························ 126, 319
牡蛎沢瀉散·················· 11, 155

ま

麻黄連翹赤小豆湯··············· 276
麻杏苡甘湯························ 68

み

妙香散························ 127, 211

め

明目地黄丸························ 41

も

木香・砂仁による香砂六君子湯
　　　　　　　　　　　　……137

よ

養血調経湯························ 113
陽四物湯···························· 97
養心湯······························ 320
洋参附子湯························ 204
養脾圓······························ 173

り

利湿解毒湯··············· 276, 278
理中湯······························ 174
六君子湯················ 132, 134,
　　　　141, 142, 158, 195, 324
竜胆瀉肝湯········ 213, 214, 262
涼膈散······························ 247
苓桂朮甘湯··················· 84, 89
療本滋腎丸························ 24

れ

連朴飲······························ 54

ろ

六安煎······························ 73
六合湯······························ 112
六五地黄湯························ 43
六神散························ 128, 134

六味地黄丸 …………… 120, 123, 128, 213, 262, 263	六味地黄丸加黄柏知母方 … 19 六和湯 …………………… 173	**わ** 和胃二陳煎 ………………… 72

疾病・症状索引

欧文

MCTD ……………………… 254
Sheehan 症候群 …… 113, 224
SLE ………………………… 16
Wilson 病 ………………… 280

あ行

アフタ性口内炎…**27**, **182**, 194, 195, 238, 276
胃炎 …… 61, 79, **86**, 120, 139, 152, 170, 173, 186, 259
胃潰瘍……120, 138, **146**, 152, 161, 207, 242, 259
胃下垂……139, **145**, 152, 186, 189, **199**, 203
イレウス ………………… 224
咽喉炎 …………………… 44
インフルエンザ …… **85**, 170
インポテンス ………… 43, 79, 239, **255**, 259, 271
ウイルス性心筋炎………… 102
黄斑出血 ………………… 216

か行

外耳炎…………………… 271
潰瘍性結腸炎……………… 203
下顎関節炎………………… 194
化学療法の副作用………… 148
顎関節症 ………………… 58
角膜炎 ……………… **109**, 281

角膜潰瘍………………… 298
ガス壊疽………………… 291
肝炎……10, 85, 120, 127, 139, **146**, **147**, 170, 186, **195**, 259, **267**, 271, 277, 287, 290, **295**
眼瞼縁炎………………… 308
肝硬変……127, 143, 259, 277
冠状動脈性心疾患…… 84, **89**, 102, **148**, 161, 217
関節リウマチ…48, 53, **56**
眼底出血………………… 216
肝斑 ……………………… **238**
顔面神経麻痺 … 163, 242, 249
気管支拡張症……………… 326
気胸……………………… 224
急性腸炎…152, 161, 170, 173
急性リンパ管炎…………… 291
狭心症… 163, 217, 224, 281
胸部の異常……………… 236
強膜炎…………………… 224
虚血性心疾患……79, 152, 244, 248, 259
拒食症…………………… 259
クーラー病……………… 169
クモ膜下出血…………… 280
クル病…………………… 1
血液疾患………………… 10
結膜炎 ………… 37, 271, 299
幻覚 ……………………… 87
健忘症 3, 92, 96, 102, 209
高血圧症…3, 79, **89**, 186, **198**, 244, 252, **253**, 271, 299

紅彩毛様体炎……………… 271
高山病…………………… 248
甲状腺機能亢進 ……**3**, **207**, 224, 259
甲状腺腫 ………… 61, 196
更年期障害 …… 79, **90**, 207, **236**, 259, 314, 317, **329**
骨折 ……………………… 17
骨盤内感染……………… 271
骨フッ素（沈着）症……… 48
コレラ…………………… 173

さ行

細菌性赤痢…… **179**, 287, 298
坐骨神経痛………………… 48, 50, **56**, 242, **252**
痤瘡……………………… 165
霰粒腫…………………… **70**
痔 ……… 186, **200**, **220**, 271
子癇……………………… 304
子宮下垂 ………… 186, 203
子宮筋腫………… 120, 259
子宮頸炎………………… 283
子宮内膜症……………… 224
自己免疫性疾患………… 10
視神経萎縮 …………**38**, 216, **238**, 259, 267
視神経炎……… **28**, **267**, **282**
湿疹……………… 115, 271
歯肉炎………………… **42**, 194
紫斑病 97, **131**, 139, 170, 207, 242, **282**, **295**, 314

脂肪腫……………………**132**	278, **294**, 299	脳震盪後遺症……………242
射精障害…………**255**, 259	多形性紅斑……………224	嚢胞（炎）………………70
習慣性流産………186, **199**	脱臼………………………17	
周期性四肢麻痺…………16	脱肛……………189, 203	**は行**
重症筋無力症………**130**, 186	脱毛症…224, 259, **268**, 271	パーキンソン病…197, **265**, **294**
十二指腸潰瘍………61, **67**, 120, 139, 152, **162**, 170, **179**, 207, 242, 259	多発性硬化症……………110	肺炎………**68**, 287, 290, 291
	多発性神経炎……………242	肺気腫……………44, 61, **68**
	多発性膿瘍……………291	敗血症…………186, 287, 290
	胆嚢結石…………………259	梅毒………………………**296**
上気道感染………………314	炭疽………………………291	肺膿瘍……………………299
硝子体混濁………………219	丹毒………………………291	白内障…**37**, 43, **109**, 216, 259
小児麻痺後遺症…………242	胆嚢炎……85, **259**, 271, 298	麦粒腫……………………**108**
静脈炎……………………**235**	蓄膿症……………………298	破傷風……………………322
静脈瘤……………………230	膣炎………………………283	発育不良………3, 41, 42
食品添加物中毒…………149	中耳炎………………**25**, **27**	白血病……………………224
ショック…………………224	中心性網脈絡膜炎………**71**	鼻炎………**18**, **111**, **199**, 203, 224, 271, 314, **323**, **327**
自律神経失調症…………79	中風後遺症……244, 247, 250	
腎炎…3, 10, **14**, **26**, 43, **131**, 152, 161, **181**, 186, 242, 271, 287, 314, **328**	椎間板ヘルニア…………48	皮脂腺炎…………………299
	低血圧症………102, 139, 186	ヒステリー………82, 259, **266**
	低血糖……………………102	泌尿器系感染……………307
神経症……………………266	てんかん…**38**, 61, 74, 79, 80, 88, 207, 250, **265**, 299	皮膚炎……………………170
神経衰弱……………………3		（皮膚）黒色症……………97
神経衰弱症…………61, 79, 82, 120, **198**, 207, 218	デング熱…………………**294**	皮膚瘙痒症………………**181**
	動眼神経麻痺……………224	肥満症……………………299
振戦………………………218	統合失調症…82, **87**, 287, 295	癧疽………………………291
心臓弁膜症………………46	凍傷………………………170	日和見感染………………321
腎不全……………………39	糖尿病……………3, **14**, 15, **180**, 186, **254**, 259	貧血………………**15**, 97, **101**, 102, 120, 207
じんましん………97, **111**, 120, 170, 242, 259, **307**, 314, 322, **324**		
	洞不全症候群……………253	副鼻腔炎………194, 282, 306
	動脈炎……………………224	腹膜炎……………………287
膵炎………120, 139, 152, 290		不整脈…**14**, **38**, 93, 102, 120, 186, 207, 217, 218, 224
精子減少症………………**200**	**な行**	
声帯麻痺………………194, 242	難聴……194, 224, 299, **306**	不妊症…………3, 79, 224, 259
性欲亢進…………………271	ネフローゼ………3, 44, 143	閉塞性血栓血管炎………**57**
脊髄灰白髄炎……………48	ノイローゼ………………82	ベーチェット病…………297
脊髄空洞症………………**130**	脳炎………………287, 290	扁桃腺炎…………**25**, 299, 304
赤痢………………………179	脳炎後遺症………………242	膀胱炎……………271, **307**
癬…………………………97	脳外傷……………………44	乏精子症…………………17
躁鬱症……………………82	脳梗塞…………241, 244, 252	
	脳出血…………44, 241, 244	
た行	脳震盪……………………224	
帯状疱疹………271, 276, **277**,		

ま行

慢性胃炎（幽門部）……… **67**
慢性咽頭炎…… 79, 135, 194, 204, 259
慢性気管支炎………… 61, **68**, 79, 120, 314, **326**
慢性結腸炎……… **162**, 170, 203
慢性腸炎………… 120, 129, 139, 152, 161, **328**
慢性リンパ節炎…………… 79
メニエール病…61, 79, 120, **180**, 186, 194, 204, 207, 259
毛嚢炎 ……………… 299
網膜色素変性症…………… 201
網膜静脈周囲炎 … 219, 224
網膜絡脈炎 ……… 216, 224

や行

薬物性皮膚炎……………… 299
火傷 ………………… 287
夜盲症 …………… 30, 42
腰筋ストレイン…………… 48

ら行

卵巣嚢腺腫……………… 196
リウマチ熱……………… 46
流行性出血熱……………… 290
流涙症………………… **109**
緑内障………………… **38**
リンパ節炎……………… **296**
レイノー病……………… 242

病証索引

あ行

噯気（げっぷ）………91, 152, 169, **237**
呃逆（しゃっくり）… 65, 91
萎証……………………… 163
遺精………… **9**, 17, 21, 43
胃痛……………………… 65
黄疸………… 143, 271, 276, 286
嘔吐…59, 60, 65, 72, 79, 91, 92, 119, 133, 134, 138, 152, 169, 176, 271, 276

か行

咳嗽……5, 9, 12, 13, 41, 60, 73, 134, 135, **164**, 169, 290, **327**
感冒……… **108**, **178**, 299
胸痺……………………… 84
狂証…………………… 87, 308
胸痛………………… 73, 235
脇痛・脇張……… 30, 42, 65, 223, 258, 270, 271, 276

胸痞……………………… 73
月経不調（生理不順）…2, 21, 30, 42, **69**, 75, 79, 96, 97, **107**, 112, 113, **164**, 207, **219**, 242, 258, **268**
缺乳（母乳の不足）…… 181
言語不利……………… 74

さ行

自汗……………… 135, 314
四逆（手足の冷え）……… 134
出血証
　①出血証全般……206, 212, 230, 286
　②鼻衄（鼻出血）… 5, 276
　③歯衄（歯茎出血）…… 5
　④崩漏（子宮出血）……17, 186, 219, 255
　⑤尿血（血尿）… 131, 200
　⑥便血（血便）………… 220
　⑦吐血………………… 329
食積……………………… 73
心悸（動悸）…59, 77, 79, 92, 96, 206, 209, 223, 232, 317
心煩　79, 92, 185, 223, 286
水腫（浮腫）………… 40, 48, 138, 170, 314, 317
頭痛 …22, 44, 61, **68**, 74, 79, 97, 114, 169, 170, 176, 185, 186, 223, **235**, **252**, 258, 270, 276, 286
泄瀉（下痢）……… 43, 119, 133, 134, 138, 152, 169, 176, 185, 186, 187, 231
喘息… 5, 9, 12, **13**, 41, 42, 44, **131**, 135, **147**, 185, 203, 207, 232, **237**, 250, 299, 314, 322, **323**
早瀉（早漏）……3, **9**, 22, **26**, 43
瘡瘍……………………… 136
臟躁……………………… 82

た行

帯下病（おりものの異常）…**57**, 61, **69**, 152, 170, 207,

　　　　259, 271, 276
胎熱 ………………………… 74
多汗 ………………………… 42
癲狂 ………………… 82, **308**
盗汗（寝汗）………3, 21, 30,
　　　　41, 43, 225
痘瘡 ……………………… 136

な行

内傷発熱 ………………… 185

は行

梅核気 …………………… 82
発熱・身熱 ……… 41, 73, 91,
　　　　133, 135, 185, 206, 223,
　　　　230, 231, 232, 237, 258,
　　　　286, 290, 304, **329**
百合病 …………………… 82
腹張・腹満 …60, 65, 73, 79,
　　　　91, 119, 138, 169, 176,
　　　　206, 271
腹痛 ……41, 42, 73, 133, 134,
　　　　152, 276,
不寐（不眠）………3, 21, 22,
　　　　61, **69**, 77, 79, 80, **88**,
　　　　92, 96, **148**, **163**, 170,
　　　　179, 186, 206, 207, 209,
　　　　213, **214**, 216, 223, **236**,
　　　　242, **253**, **265**, **266**, 270,
　　　　280, 308
偏頭痛 ……… 3, **69**, **110**, 276
便溏（軟便）……… 65, 73,
　　　　119, 176, 185, 206, 207
偏癱（半身不随）……… 74,
　　　　241, 242, 249, 250, **252**
便秘 …152, **162**, 170, 187, 258

ま行

耳鳴り …… 2, 5, 21, 22, 30,
　　　　40, 42, 92, 194, 270
夢精 ………………3, **17**, 21, 22
目眩 …2, 5, **9**, 21, 22, 30,
　　　　42, 43, 44, 59, 60, 74,
　　　　79, 92, 96, 176, 180,
　　　　206, 258, 270, 276, **281**,
　　　　298

や行

癰疽 ……………………… 135
腰痛 …2, 21, 30, 40, 41, 48,
　　　　75, 276

ら行

癃閉（小便不利）………… 40,
　　　　42, 119, 187, 317
淋証（頻尿）………… 41, 186,
　　　　242, 304
瘰癧（リンパ結核）……… 75

用語索引

い

胃陰虚（証）………… 2, 254
胃経通薬 ………………… 122
以瀉交清 ………………… 247
胃燥熱 …………………… 15
異病同治 …………… 29, 247
飲 ………………………… 64
陰火 …… 183, 189, **192**, 194
陰回解熱 ………………… 25
引火帰源 …………… 195, 198
陰火上衝 …183, 190, 198, 202
陰虚（証）……… 2, 10, **20**,
　　　　24, 82, 105, 180, 316
陰虚火旺（証）…2, 5, 7, 16,
　　　　19, **20**, 26, 27, 28, 62,
　　　　99, 180, 189, 209, 225,
　　　　260, 273
陰虚熱痹 ………………… 53
陰と陽 ……… 2, 40, 210, 262
陰陽水火昇降論 ………… 210
陰陽両虚 ………………… 15

う

鬱火 ……………………… 192
運気学説 ………………… 300
鬱証発熱 ………………… 263
鬱熱 ……………276, 289, 292

え

瘦 ………………………… 291
営衛不和 ………………… 317
営気 ……………………… 81
営血虚滞証 …………… **96**, 99
営總管 …………………… 226
営分証 …………………… 289
衛外不固 ………………… **313**, 317,
　　　　324, 326, 327, 328, 329
衛気 ………………… 81, 317
衛気営血弁証 ……… 54, 289
衛気虚 …………………… 126
衛虚不固 ………………… 111
衛總管 …………………… 226

347

益気固脱 ……………… 126	坎 ……………………… 23	**き**
益気固表 ……… 312, 321	肝胃不和 …………… 261	
益気摂血 ……………… 126	肝陰虚（証）……… 2, **31**, 33	気陰両虚 ………… 15, 180,
衛分証 ………………… 289	肝鬱・肝気鬱 …… 257, **258**,	316, 319, 324, 329
	265, 266, 267, 268, 295	気鬱 …………………… 107
お	肝鬱克脾 ……………… 65	肌痹 …………………… 46
	甘温除熱 …… 183, 188, **193**	気管 …………………… 226
黄汗 …………………… 319	肝火 …………………… 270	気陥 ………… 145, 189, 198
王氏の気血理論 …… **226**,	肝火上炎 ……………… 270	気虚下陥 ………… 185, 200
243, 245, 246	肝開竅於目 …………… 95	気虚血瘀 …… 198, 241, 242,
王氏の癲癇論 ……… 227	乾霍乱 ………………… 174	247, 252, 253, 254, 255
王清任の半身不随論（中風論）	灌汗 …………………… 320	気虚発熱 ………… 185, 264
……241	肝気虚 ………………… 127	奇経（八脈）……… 96, 101
往来寒熱 ……………… 263	肝気病 …………… 231, 236	気血 …………………… 81
瘀血 ………………… **82**, 95	肝経 …… 34, 270, 271, 276	気血虚 ………… 48, 58, 110
乙癸同源 ……………… 33	肝経湿熱証 …… 271, **275**, 283, 294	気血双補 ……………… 208
温疫派 ………………… 290	肝経実火証 ……… **270**, 282	気血併治 ……………… 300
温腎法 ………………… 158	肝血虚 ……………… **31**, 258	気滞 … 51, 121, 145, 227, 250
温腎補血 ……………… 103	還五 …………………… 241	気滞血瘀 ………… 16, 196,
温中散寒止痛 ………… 51	寒湿 86, 88, 160, 164, 175	232, 235, 238, 248, 267
温病 …………………… 289	寒湿霍乱 ……………… 174	気脱 …………………… 126
温病派 ………………… 122	寒湿中阻 ……………… 146	気痛 ……………………… **51**, 52
温陽止瀉法 …………… 158	疔傷 …………………… 167	肌肉軟 ………………… 8
温陽利水法 …………… 158	肝腎陰虚（証）…… 7, 16, 29,	帰脾 …………………… **205**
	30, 31, 37, 38, 39, 48,	気府 …………………… 226
か	58, 238, 268	気分証 ………………… 289
	肝腎同源 ……………… 33	脚軟 …………………… 8
火 ……………………… 210	緩則治本 ……………… 323	逆伝 …………………… 291
開竅作用 ……………… 89	肝蔵血 …………… 95, 262	九竅 …………………… 193
開上・暢中・滲下 … 171	寒痰 …………………… 63	久血瘀 ………………… 213
外感風寒・湿滞脾胃証 …… **169**	肝着 …………………… 232	急躁 …………………… 231
牙疳 …………………… 231	寒熱併用 ……………… 300	急則治標 ……………… 323
霍乱 ……………… 167, **173**	肝痹 …………………… 46	久病入絡説 …………… **55**
化湿止痛 ……………… **51**	肝脾不調（証）…… **258**, 261	久病必瘀 ……………… 111
化湿法 …………… 157, 159	肝風 …………………… 35	竅 ……………………… 193
化痰 ……………………… 63, 70	肝陽虚 ………………… 127	驚悸 …………………… 77
活血化瘀 …………… 221, **246**	肝陽上亢 ……………… 39	胸中血瘀証 …… **223**, 236, 237
活血5薬（活血5元素）… 233	岩 …………………… 291	胸中血府 ……………… 221
活血止痛 ……………… **51**	頑痰 …………………… 64	胸不重物 ……………… 231
活血生血 ……………… 103		胸不任物 ……………… 231
火毒 … 285, 286, 291, 292, 293		行気活血化瘀 …… 225, **227**, 228, 246
火熱論 ………………… 300		

行気系統‥‥‥‥‥‥‥‥ 226	血枯‥‥‥‥‥‥‥‥‥‥ 102	**さ**
行気止痛‥‥‥‥‥‥‥‥ **51**	血室‥‥‥‥‥‥‥‥‥‥ 108	臍癰‥‥‥‥‥‥‥‥‥‥ 296
行血系統‥‥‥‥‥‥‥‥ 226	血室空虚‥‥‥‥‥‥‥‥ 108	雑病‥‥‥‥‥‥‥‥ **59**, **95**
行遅‥‥‥‥‥‥‥‥‥‥‥ 8	血証‥‥‥‥‥‥‥‥ 105, 109	散剤‥‥‥‥‥‥‥‥‥‥ **155**
行痺‥‥‥‥‥‥‥‥‥‥ 47	血痛‥‥‥‥‥‥‥‥ **51**, **52**	散収併用‥‥‥‥‥‥‥‥ 61
虚火‥‥‥‥‥‥ 23, 25, 82, 195	血肉有情之品‥‥‥‥‥‥ 101	三焦‥‥‥‥‥‥‥‥‥‥ **287**
虚火上炎‥‥‥‥‥‥‥‥ 25	血熱（証）‥‥‥‥‥‥‥ 105	三焦火毒熱盛証‥‥‥ **286**, 294
玉屏風‥‥‥‥‥‥‥‥‥ **312**	血之府‥‥‥‥‥‥‥‥‥ 221	三焦湿鬱‥‥‥‥‥‥‥‥ 175
去湿‥‥‥‥‥‥‥‥‥‥ **156**	血府‥‥‥‥‥‥‥‥ **221**, **222**, 226	三焦弁証‥‥‥‥‥‥ 81, 289
虚実挟雑証‥‥‥‥‥‥‥ 147	血府図‥‥‥‥‥‥‥‥‥ 221	
去邪‥‥‥‥‥‥‥‥ **50**, 318	血分証‥‥‥‥‥‥‥‥‥ 289	**し**
虚人傷寒‥‥‥‥‥‥‥‥ 193	堅陰（作用）‥‥‥‥‥‥ 24	止血‥‥‥‥‥‥‥‥‥‥ 214
虚則補其母‥‥‥‥‥‥‥ 122	健脾益気法‥‥‥‥‥‥‥ 158	歯遅‥‥‥‥‥‥‥‥‥‥‥ 8
虚痛‥‥‥‥‥‥‥‥ **51**, **52**	健脾逐水法‥‥‥‥‥‥‥ 157	滋陰降火‥‥‥‥‥ 23, 26, 200
去風‥‥‥‥‥‥ 303, 305, 319		滋陰派‥‥‥‥‥‥‥‥‥ 104
御風‥‥‥‥‥‥‥‥‥‥ 319	**こ**	滋陰利湿（法）‥‥‥‥‥ **10**
虚労‥‥‥‥‥‥‥‥‥‥ 102	亢害承制論‥‥‥‥‥‥‥ 302	自汗‥‥‥‥ **313**, 316, 317, 319
筋痺‥‥‥‥‥‥‥‥‥‥ 46	紅耳墜‥‥‥‥‥‥‥‥‥ 36	湿‥‥‥‥‥‥ **5**, 84, 138, 271
	攻邪‥‥‥‥‥‥‥‥ 300, 303	湿霍乱‥‥‥‥‥‥‥‥‥ 174
く	後煎‥‥‥‥‥‥‥‥‥‥ 35	湿気‥‥‥‥‥‥ 78, 152, 153, 169
苦温燥湿法‥‥‥‥‥‥‥ 157	香燥化湿法‥‥‥‥‥‥‥ 157	湿阻気滞証‥‥‥‥‥ **138**, 165
苦寒薬‥‥‥‥‥ 24, 67, 179,	攻逐水飲法‥‥‥‥‥‥‥ 157	湿滞脾胃証・湿滞中焦証‥‥ **152**,
181, 182, 192, 272, 273,	交通心腎‥‥‥‥‥‥ 208,	155, 160, 162, 163, 178,
274, 275, 277, 285, 288,	**210**, 236, 266, 281	179, 180, 181, 182
289, 292, 294, 303, 304	後天の気‥‥‥‥‥‥‥‥ 119	湿濁壅阻乳絡証‥‥‥‥‥ 181
苦辛法‥‥‥‥‥‥‥‥‥ 175	後天の本‥‥‥‥‥‥ 119, 126	湿痰‥‥‥‥‥‥‥‥‥‥ 63
君火‥‥‥‥‥‥‥‥‥‥ 192	「厚徳載物」説‥‥‥‥‥ 117	湿熱‥‥‥‥‥‥‥ 10, 19, 27, 78,
君子‥‥‥‥‥‥‥‥‥‥ 117	口軟‥‥‥‥‥‥‥‥‥‥‥ 8	146, 162, 176, 177, 192,
	攻補兼施‥‥‥‥‥‥‥ 137,	271, 274, 281, 292, 304
け	139, 141, 143, 287, 300	湿熱痺証‥‥‥‥‥‥‥‥ 53
厥証‥‥‥‥‥‥‥‥‥‥ 292	五運六気‥‥‥‥‥‥‥‥ 302	湿熱壅滞腸胃証‥‥‥‥‥ 179
経方‥‥‥‥‥‥‥‥‥‥ 85	後下‥‥‥‥‥‥‥‥‥‥ 264	実衛固表‥‥‥‥‥‥‥‥ 126
経絡‥‥‥‥‥‥‥‥ 34, 250	五行学説‥‥‥‥‥‥ 34, 122	実火‥‥‥‥‥‥‥‥ 23, 281
血瘀‥‥‥‥‥ 51, 212, 227, 250	五志‥‥‥‥‥‥‥‥‥‥ 302	実痛‥‥‥‥‥‥‥‥ **51**, **52**
血瘀証‥‥‥‥‥‥ **227**, 228, 230,	五臓弁証‥‥‥‥‥‥‥‥‥ 1	時方‥‥‥‥‥‥‥‥‥‥ 85
234, 237, 238	語遅‥‥‥‥‥‥‥‥‥‥‥ 8	瀉火‥‥‥‥‥‥‥‥‥ **188**,
血管‥‥‥‥‥‥‥‥‥‥ 226	五遅・五軟‥‥‥‥‥‥‥‥ **8**	190, 191, 193, 274, 303
血虚（証）‥‥‥‥‥‥ 95, 101,	骨の余り‥‥‥‥‥‥‥‥‥ 6	瀉火存陰‥‥‥‥‥‥‥‥ 25
106, 107, 109, 1105	骨痺‥‥‥‥‥‥‥‥‥‥ 46	邪火‥‥‥‥‥‥‥‥‥‥ 12
月経‥‥‥‥‥‥‥‥‥‥ **100**	五輪学説‥‥‥‥‥ 109, 130, 215	周痺‥‥‥‥‥‥‥‥‥‥ 46

349

十二（正）経 …… 34, 96	腎精 …………… 2, **6**, 7	宣降併用 ……… 164, 181
渋薬 …………… 18, 316	腎精虚（不足）…2, 3, 19, 25	先天の気 …………… 119
宿痰 ………………… 64	心跳 ………………… 231	先天の本 …… 6, 119, 210
守通併用 ………… 122	腎の納気作用 ……… 13	善悲 ………………… 91
手軟 ………………… 8	腎痺 ………………… 46	
順伝 …………… 291, 294	心脾・気血両虚証 … **206**, 215,	**そ**
瘴（瘴瘧）………… 167	217, 218, 219	
消瘀 ………………… 214	心脾同治 ……… 208, **210**	瘡 ………………… 19
少火 ………………… 193	腎不納気 …………… 9	壮火 ………………… 192
傷寒 ………………… 302	心忙 ………………… 231	相火 ……… 23, 27, 192
将軍之官 …………… 262	神明 ………………… 286	相火妄動 …………… 27
昇降併用 ……… 287, 300	心陽不足 …………… 16	双向調節作用 ……… **186**
傷暑霍乱 …………… 174	腎陽虚 …………… 52, 328	燥湿（薬）………… 24
昇清降濁 …………… 167	腎労 ………………… 19	蔵象学説 …………… 6
消痰 ………………… 63		燥性 ……… 24, 55, 59, 62,
滌痰 ………………… 63	**す**	104, 121, 139, 142, 144
衝任虚損 ……… **96**, 101		相生 ………………… 33
消法 ………………… 291	水 …………… 1, 210	蔵精 …………… 17, 27
逍遙 ………………… **257**	水火の臓 ………… 7, 210	燥痰 ………………… 63
昇陽挙陥法 ………… 191	水之上源 …………… 158	燥熱 ………………… 192
女虚労 ……………… 43	髄の海 ……………… 6	臓熱腑寒説 ………… **81**
暑湿 ………………… 160		臓腑弁証 ……… 304, 320
諸陽の会 …………… 193	**せ**	熄風薬 ……………… 35
除熱益陰 …………… 25		
心 ………………… 206	正気 …………… 15, **167**	**た**
腎陰虚（証）…… **2**, 3, **6**, 9,	精竅 ………………… 255	
13, 14, 15, 16, 17, 18,	正局 ………………… 291	体陰用陽 …………… 262
20, 25, 33, 37, 40	正虚邪恋 …………… 195	体と用 ……………… **262**
腎陰陽両虚（証）… 5, 7, 328	精血虚・精血不足 …… 38, 52	体内の風 …………… 34
津液 …………… 81, 105	清瀉相火 …………… 23	大盛熱 ……………… 285
心火 ………………… 192	生殖の精 ……… 2, 6, 17	托法 ………………… 291
心痺 ………………… 46	清透併用 …………… 264	淡 ………………… **64**
辛開苦降…175, 178, 230, 237	醒脾作用 ……… 129, 182	痰 ……10, **60**, **63**, **64**, 65, **82**,
腎気 ………………… 100	精微な物質 ………… 14	**84**, 138
腎気虚 …………… 19, 45	清陽の気 …………… 68	胆胃不和 … 78, 87, 90, 261
腎気不固 …… 9, 18, 22, 26	積塊 ………………… 231	痰飲 …………… 59, **64**, 84
心気不足 …… 38, 85, 148	癃 ………………… 291	痰火 ………… 64, 82, 87
心虚 ………………… 1	截断扭転法 ………… **290**	痰核 ………… 64, 70, 76
新血瘀 ……………… 213	絶汗 ………………… 319	淡滲利湿法 ………… 157
心実 ………………… 1	癖 ………………… 291	痰湿 ……5, 59, **60**, 65, 68, 85,
心腎不交（証）… 7, 27, 210	戦汗 ………………… 319	86, 88, 89, 148, 161, 163
心神不寧 …………… 127	疝気 ………………… 106	痰湿阻肺 …………… 68

痰濁················ 64, 82	**て**	熱痰························ 63
緩中補虚················ 196	堤壺掲蓋法············ 158	
丹毒······················ 291	天癸······················ **100**	**は**
痰熱········ 78, 80, 88, 89	填精補血················ 103	敗胃················ 24, 274
但熱不寒················ 263		肺陰虚（証）······ 2, 22, 25
痰包················ 64, 70	**と**	肺痺······················ 46
	湯液······ 101, 155, 196, 273, 288, 321	配伍······················ 196
ち	盗汗················ 316, 319	肺失宣化················ 181
治肝三十法············ 127	頭項軟···················· 8	肺腎陰虚・肺腎両虚（証）
治血四歩法············ **213**	透と瀉···················· 290	·············· 7, 13, 18
蓄血························ 82	瞳神······················ 37	培土生金················ 122
逐水法···················· 157	動静併用·············· 98, 99	肺熱······················ 85
治標······· 13, 35, 84, 123, 142, 275, 303, 318, 323	同煎················ 35, 264	破血······················ 229
治本··········· 13, 123, 146, 275, 303, 318, 321, 323	童便······················ **204**	発·························· 291
着痺······················ 47	湯薬······················· 9	八廓学説················ 215
中気虚弱··· 124, 126, 199, 200	藤類薬···················· **54**	薄荷同煎················ **264**
虫蟻剔絡法············ **55**	燈篭熱···················· 231	八綱弁証················ 320
中消······················ 254	毒·························· **285**	髪遅······················· 8
中焦················ 78, **81**, 119, 152, 158, 167, 169		発熱悪寒················ 263
中焦湿熱証·········· 67, 267	**な**	反佐················ 143, 179
中病即止················ 275	内湿········ 121, 156, 169, 171, 172, 175, 176, 181	半表半裏················ 263
虫薬（虫類薬）···· **55**, 250	内傷咳嗽················ 164	晩発一陣熱······· 231, 237
「中和」説·············· 117	内傷発熱··········· 185, 264	
「沖和之徳」説 ······· 117		**ひ**
疔·························· 291	**に**	脾·························· 206
癥瘕······················ 102	二陳························ **59**	脾胃虚弱・脾胃気虚··· 67, **119**, 124, 146, 185
腸痺······················ 46	入陰瀉火················ 25	脾陰虚···················· 128
調経······················ 95		皮痺······················ 46
調和肝脾··········· 257, 261	**ね**	脾痺······················ 46
	寧血······················ 214	脾虚・脾気虚······ 37, 129, 131, 199
つ	（寧心）安神作用······ 69, 88	脾経守薬················ 122
通聖······················ **297**	寧風······················ 319	痺証········· **46**, 47, 50, 53, 106, 230, 233, 249, 252
痛痺······················ 47	熱痺················ 47, 53	脾腎両虚・脾腎陽虚······ 16, 37, 107, 130, 131, 326
通腑······················ 87	熱霍乱···················· 174	皮水······················ 181
通利小便法············ 157	熱厥重症················ 292	脾不統血（証）··· **206**, 219, 220
		標················ **32**, 316

351

表証自汗 …………… 320	補気生血 ………… 103, **211**	**よ**
標本同治 ………… 300, 318	補血 ……………… 103, 214	陽黄 ……………… 276
表裏双解 …………… 299	補剤の中の風薬 …… 318	養肝体・合肝用 …… **262**, 272
表裏同治 …………… 300	補瀉併用 ……… 4, 9, 10, 120, 123, 141	養血 ……………… 103
ふ	補中益気 …………… 126	癰瘍 ……………… 291
風寒湿邪 ………… 45, 47	補中益気湯の"益" …… **184**	養心除煩作用 …… 90
風寒湿痺 ………… 47	補中兼昇 …………… 319	癰疽 ……………… 106
風傷衛 …………… 313	補と瀉 …………… **4**, 10	葉派 ……………… 290
風盛作痒 …………… 324	補土派 …………… 274	
風痰 ……………… 63	補法 ……………… 291	**り**
風熱壅盛・表裏倶実証 …… **298**	本 ……………… **32**, 316	离 ……………… 23
風薬の中の潤剤 …… 318	本虚標実 …… 138, 143, 158, 163, 232, 322	理気和中法 …… 158
不栄則痛 ………… **51**		利湿法 ……………… 157
伏火（伏熱）……… 192, 253	**み**	裏熱自汗 …………… 320
伏暑霍乱 …………… 174	脈痺 ……………… 46	立遅 ……………… 8
伏痰 ……………… 64		瘤 ……………… 291
腑実証 ……… 289, 292, 293	**む**	流痰 ……………… 291
扶正 ……… **50**, 300, 303, 318	無形の邪気 …… 289	涼肝熄風作用 …… 88
不通則痛 ………… **51**	無頭疽 ……………… 291	
	無風不作痒 …… 324	**る**
へ		流注 ……………… 291
変局 ……………… 291	**め**	
弁病 ……………… 202	明目作用 …… 36, 37, 110, 201	**れ**
	明目子 ……………… 36	霊機 ……………… 227
ほ	命門学説 …………… 263	冷痺 ……………… 45
芳香燥湿法 …………… 157		斂散併用 …………… 300
芳香燥湿薬 …………… **144**	**も**	
膀胱咳 ……………… **327**	木旺克土 …………… 261	**ろ**
亡血 ……………… 105	木不疏土 …………… 261	漏泄 ……………… 320
瞀悶 ……………… 231		労熱 ……………… 12
胞痺 ……………… 46	**ゆ**	六淫邪気 …………… 322
亡陽自汗 …………… 320	有頭疽 ……………… 291	六気 ……………… 300
補気 ……………… 126		
補気活血化瘀 …… 227, 228, 241, 245, 246		**わ**
補気昇陽 …… 183, 188, 189, 190, 191, 193, 274		和胃 ……………… 82, 83

わかる・使える漢方方剤学−時方篇

2003年4月28日	第1版第1刷発行
2005年7月1日	第2版第1刷発行
2015年9月16日	第3刷発行

著　者　　小金井　信宏
発行者　　井ノ上　匠
発行所　　東洋学術出版社
　　　　　本　　社　〒272-0822　市川市宮久保 3-1-5
　　　　　販 売 部　〒272-0823　市川市東菅野 1-19-7-102
　　　　　　　　　　電話 047（321）4428　FAX 047（321）4429
　　　　　　　　　　E-mail　hanbai@chuui.co.jp
　　　　　編 集 部　〒272-0021　市川市八幡 2-11- 5 -403
　　　　　　　　　　電話 047（335）6780　FAX 047（300）0565
　　　　　　　　　　E-mail　henshu@chuui.co.jp
　　　　　ホームページ　http://www.chuui.co.jp

印刷・製本──株式会社丸井工文社
◎定価はカバーに表示してあります　　　◎落丁，乱丁本はお取り替えいたします

Ⓒ　2003　Printed in Japan　　　ISBN978−4−924954−76−2　C3047

[新装版] 中医臨床のための 方剤学	神戸中医学研究会編著 Ａ５判並製　664頁　　　　　　　　本体 7,200 円＋税 中医方剤学の名著が大幅に増補改訂して復刊。復刊にあたり，内容を全面的に点検し直し，旧版で収載し漏れていた重要方剤を追加	
[新装版] 中医臨床のための 中薬学	神戸中医学研究会編著 Ａ５判並製　696頁　　　　　　　　本体 7,800 円＋税 永久不変の輝きを放つ生薬の解説書。1992年の刊行以来，入門者からベテランまで幅広い読者の支持を獲得してきた「神戸中医学研究会」の名著が，装いを新たに復刊。	
[新装版] 実践漢薬学	三浦於菟著　Ａ５判並製　462頁　　　本体 5,600 円＋税 生薬の入門書であり，臨床の場ですぐに役立つ実践書。生薬の効能や特徴を表化。薬能の類似した生薬を比較しているので理解が深まる	
標準　中医内科学	張伯臾主編　董建華・周仲瑛副主編 鈴木元子・福田裕子・藤田康介・向田和弘訳 Ｂ５判並製　424頁　　　　　　　　本体 4,600 円＋税 老中医たちが心血を注いで編纂した，定評ある「第五版教科書」の日本語版。日常の漢方診療に役立つ基本知識が確実に身につく標準教科書。	
傷寒論を読もう	髙山宏世著　　Ａ５判並製　480頁　　本体 4,000 円＋税 必読書でありながら，読みこなすことが難しい『傷寒論』を，著者がやさしい語り口で条文ごとに解説。初級者にも中級者にも，最適。40種の患者イラスト入り「重要処方図解」付きで，臨床にも大いに参考になる。	
[実践講座] 中医弁証	楊亜平主編　平出由子翻訳 Ａ５判並製　800頁　　　　　　　　本体 5,800 円＋税 医師と患者の会話形式で弁証論治を行う診察風景を再現。対話の要所で医師の思考方法を提示しているので，弁証論治の組み立て方・分析方法・結論の導き方を容易に理解できる。本篇114，副篇87，計201症例を収録。新しいタイプの中医弁証入門。	
中医学の基礎	平馬直樹・兵頭明・路京華・劉公望監修 Ｂ５判上製　340頁　　　　　　　　本体 5,600 円＋税 日中共同編集による「中医学基礎理論」の決定版。日本の現状を踏まえながら推敲に推敲を重ねた精華。各地の中医学学習会で絶賛好評を博す。『針灸学』[基礎篇]を改訂した中医版テキスト。	
[詳解] 中医基礎理論	劉燕池・宋天彬・張瑞馥・董連栄著　浅川要監訳 Ａ５判並製　368頁　　　　　　　　本体 4,500 円＋税 212の設問に答えるＱ＆Ａ方式。中医学の基礎理論をより深く理解するための中級用解説書。中国では大学院の学生が必ず学習するテキスト，症例に対する弁証論治は初級から中級へ進む人の必読の内容である。	

症例から学ぶ 中医弁証論治	焦樹徳著　生島忍訳 Ａ５判並製　272頁 本体3,500円＋税	「弁証論治」は中医学の核心であり，根本精神。名老中医・焦樹徳教授が，入門者にも理解できるように，弁証論治の考え方と方法を，症例を中心にしながらみ砕いて解説した名著。
中医病因病機学	宋鷺冰著　柴﨑瑛子訳 Ａ５判並製　608頁 本体5,600円＋税	病因病機は中医学の核心中の核心といわれる部分。患者の証候を分析し，病因と病態メカニズムを明らかにすることによって，治療方針を立てるのが中医学。診断のポイントであり，治療の指針となる最も大切な部分といえる。
中医診断学ノート	内山恵子著　Ｂ５判並製　184頁 本体3,200円＋税	チャート式図形化で，視覚的に中医学を理解させる画期的なノート。中医学全体の流れを俯瞰的に理解できるレイアウト。平易な文章で要領よく解説。増刷を重ねる好評の書。
わかる・使える 漢方方剤学［経方篇１］	小金井信宏著　Ｂ５判並製　340頁 本体4,200円＋税	シリーズ第２作は『傷寒・金匱』の「経方」の世界を紹介する。各方剤を図解・表解・比較方式でわかりやすく解説。歴代の解釈・症例・針処方も提示。臨床の実用書としても，仲景学説の教材としても最適。
中薬の配合	丁光迪編著　小金井信宏訳 Ａ５判並製　576頁 本体5,400円＋税	中医学では中薬はどのような法則で配合されているのか，配合法則を徹底的に解説。中薬理論と臨床を有機的に結びつけた見事な解説書。
名医の経方応用 ――傷寒金匱方の解説と応用	姜春華・戴克敏著　藤原了信監訳　藤原道明・劉桂平訳 Ａ５判並製　592頁 本体5,400円＋税	中国で最も著名な名老中医の講義録を整理・加筆。『傷寒・金匱』の約160方剤について，構成生薬・適応証・方解・歴代の研究・応用を解説し，エキス剤にも応用可能。200以上の症例はすぐ臨床に役立つ。入門から上級まで長く使える。
いかに弁証論治するか ――［疾患別］漢方エキス製剤の運用	菅沼伸監修　菅沼栄著 Ｂ５判並製　296頁 本体3,700円＋税	疾患別に病因病機と弁証論治，方剤選択を簡潔・明解に解説。日本の漢方エキス製剤を中医学的に運用するためのわかりやすい説明。
いかに弁証論治するか ［続編］ ――漢方エキス製剤の中医学的運用	菅沼伸監修　菅沼栄著 Ｂ５判並製　296頁 本体3,700円＋税	『いかに弁証論治するか』の待望の続篇。前著で取り上げていない，日常的によくみられる疾患や症状28種類について，弁証論治のポイントを解説。表やチャート図を多用しながら，方剤選択に至るまでの過程を示す。

ご注文はフリーダイヤルＦＡＸで　0120-727-060
東洋学術出版社
電　話：(047)378-8337
Ｅメール：hanbai@chuui.co.jp

中医学の魅力に触れ，実践する

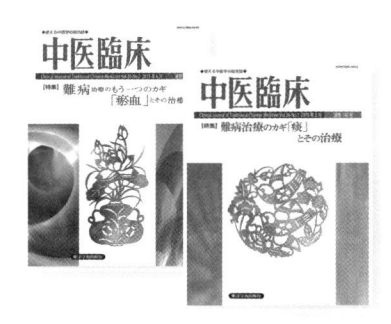

［季刊］中医臨床

●──中国の中医に学ぶ

現代中医学を形づくった老中医の経験を土台にして，中医学はいまも進化をつづけています。本場中国の経験豊富な中医師の臨床や研究から，最新の中国中医事情に至るまで，編集部独自の視点で情報をピックアップして紹介します。翻訳文献・インタビュー・取材記事・解説記事・ニュース……など，多彩な内容です。

●──古典の世界へ誘う

『内経』以来2千年にわたって連綿と続いてきた古典医学を高度に概括したものが現代中医学です。古典のなかには，再編成する過程でこぼれ落ちた智慧がたくさん残されています。しかし古典の世界は果てしなく広く，つかみどころがありません。そこで本誌では古典の世界へ誘う記事を随時企画しています。

●──湯液とエキス製剤を両輪に

中医弁証の力を余すところなく発揮するには，湯液治療を身につけることが欠かせません。病因病機を審らかにして治法を導き，ポイントを押さえて処方を自由に構成します。一方エキス剤であっても限定付ながら，弁証能力を向上させることで臨機応変な運用が可能になります。各種入門講座や臨床報告の記事などから弁証論治を実践するコツを学べます。

●──薬と針灸の基礎理論は共通

中医学は薬も針も共通の生理観・病理観にもとづいている点が特徴です。針灸の記事だからといって医師や薬剤師の方にとって無関係なのではなく，逆に薬の記事のなかに鍼灸師に役立つ情報が詰まっています。好評の長期連載「弁証論治トレーニング」では，共通の症例を針と薬の双方からコメンテーターが易しく解説しています。

- ●定　　価　本体1,571円+税（送料別210円）
- ●年間予約　本体1,571円+税　4冊（送料共）
- ●3年予約　本体1,429円+税　12冊（送料共）

フリーダイヤルFAX
0120-727-060

東洋学術出版社

〒272-0823　千葉県市川市東菅野1-19-7-102
電話：（047）321-4428
E-mail：hanbai@chuui.co.jp
URL：http://www.chuui.co.jp